BRIAN LOGWOOD

SCHÄFCHEN ZÄHLEN

Das Einschlaf-Buch

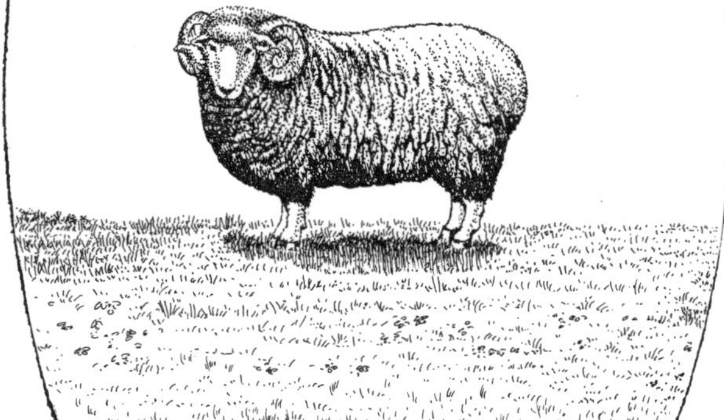

LAPPAN

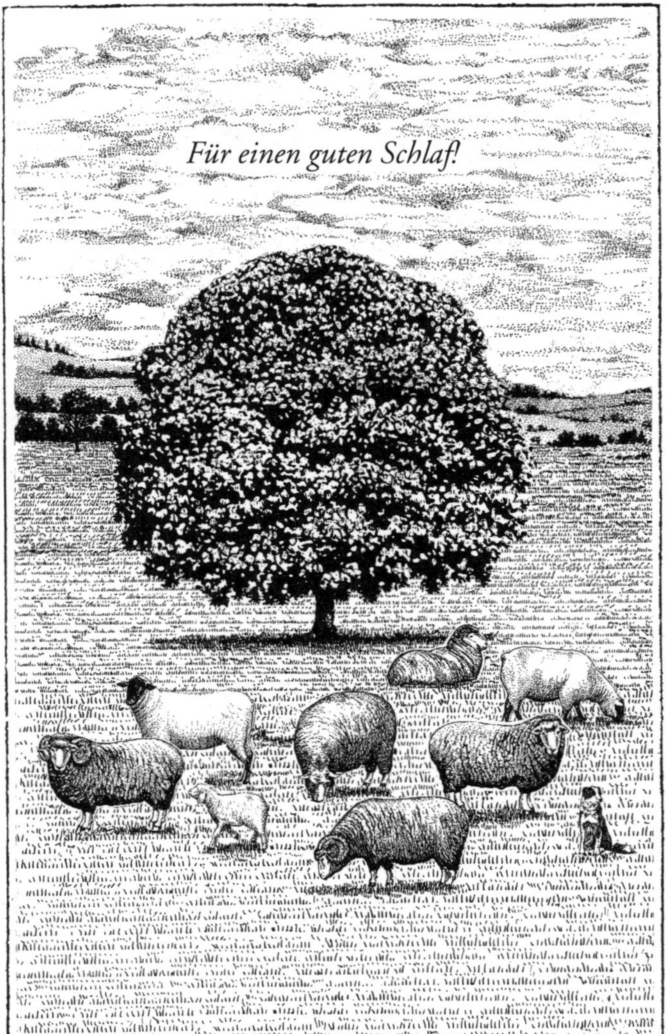
Für einen guten Schlaf!

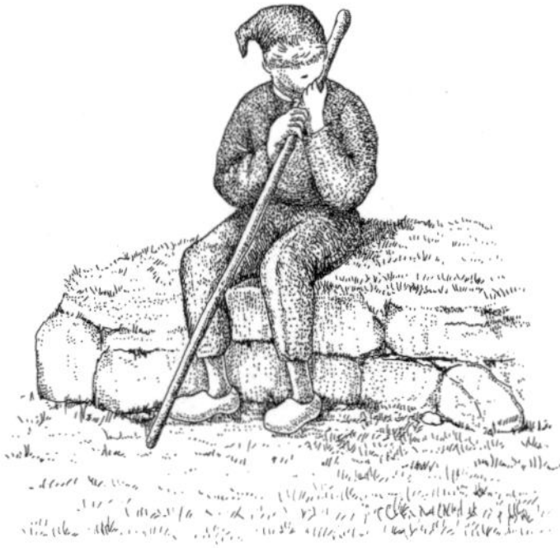

Wenn die Morgendämmerung naht,
schläfst du, um aufzuwachen.
Brian Logwood

GEBRAUCHSANWEISUNG

Bevor Sie mit dem Schäfchen-Zählen beginnen: Legen Sie sich ins Bett, decken Sie sich bei Bedarf warm zu, atmen Sie langsam und tief durch, entspannen Sie sich und blättern Sie dann langsam weiter. Befolgen Sie die kurzen, leicht verständlichen Anweisungen und zählen Sie die Schäfchen.

Wenn Ihre Augenlider schwer werden, schließen Sie das Buch und schlafen ein.

Falls Ihnen das Einschlafen ausnahmsweise einmal nicht gelingen sollte, obwohl Sie alle Schäfchen gezählt haben, beginnen Sie noch einmal von vorne.

Wenn Sie danach immer noch nicht eingeschlafen sind, zählen Sie die Schäfchen ein weiteres Mal ...

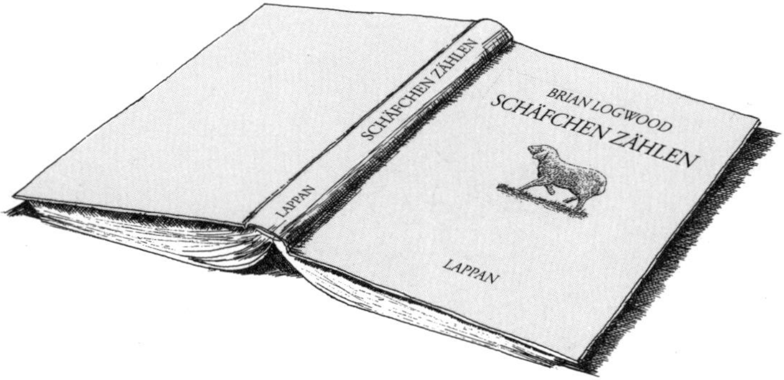

Beginnen Sie jetzt mit dem Schäfchen-Zählen.

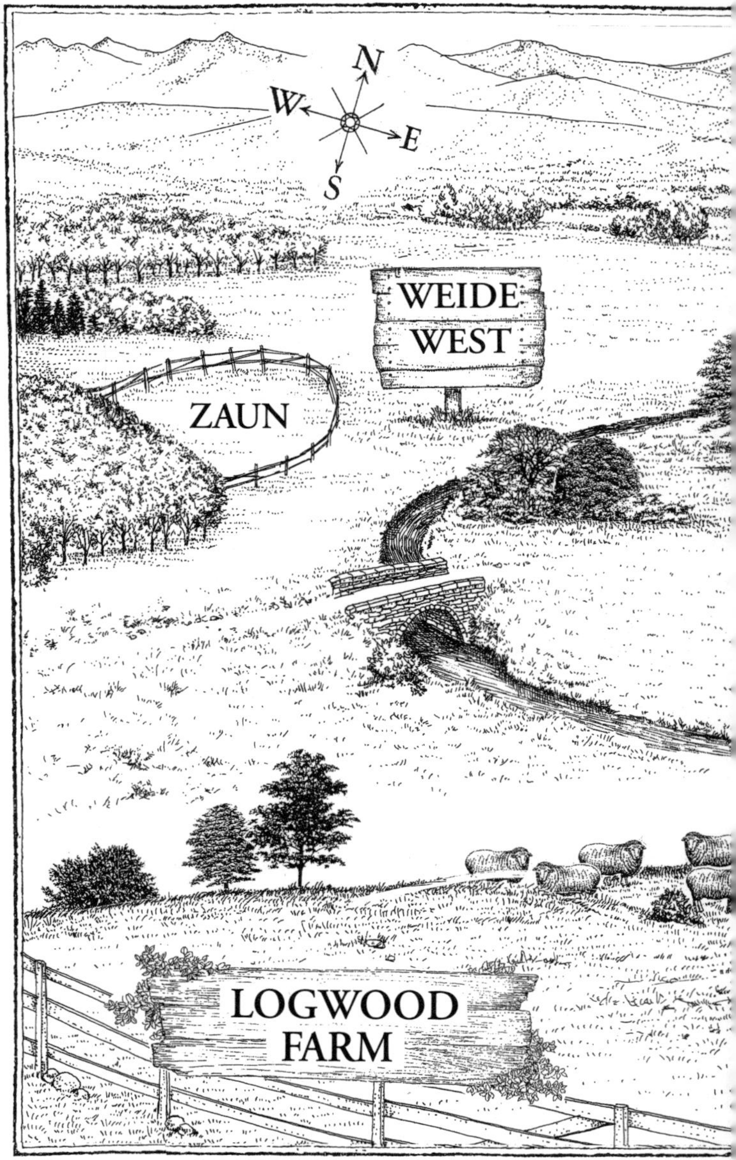
N
W
E
S
WEIDE WEST
ZAUN
LOGWOOD FARM

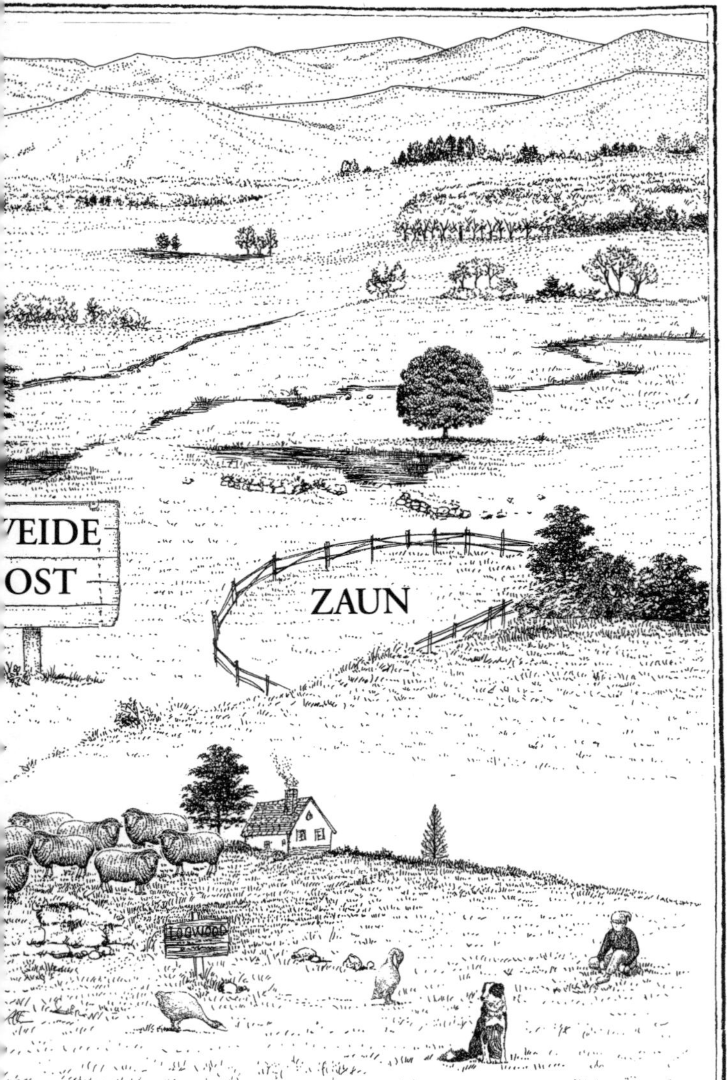
VEIDE
OST
ZAUN

FAMILIE LOGWOOD

Dies ist die Schafzüchterfamilie Logwood. Die fünf Familienmitglieder sind Großvater Frank, Bauer Anton, Bäuerin Martha, Sohn Oliver und Tochter Emily.
Pluto, der Hofhund, ist schon alt und immer am Schlafen. Der Hütehund Bello ist draußen bei den Schafen.

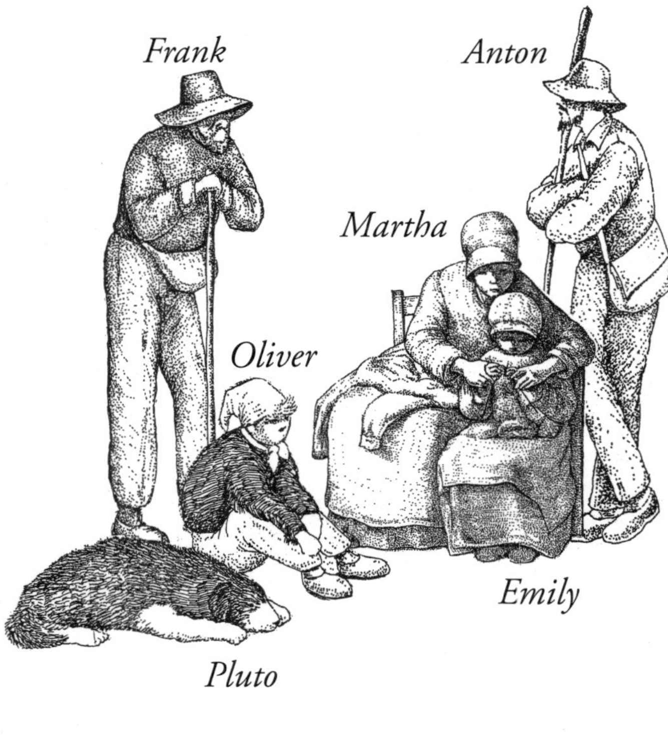

Der Frühling ist vorbei und es wird Zeit, die Schafe zu scheren. Für jeden in der Familie gibt es viel zu tun. Heute müssen als Erstes die Schafe gezählt werden.
Die Logwoods züchten zwei Schafrassen, das Suffolk- und das White Suffolk-Schaf.

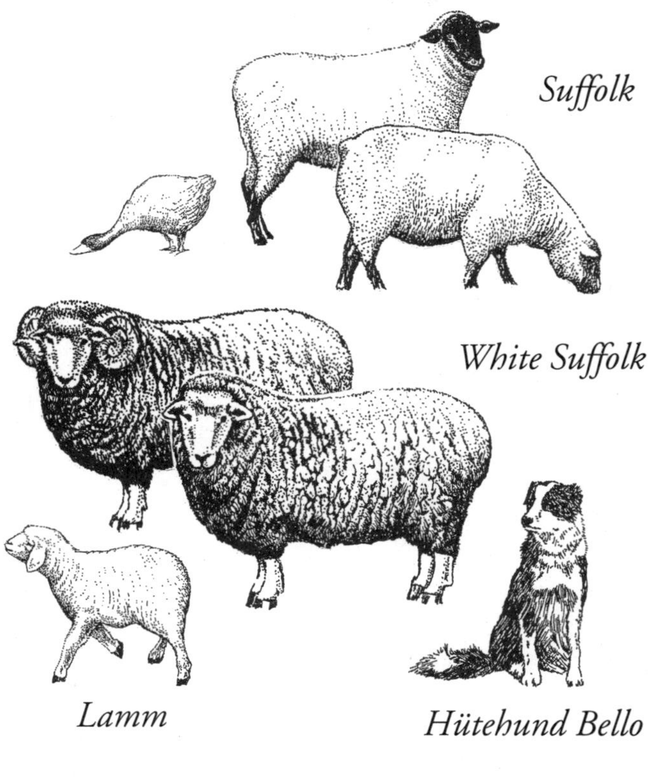

Früh am Morgen

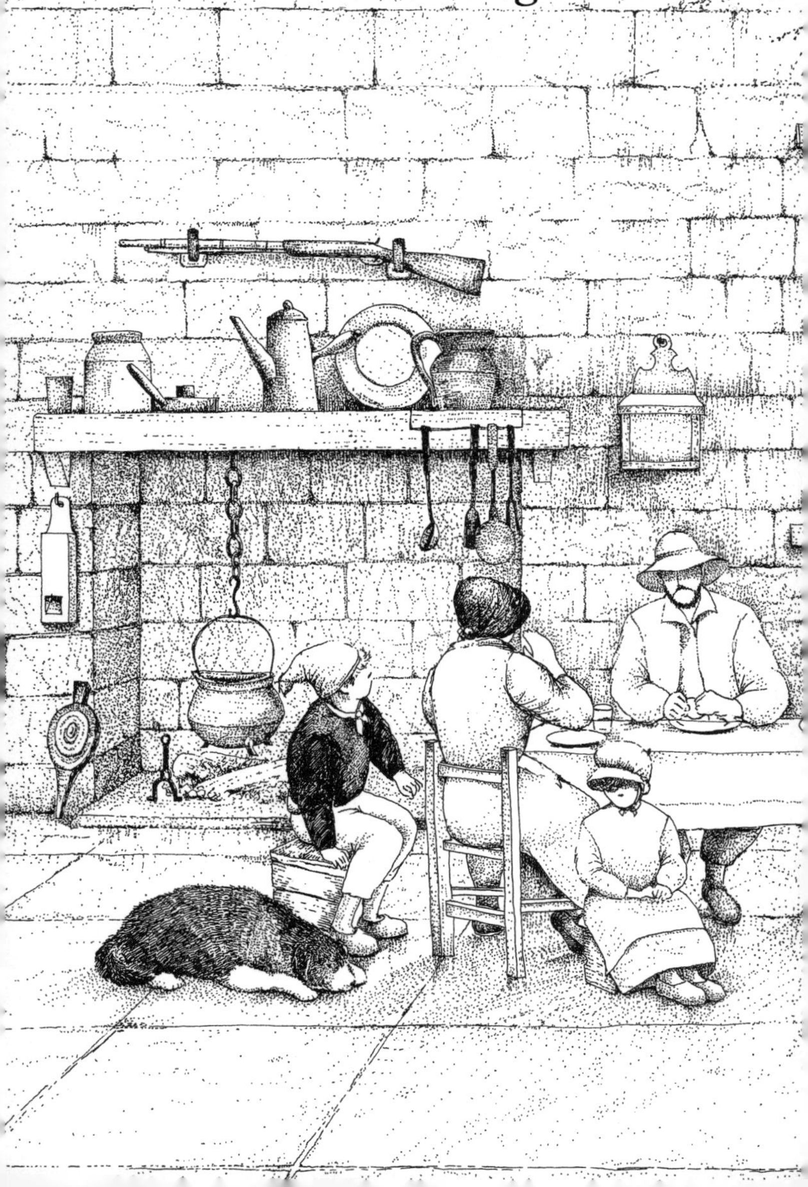

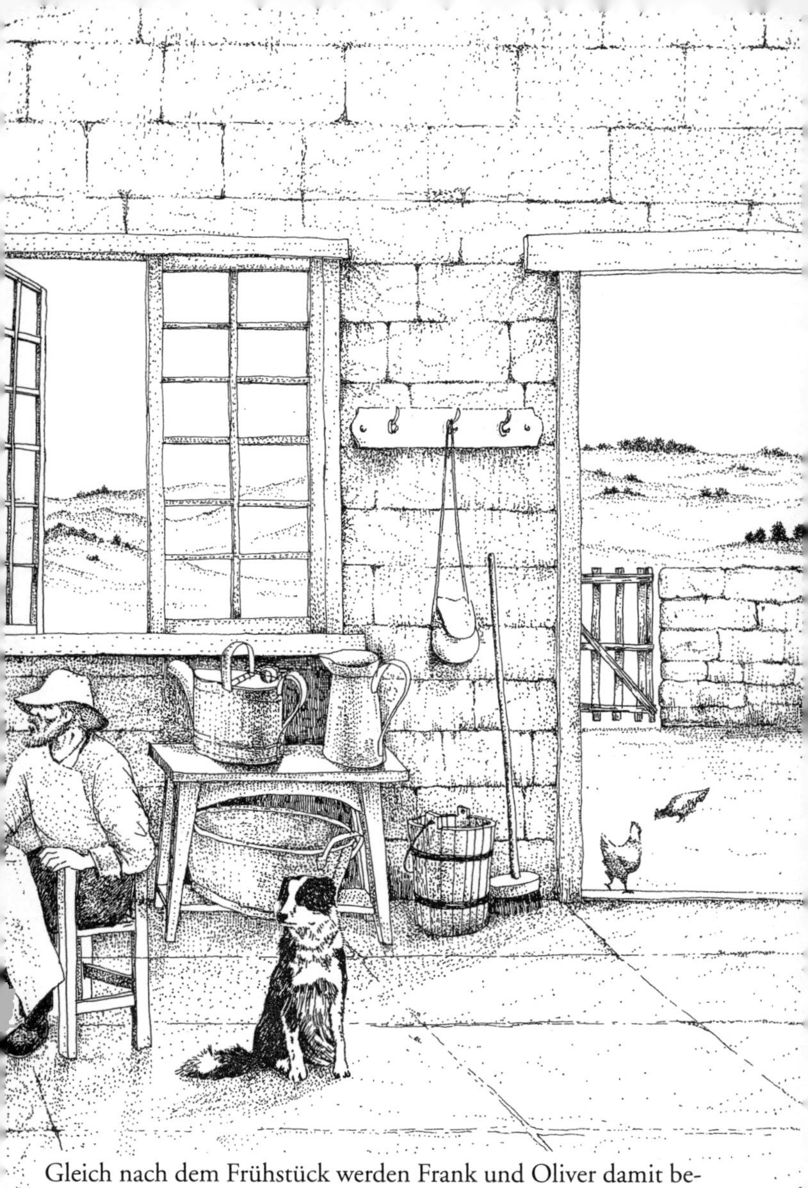

Gleich nach dem Frühstück werden Frank und Oliver damit beginnen, die Schafe auf der Weide West zu zählen. Den Hütehund Bello nehmen sie mit.

Zählen Sie die Schafe der Weide West.

Oliver merkt sich die Zahlen, indem er sich kleinere und größere Steine zurechtlegt. Frank ritzt seine Zahlen nach Art seiner Vorfahren in alte Holztafeln.

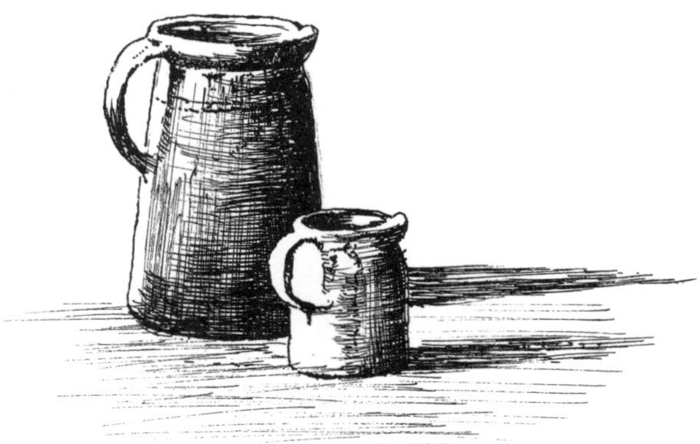

KAPITEL
1

WEIDE WEST

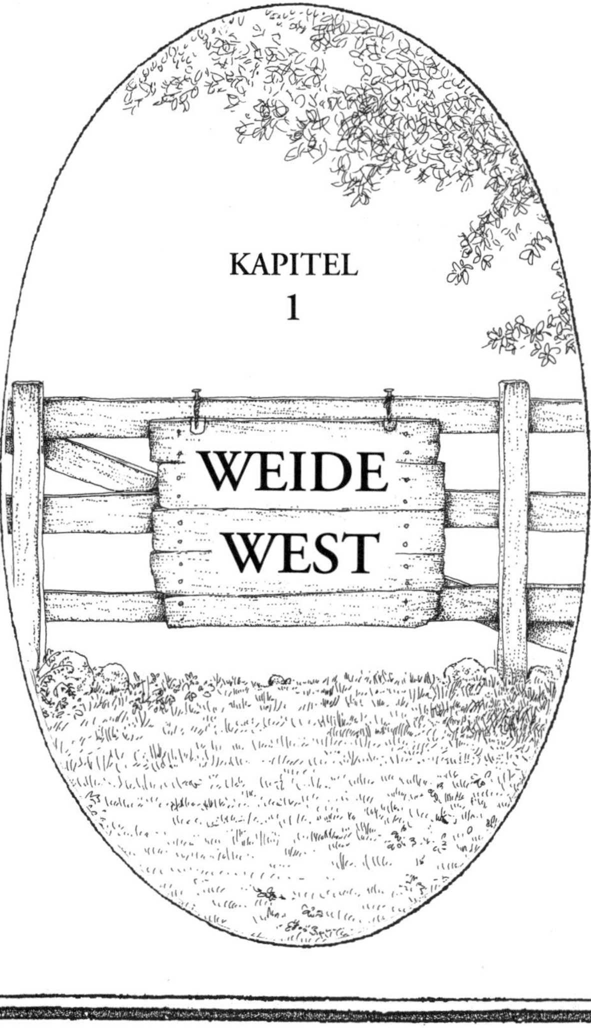

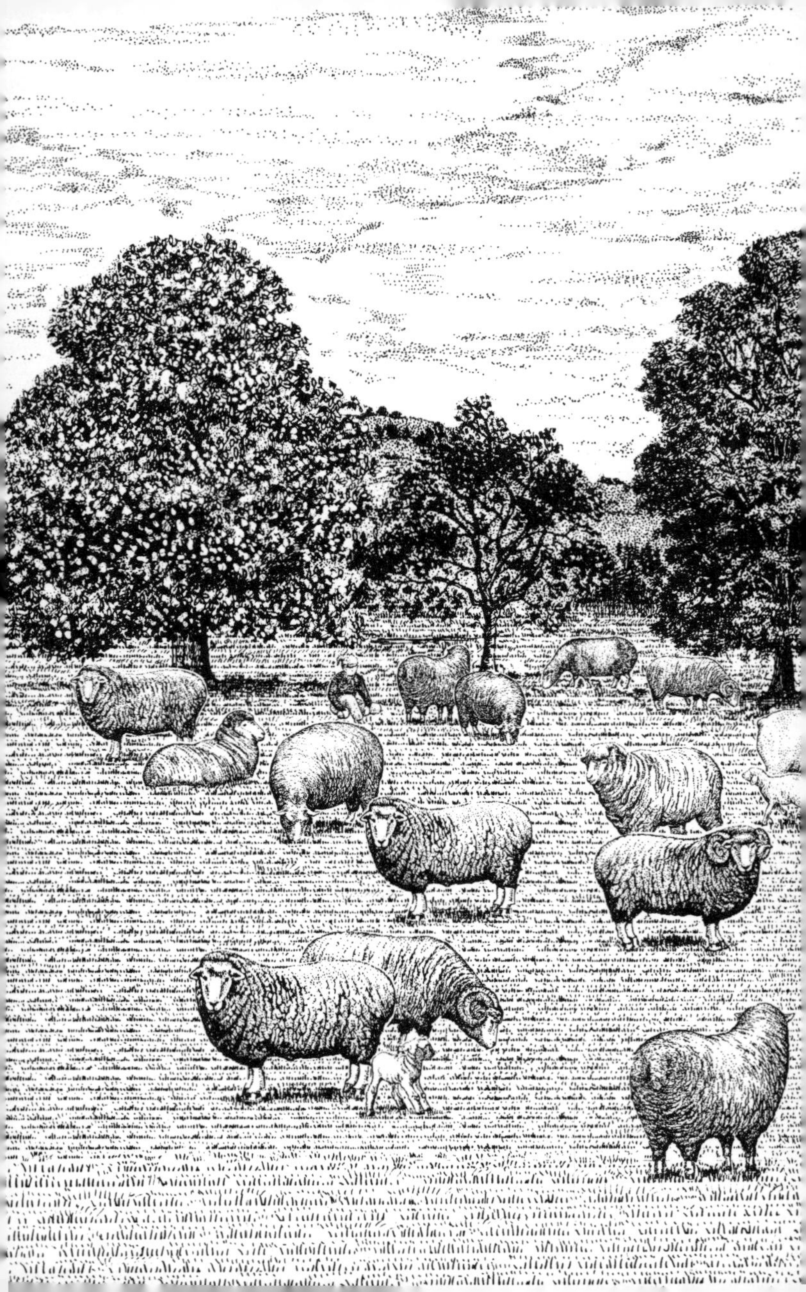

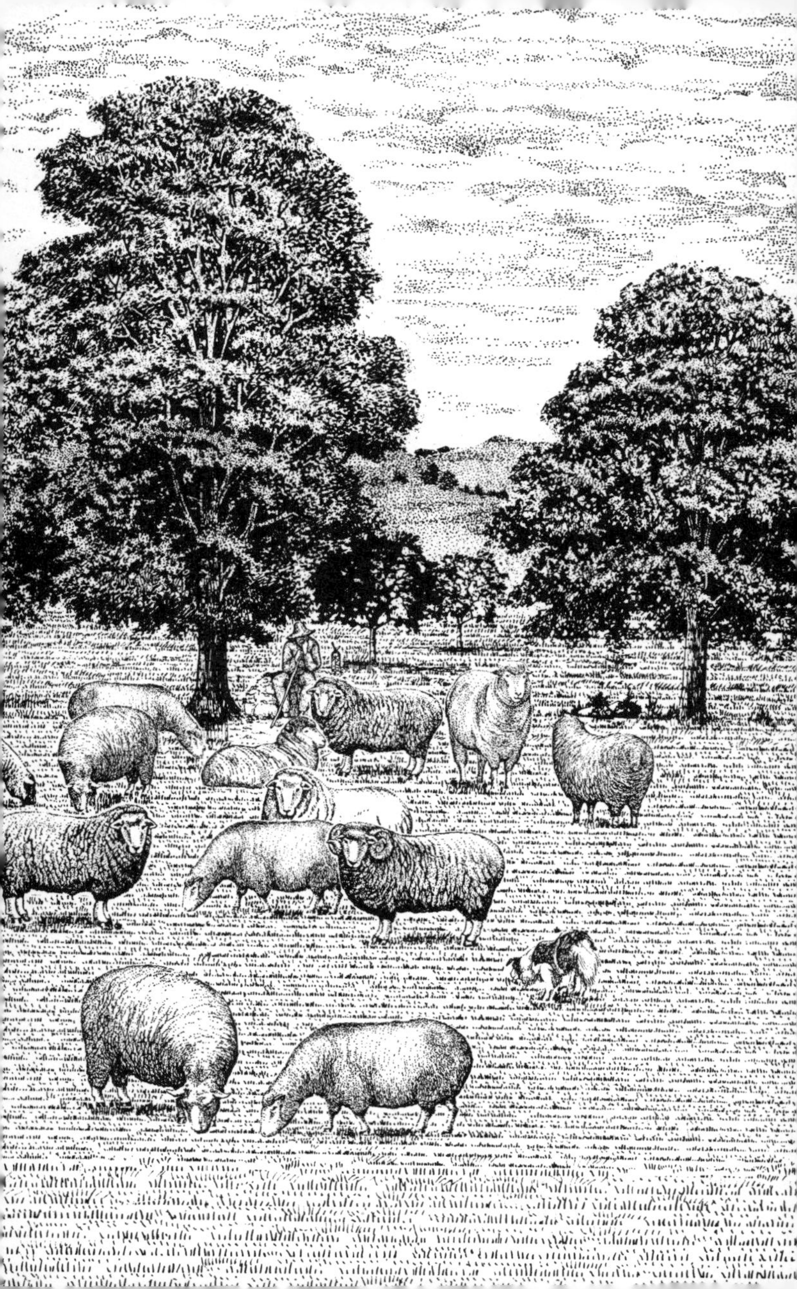

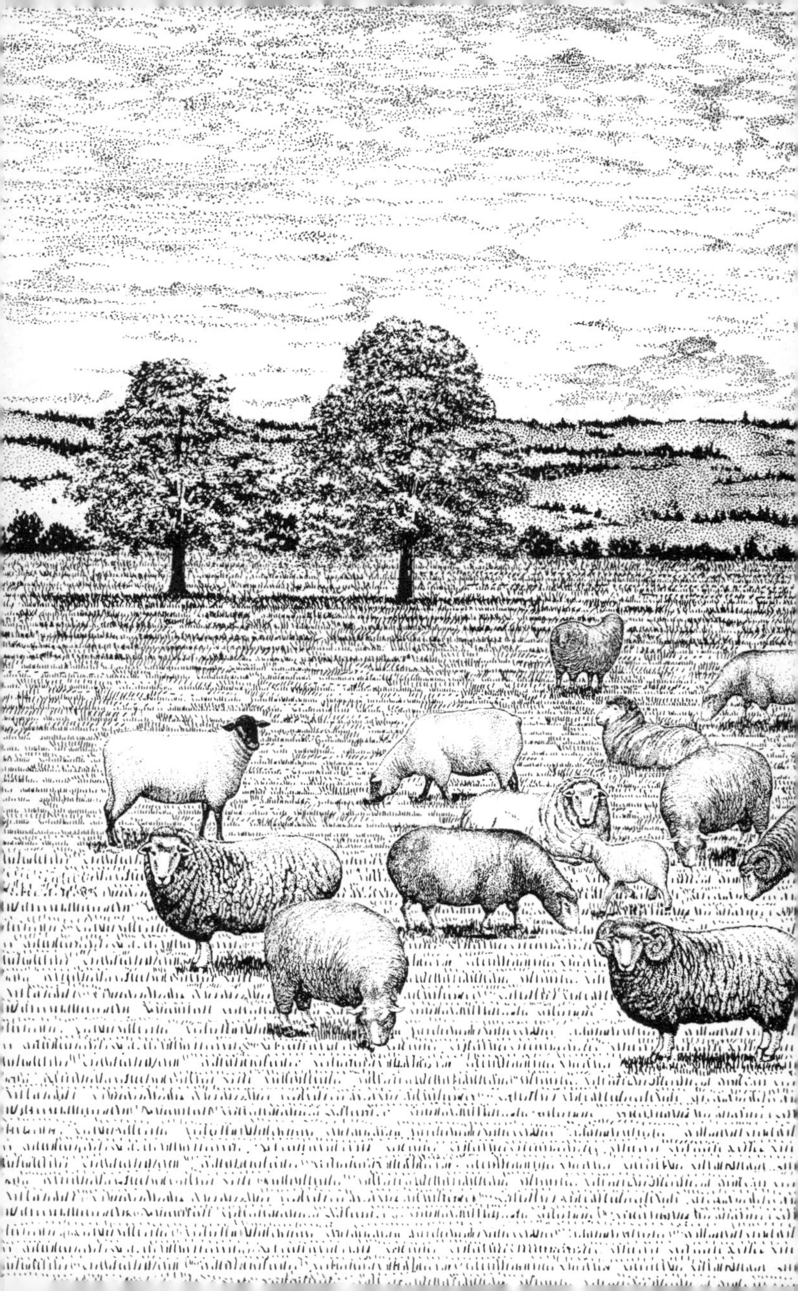

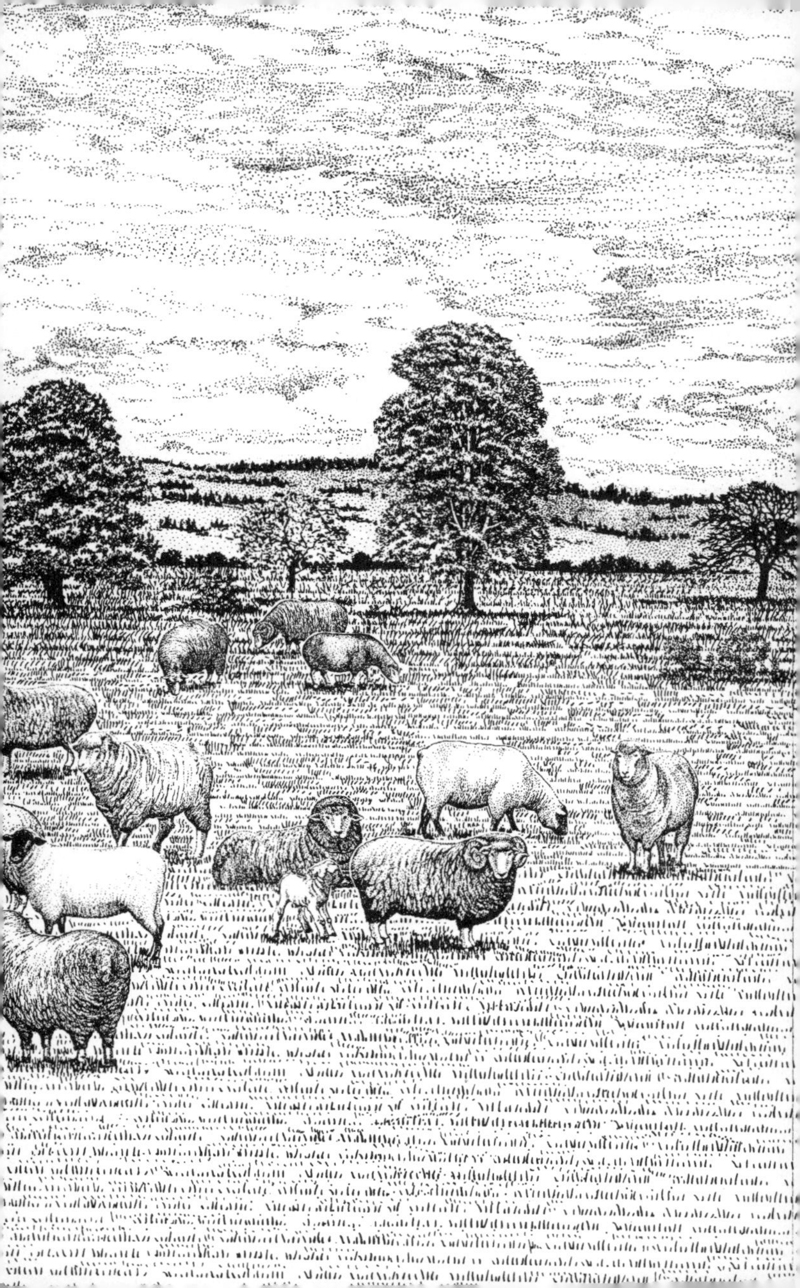

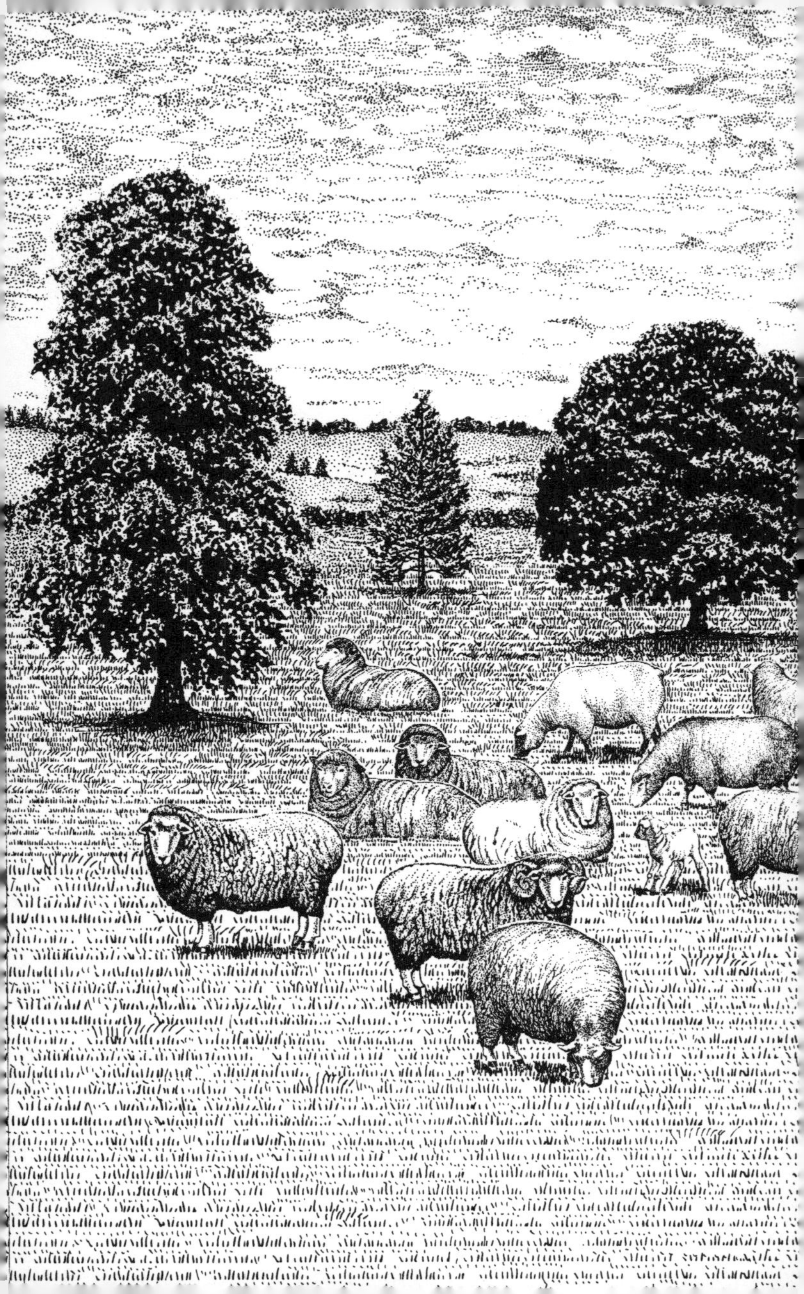

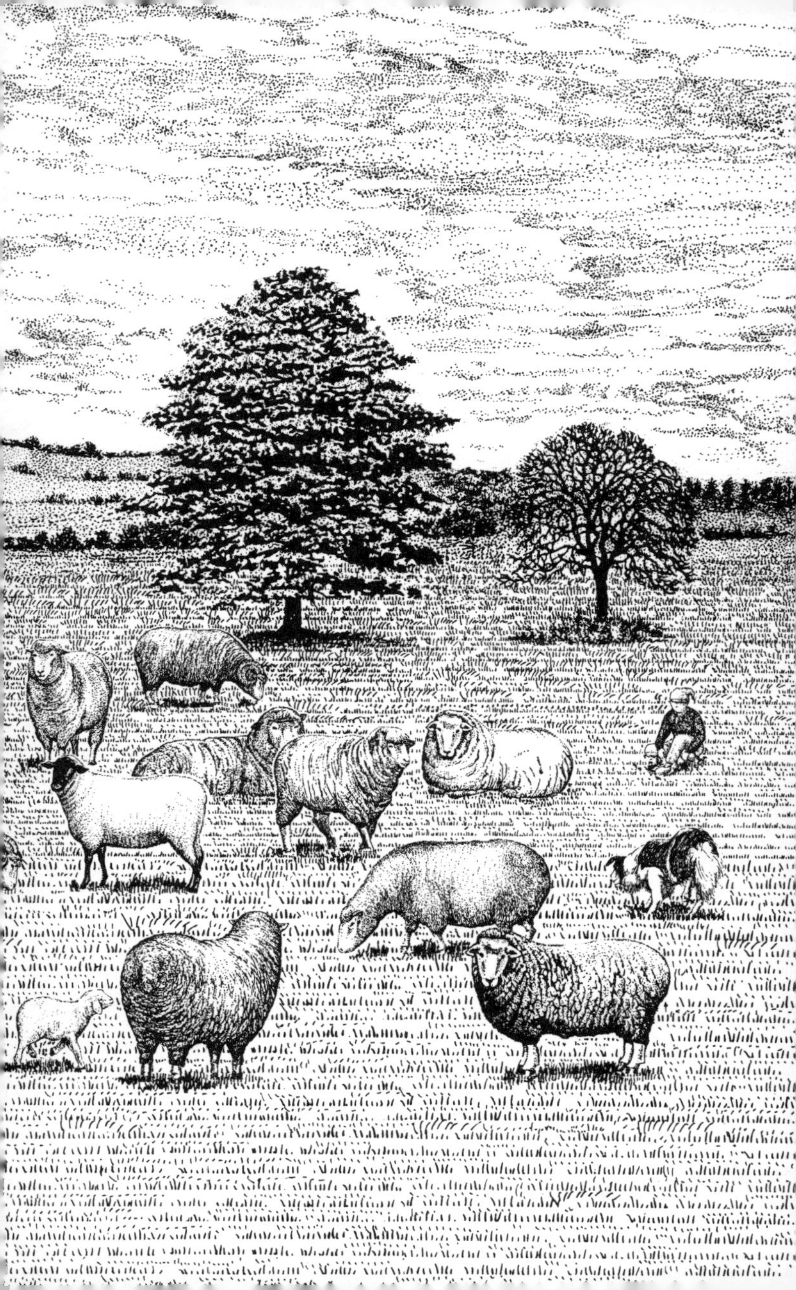

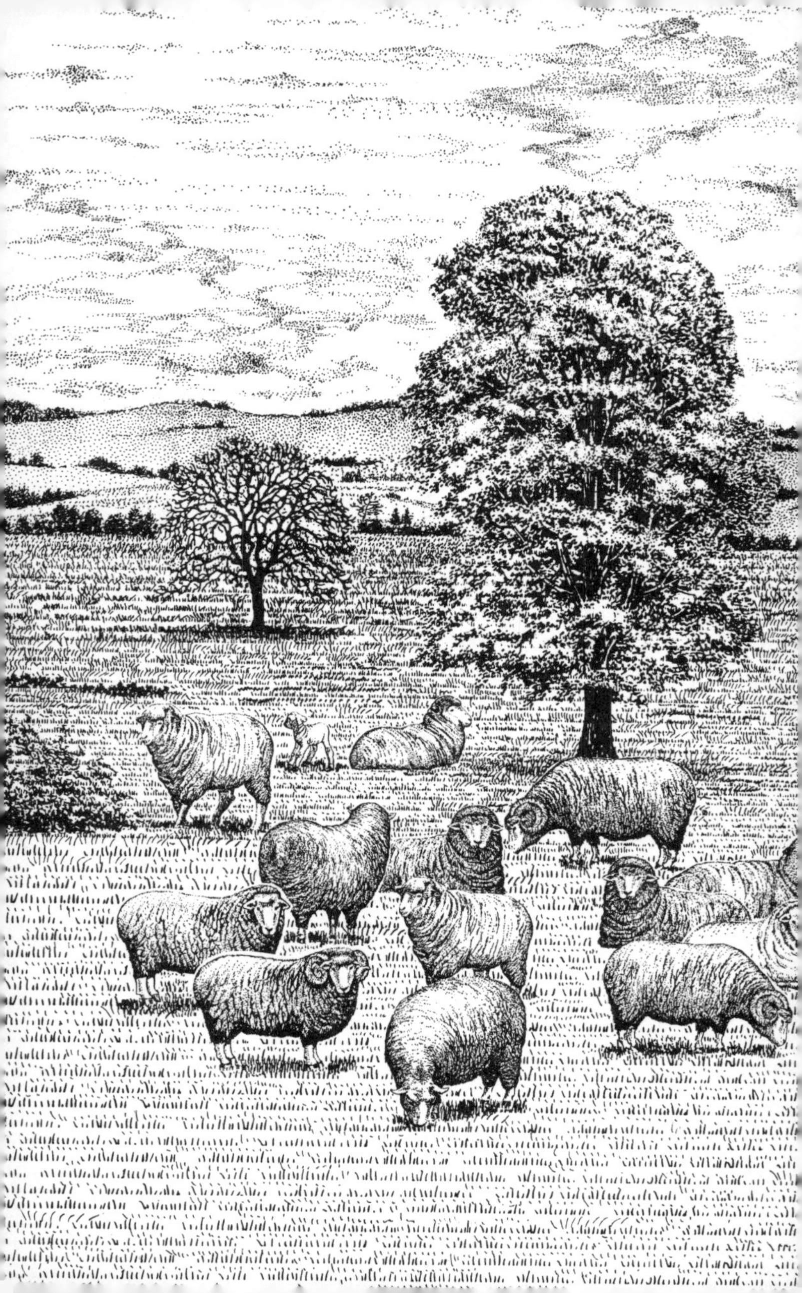

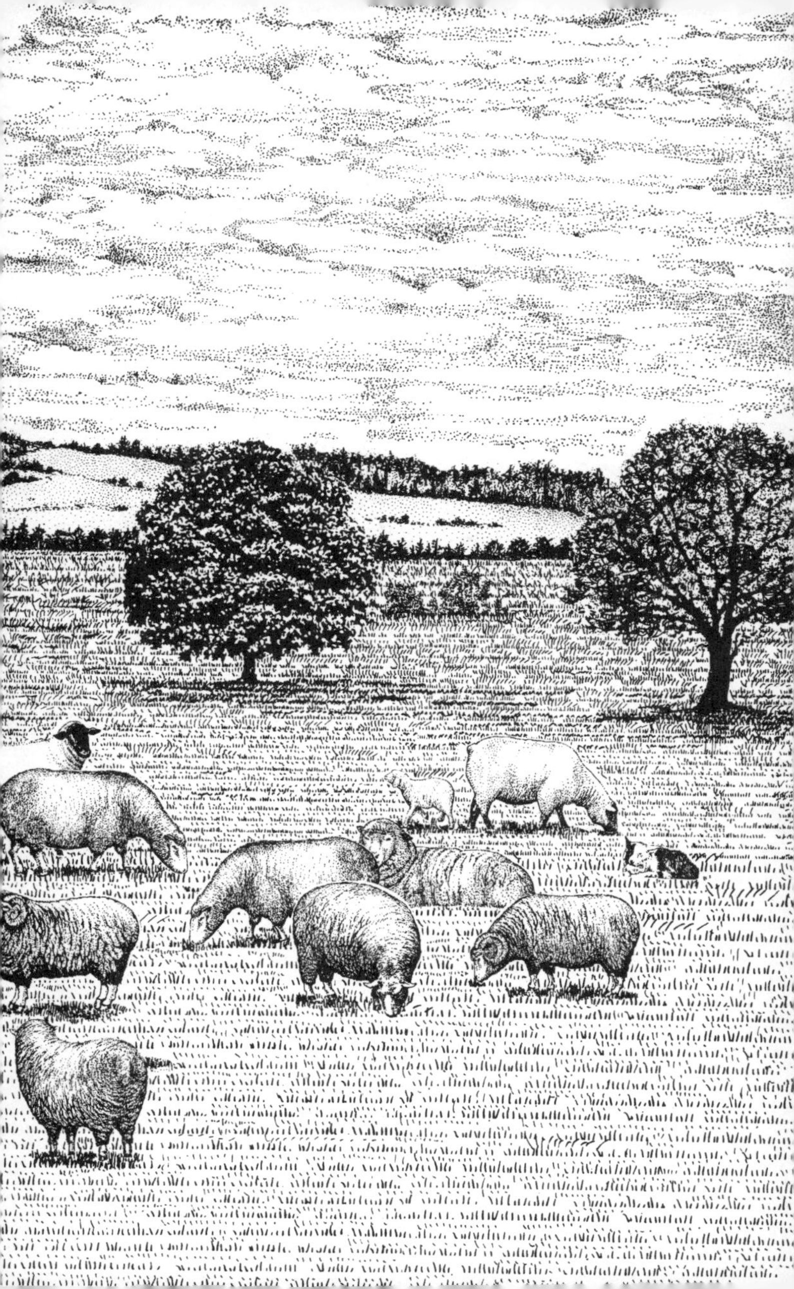

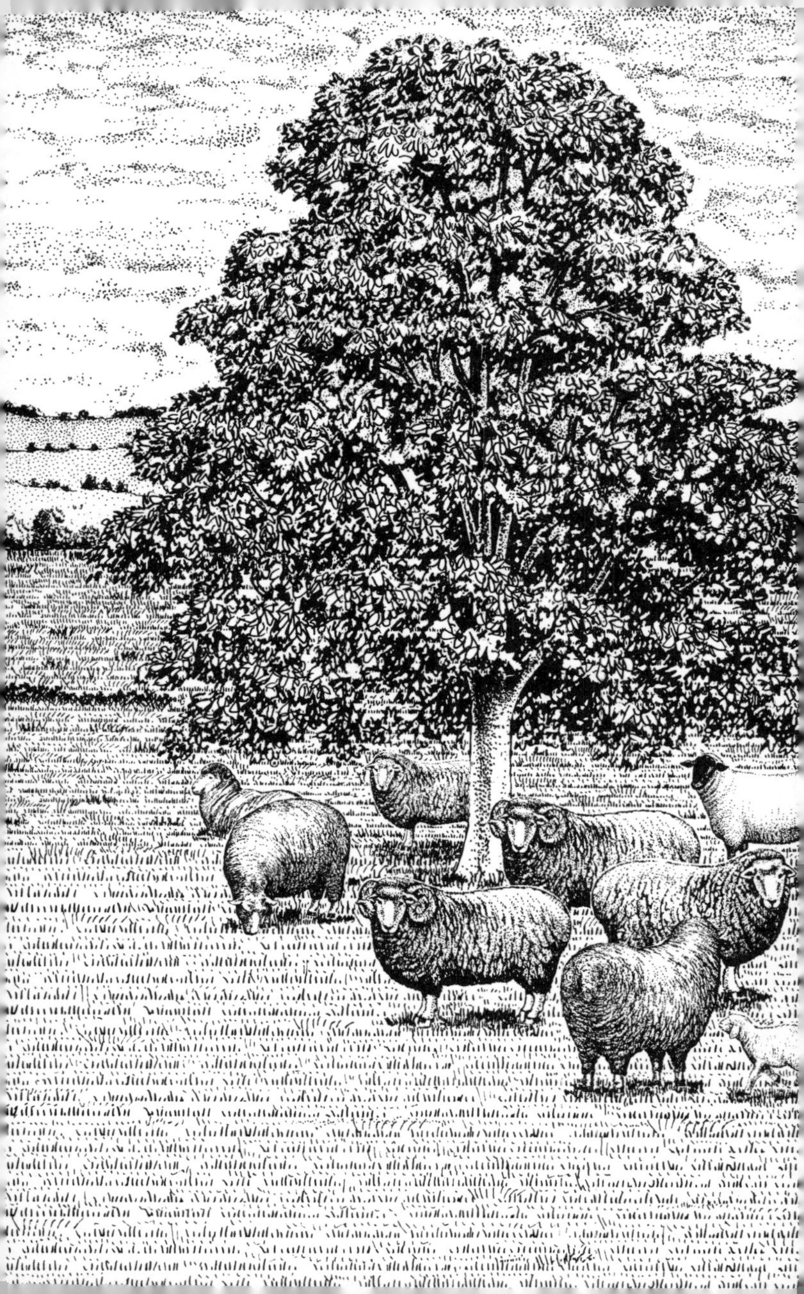

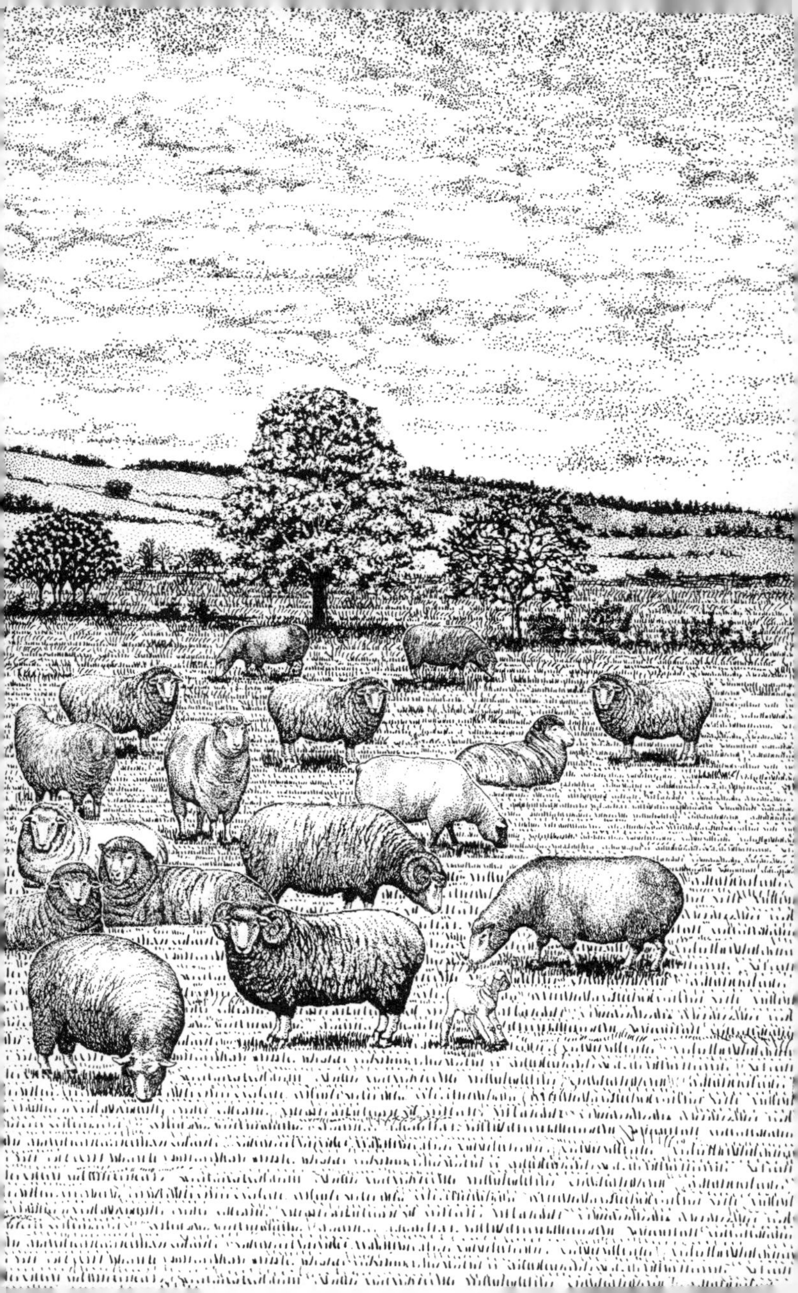

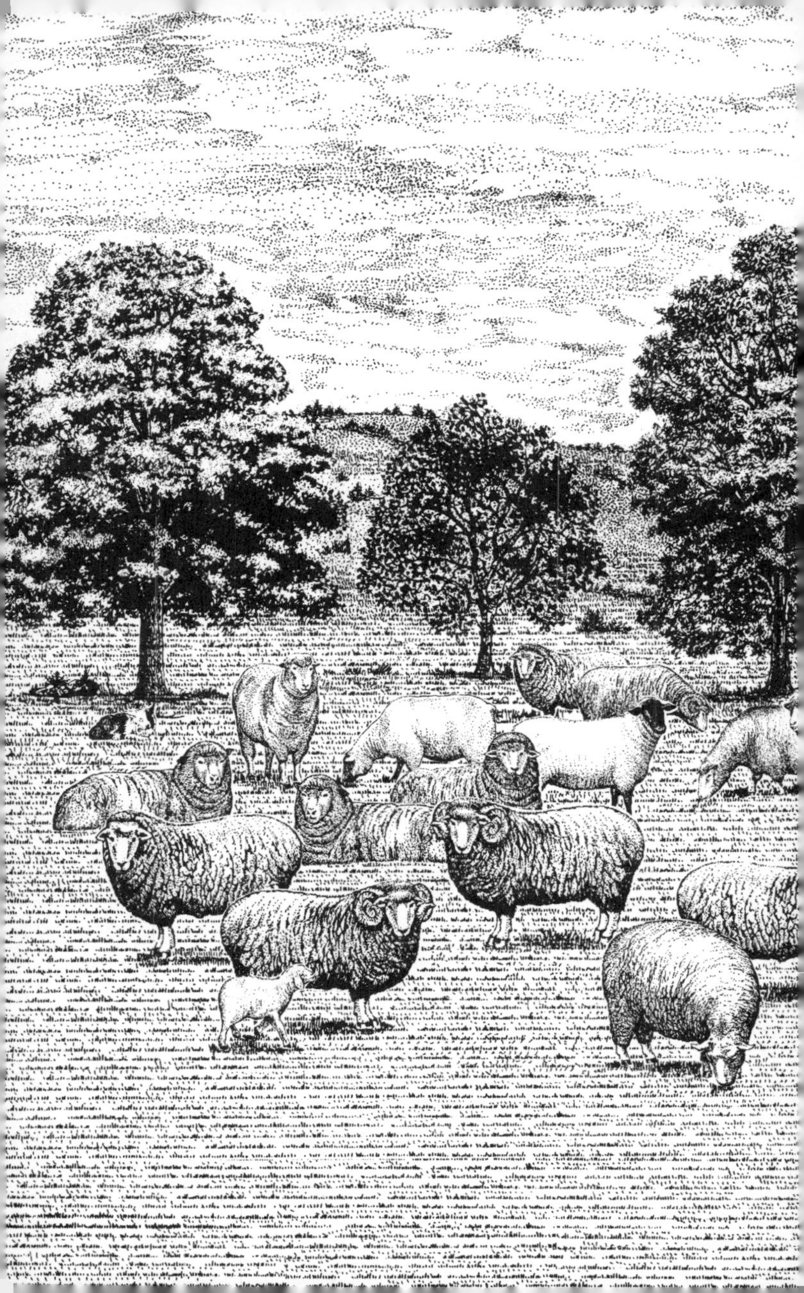

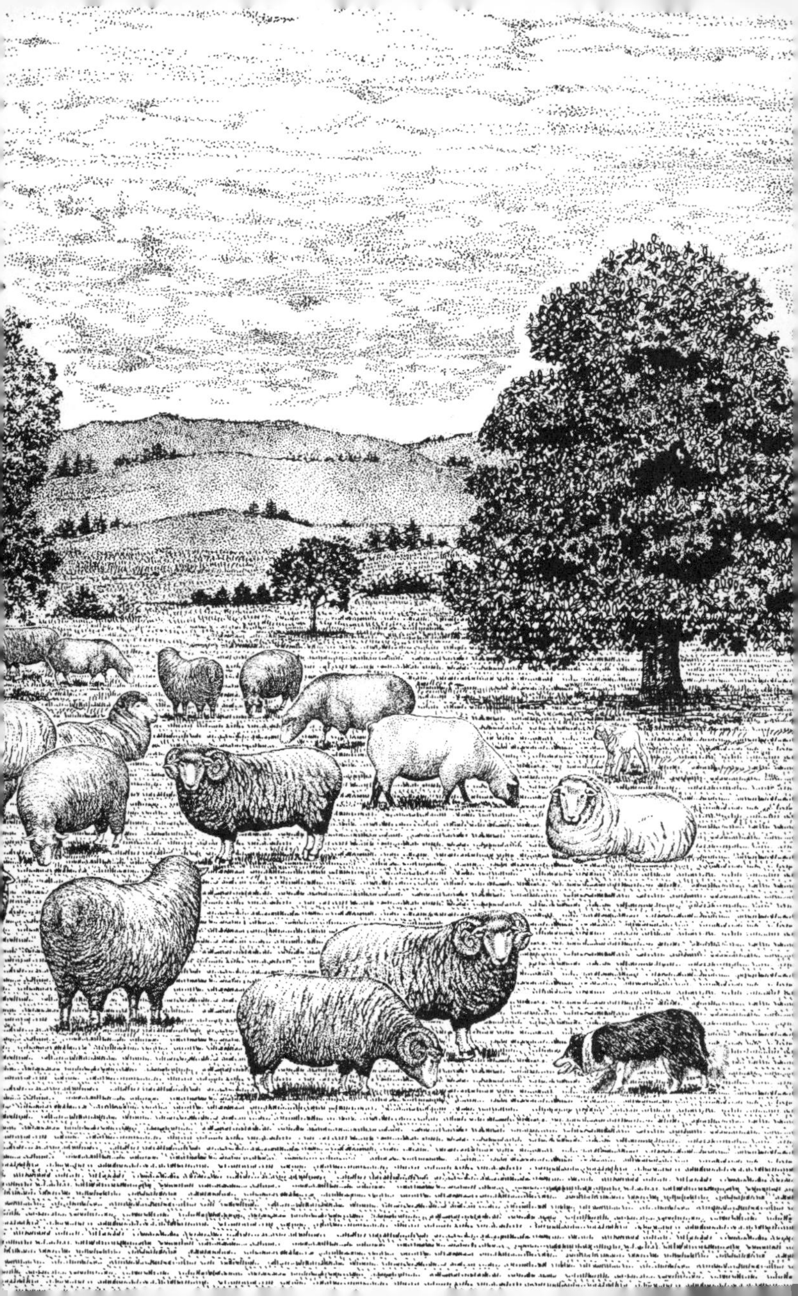

Wie viele Schafe haben Sie bislang gezählt?

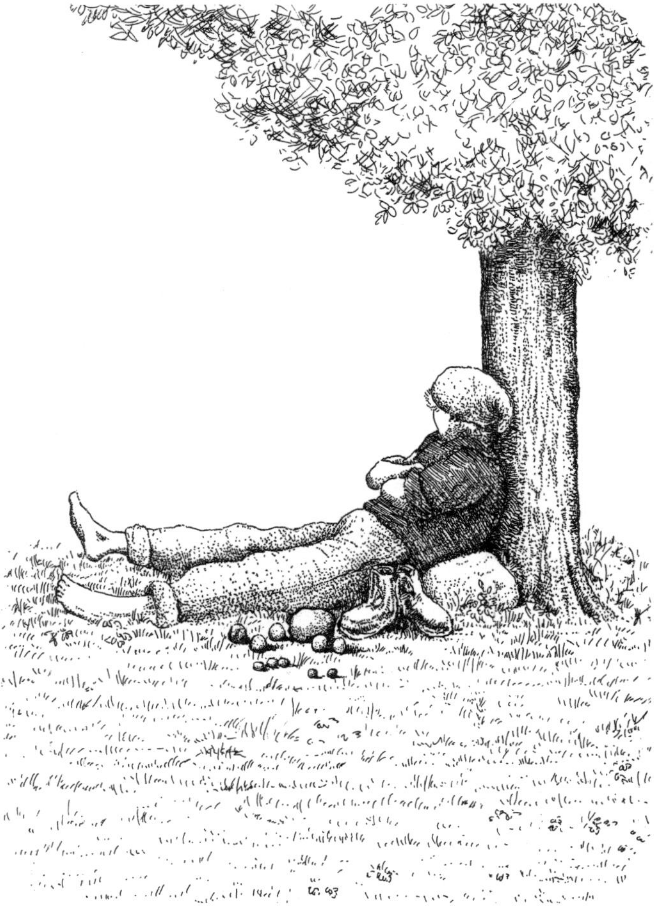

Oliver zählt, indem er sich Steine zurechtlegt.

Vergleichen Sie Ihre Zahl mit den Zahlen von Oliver und Frank, die unterschiedliche Zählmethoden anwenden.

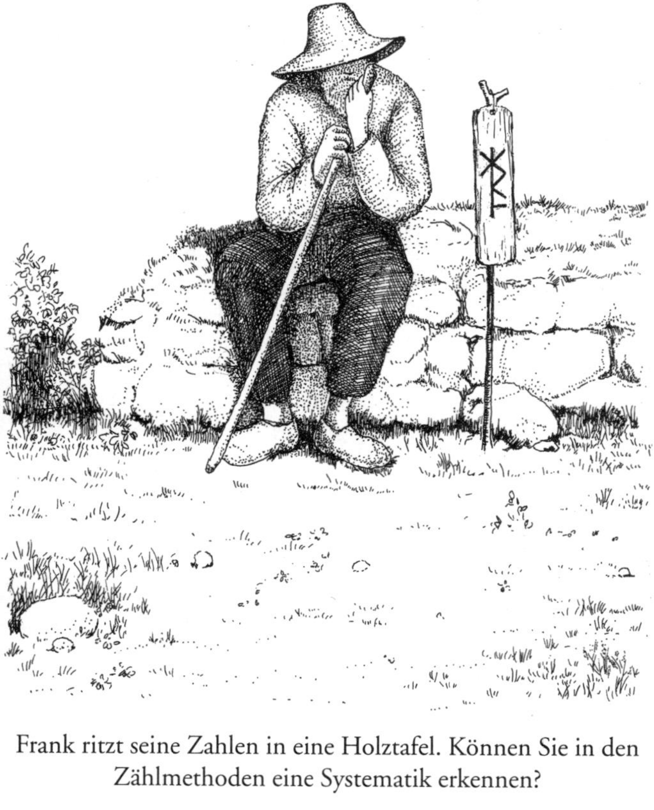

Frank ritzt seine Zahlen in eine Holztafel. Können Sie in den Zählmethoden eine Systematik erkennen?

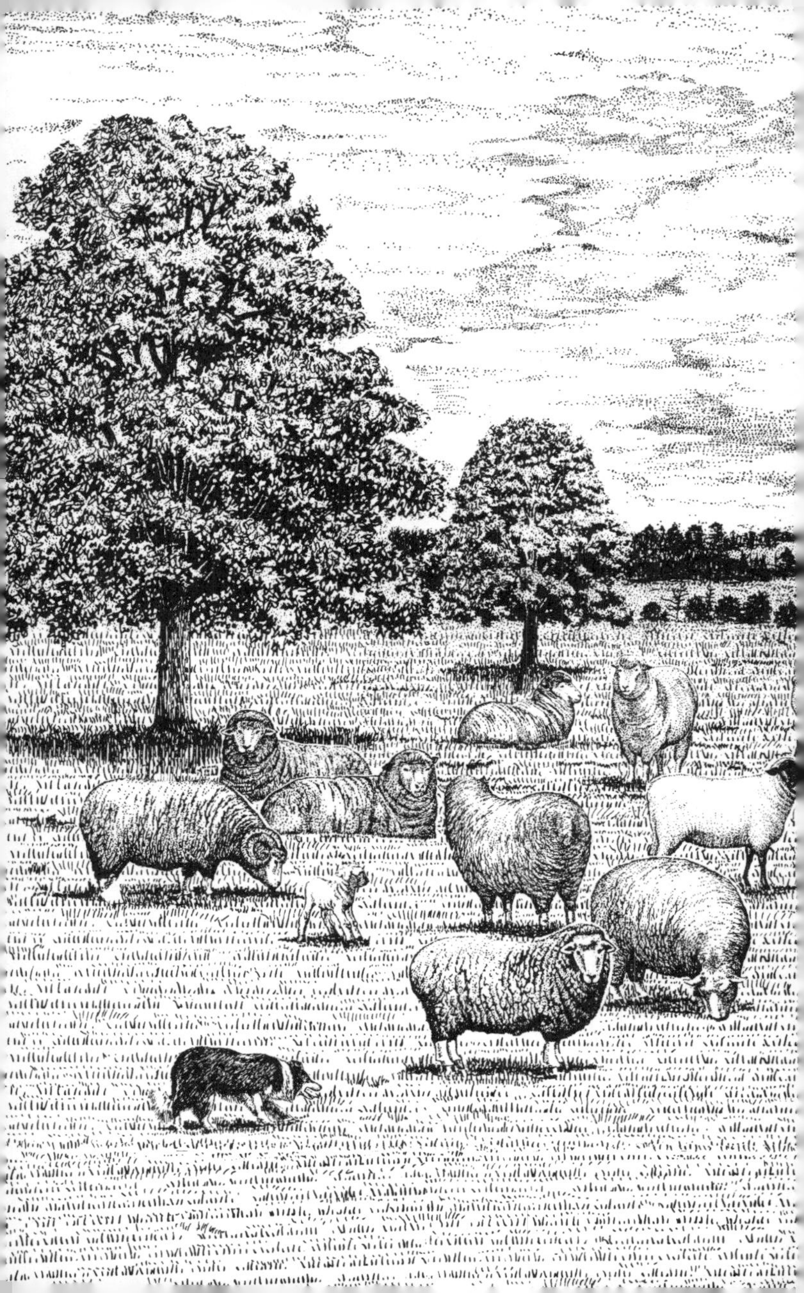

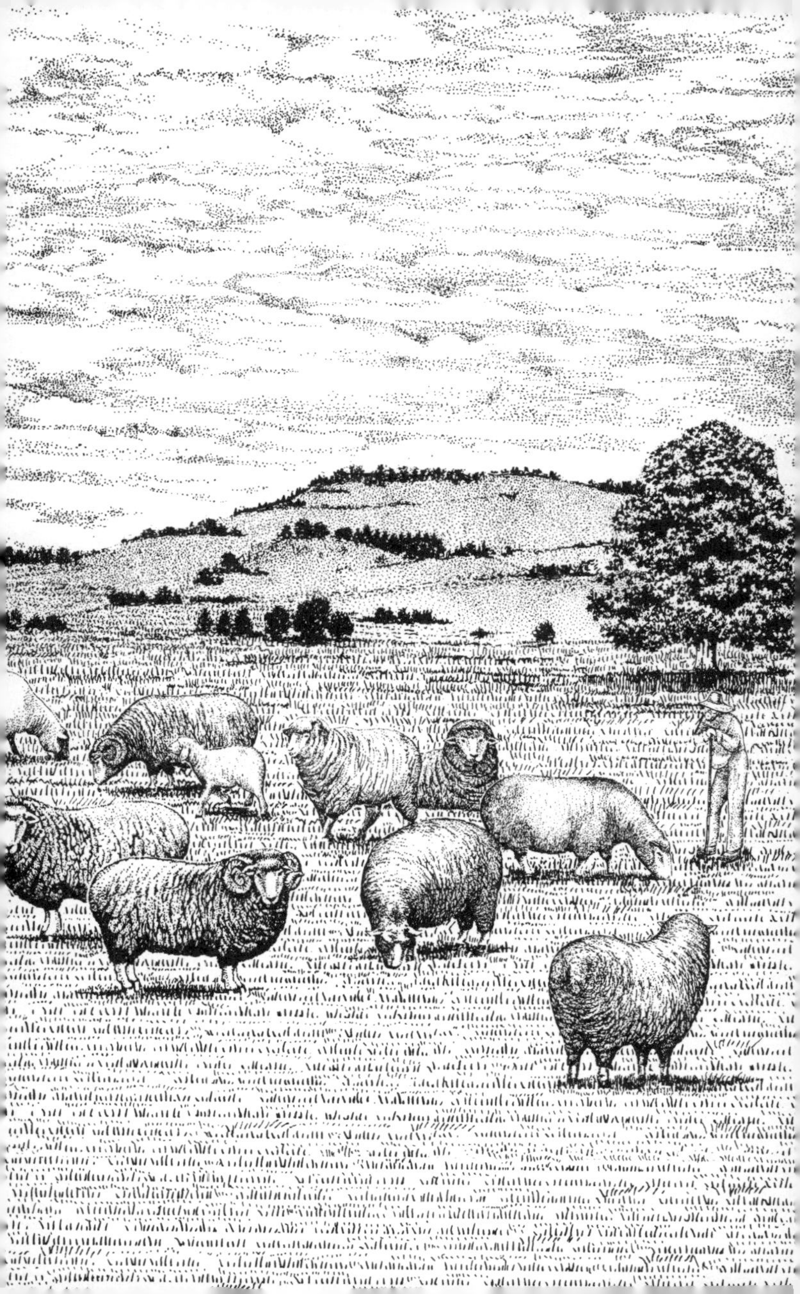

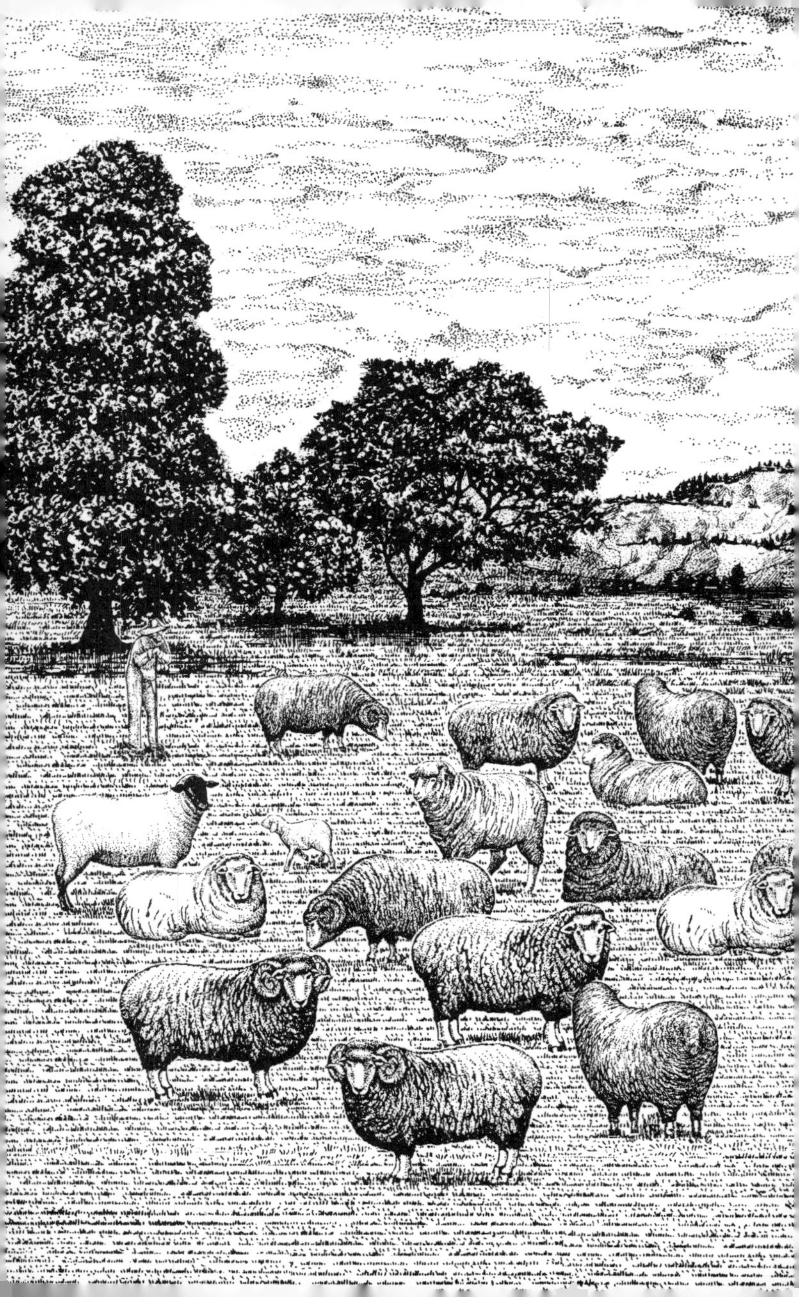

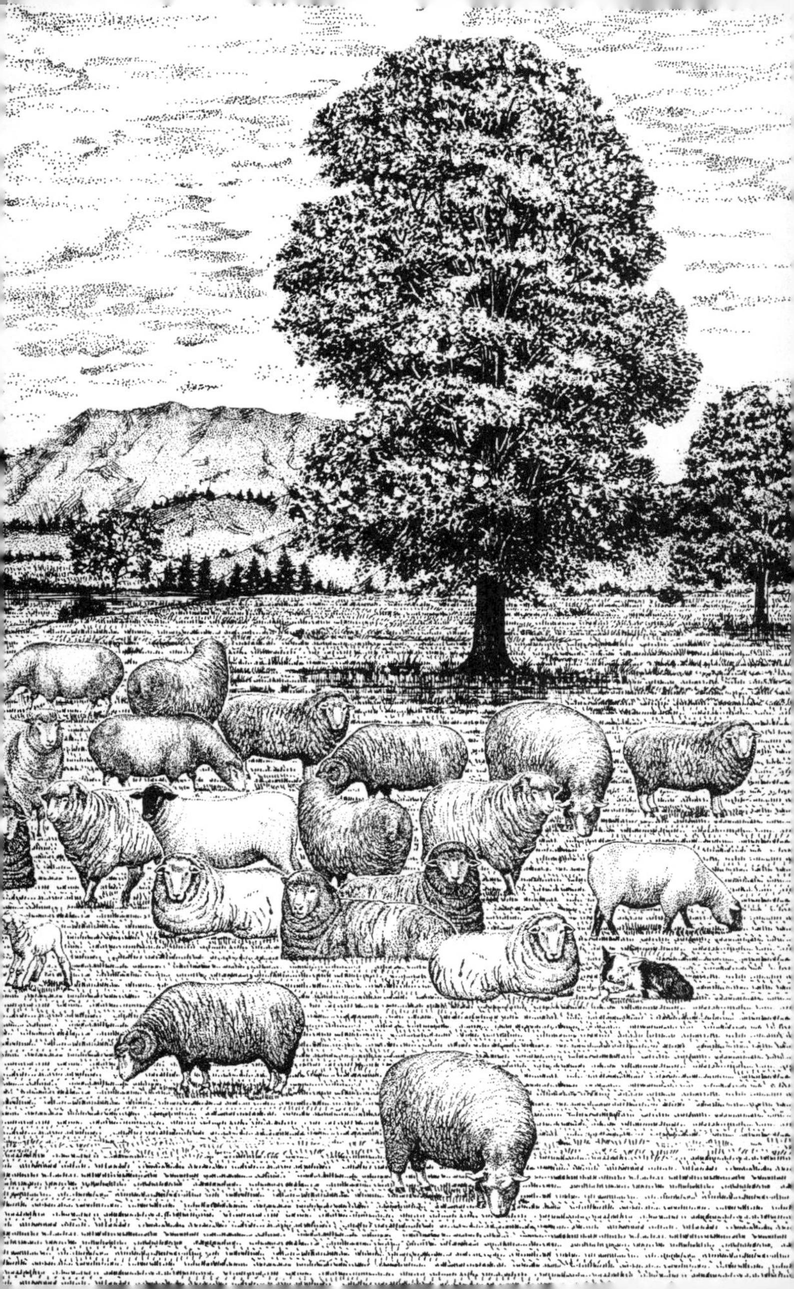

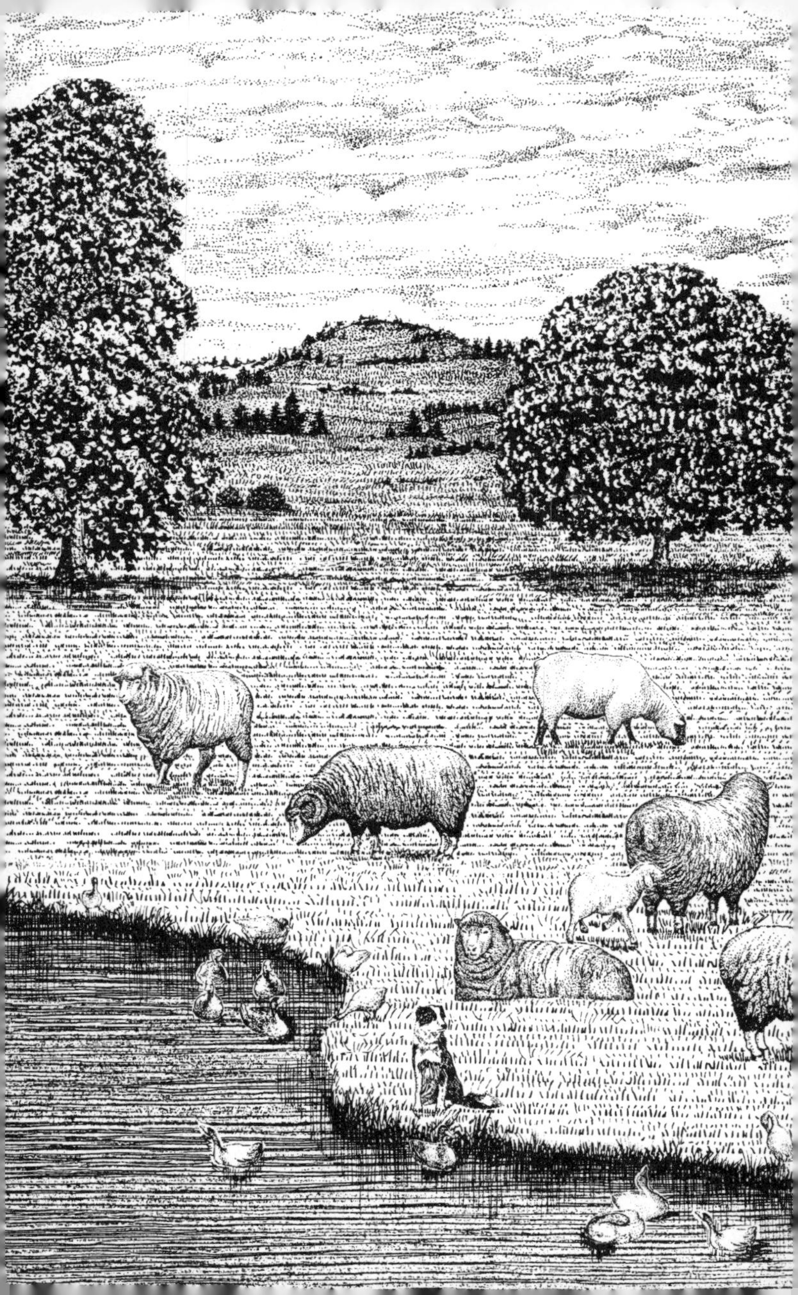

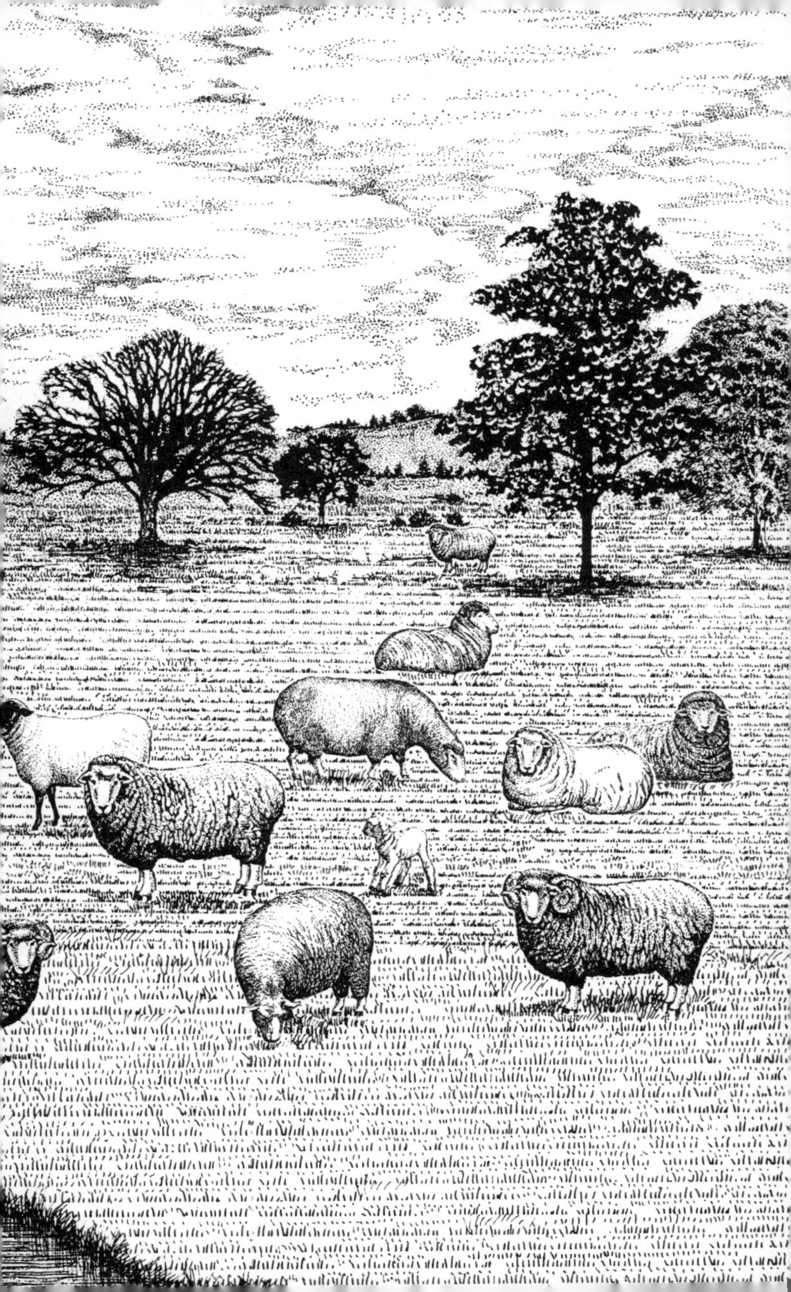

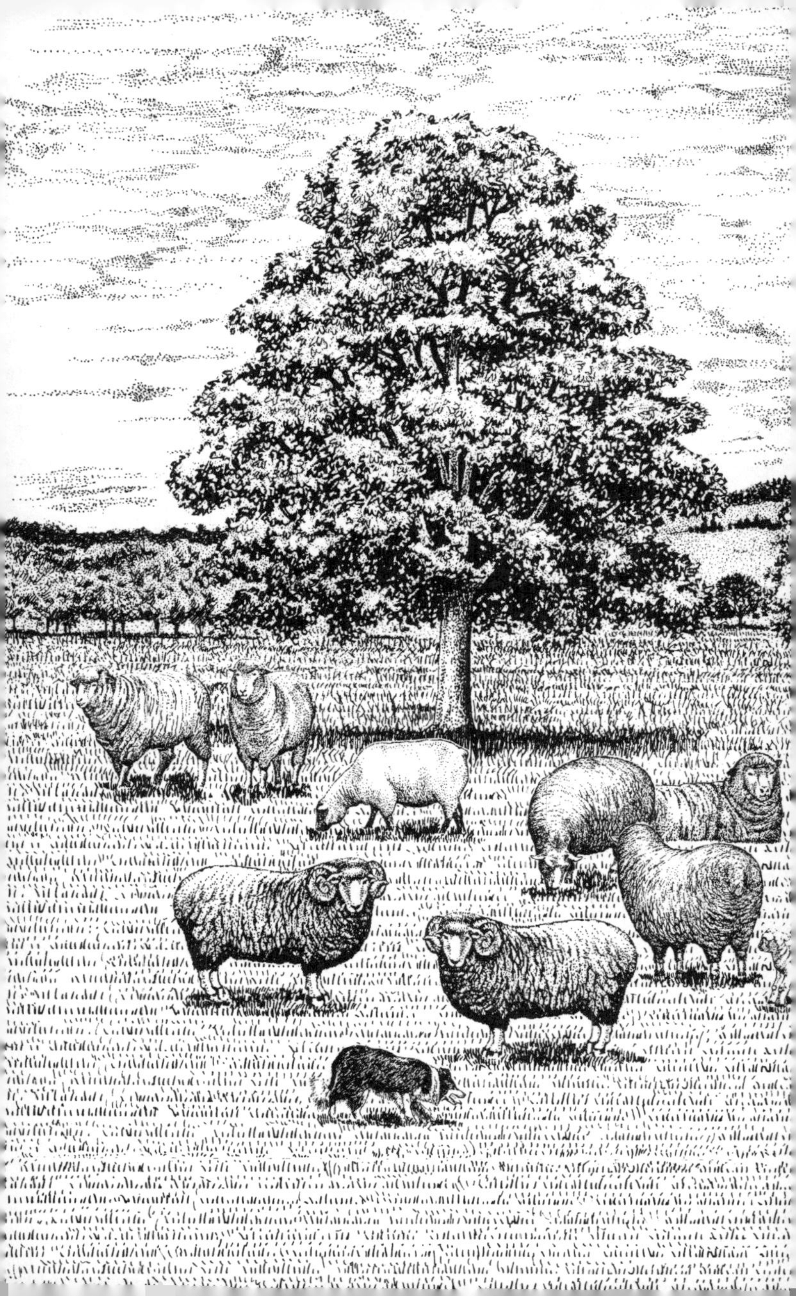

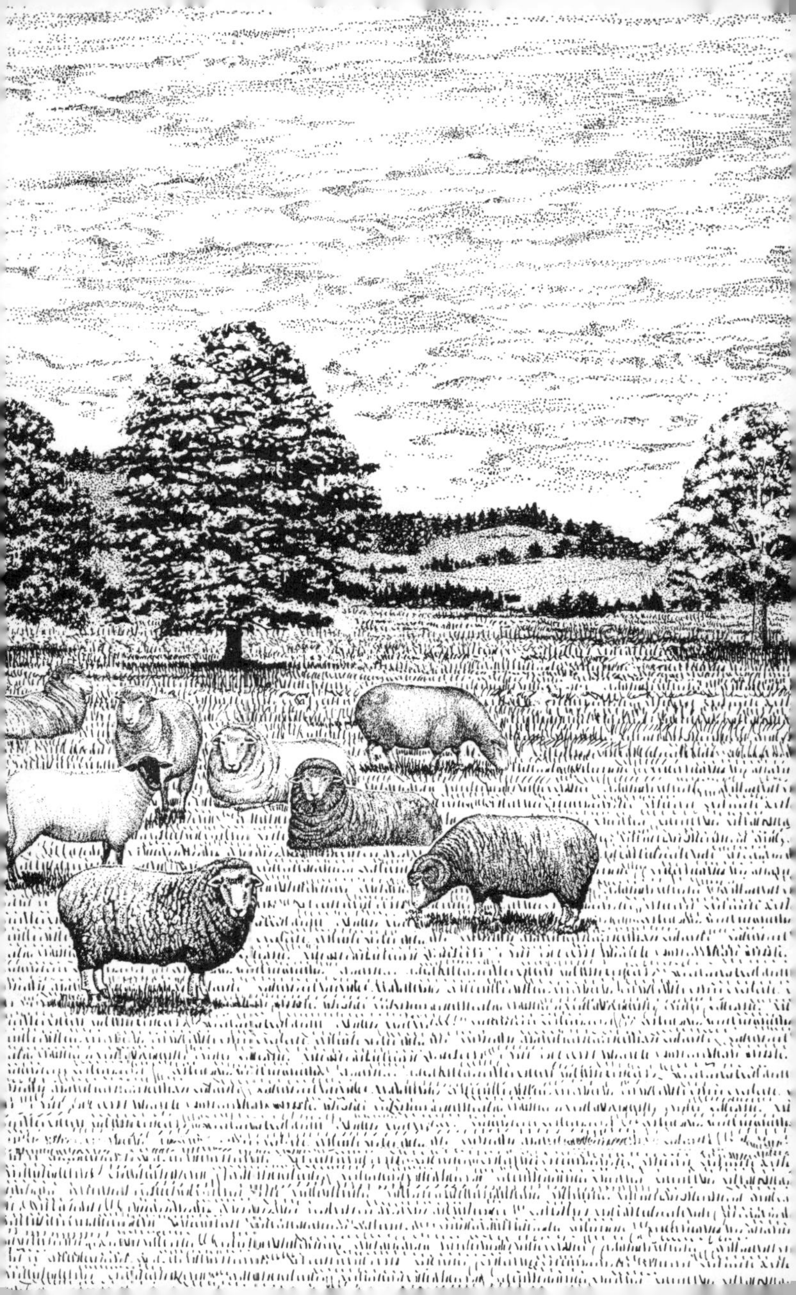

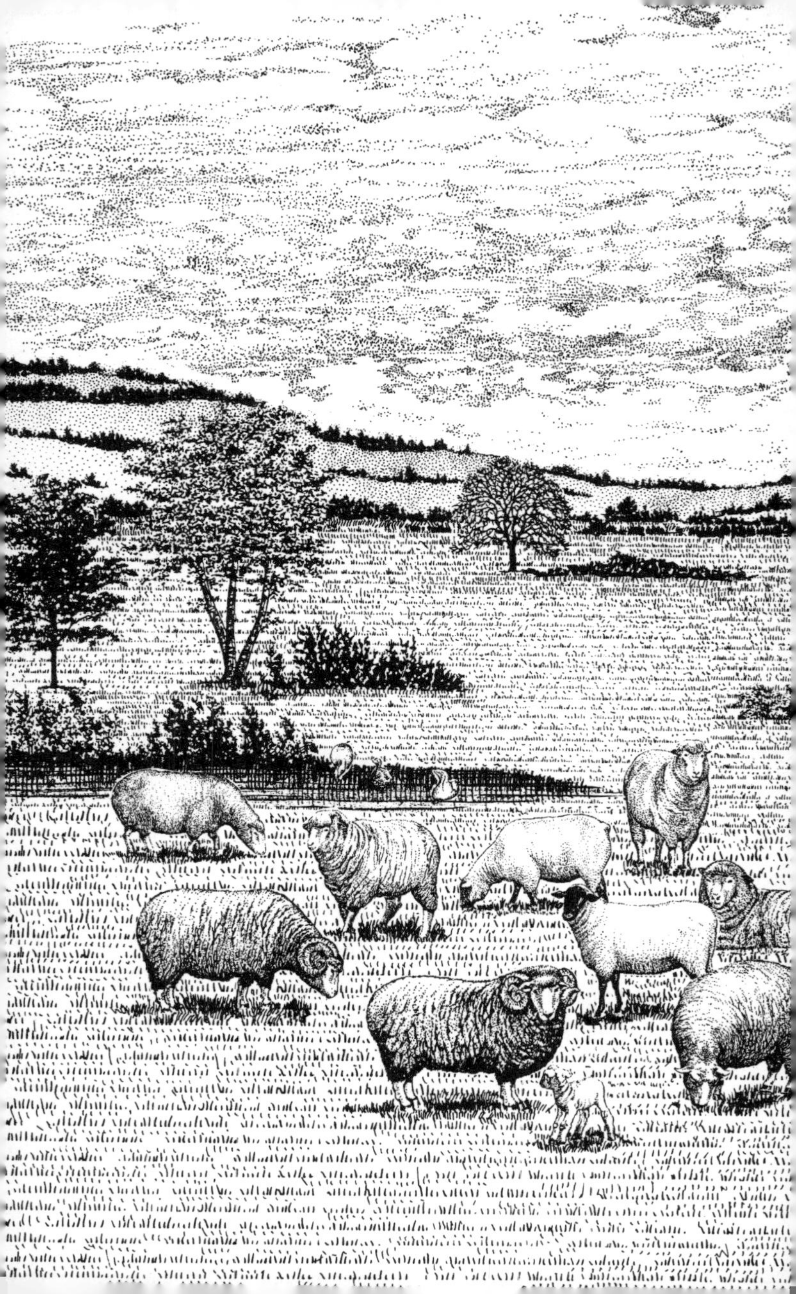

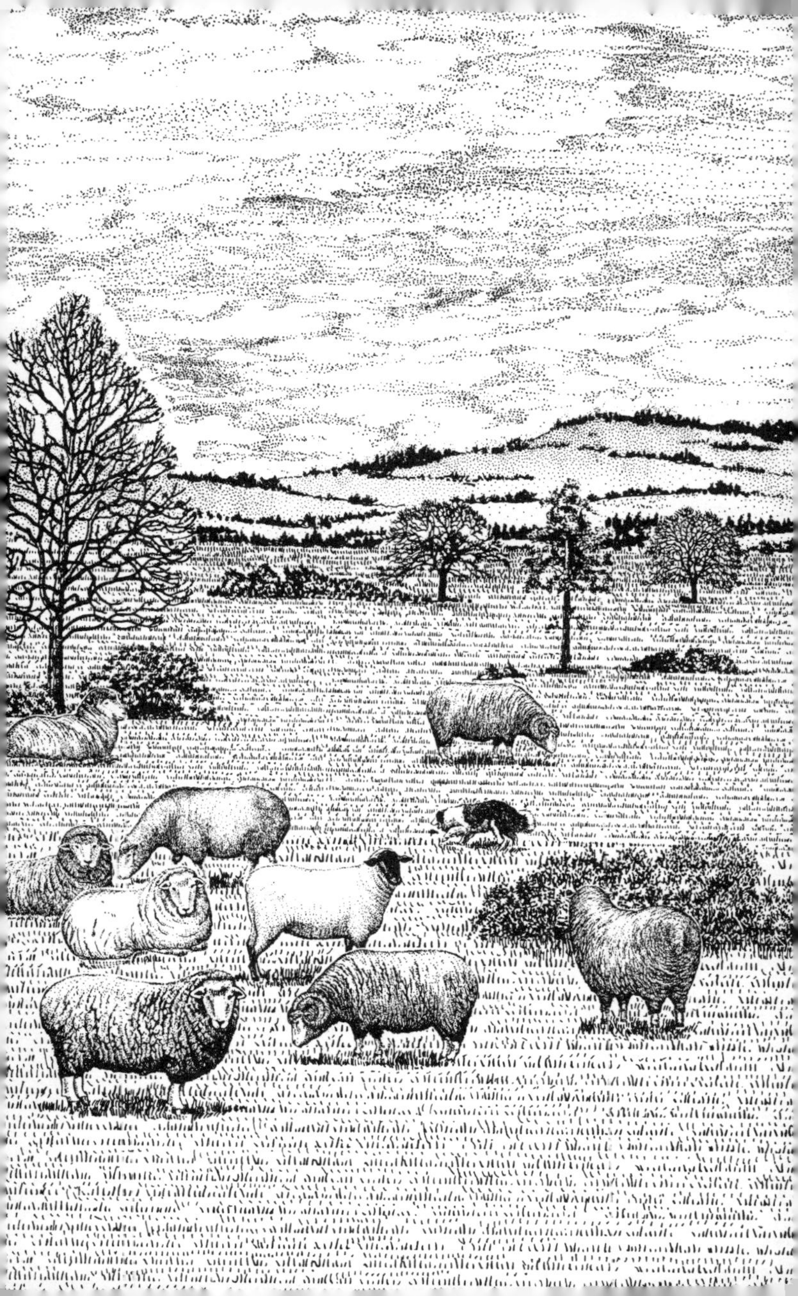

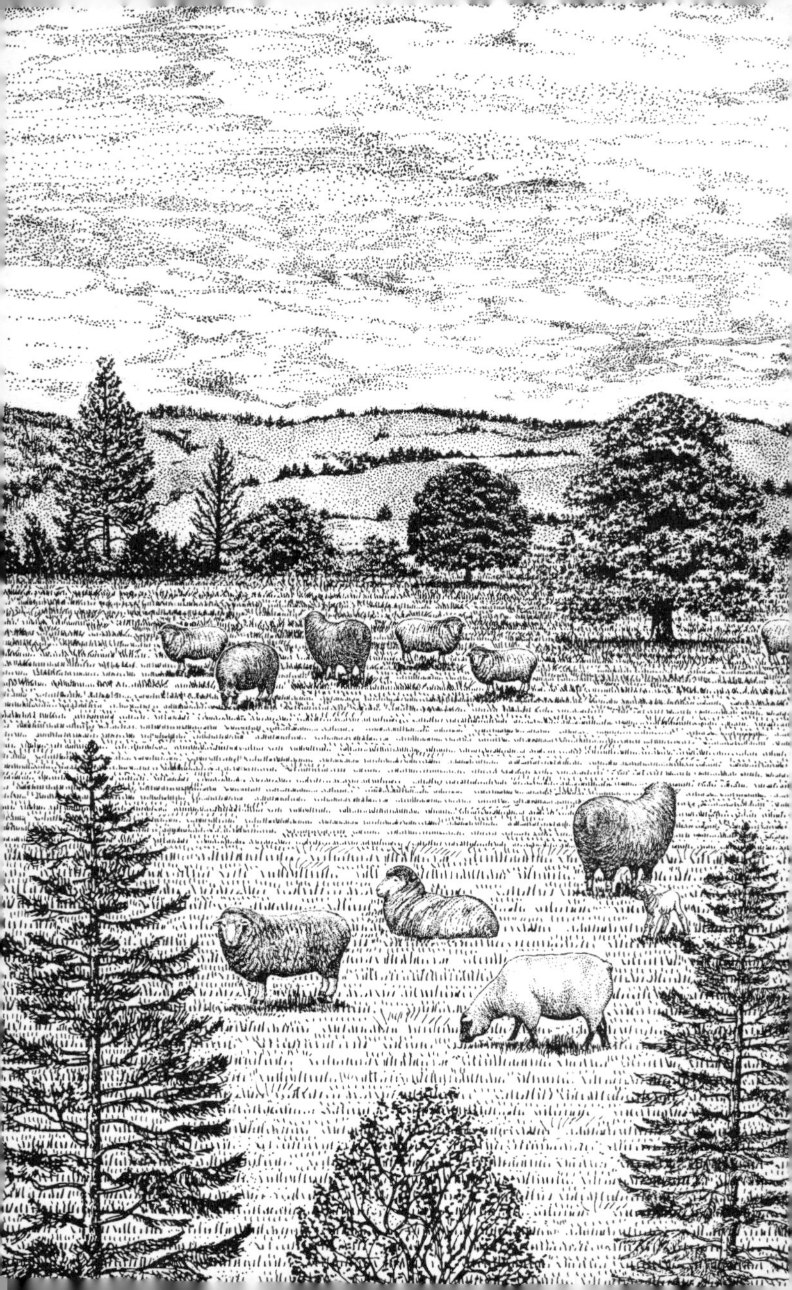

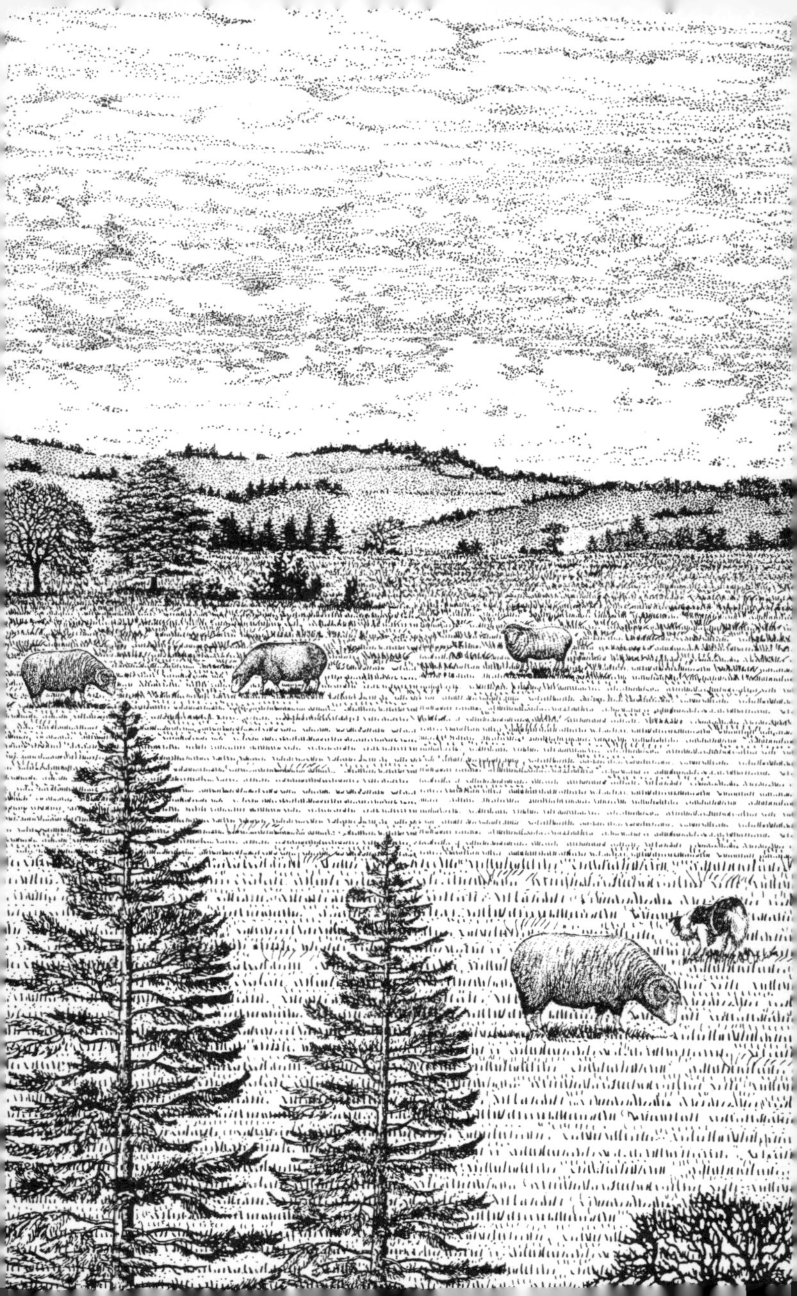

Wie viele Schafe haben Sie bislang gezählt?

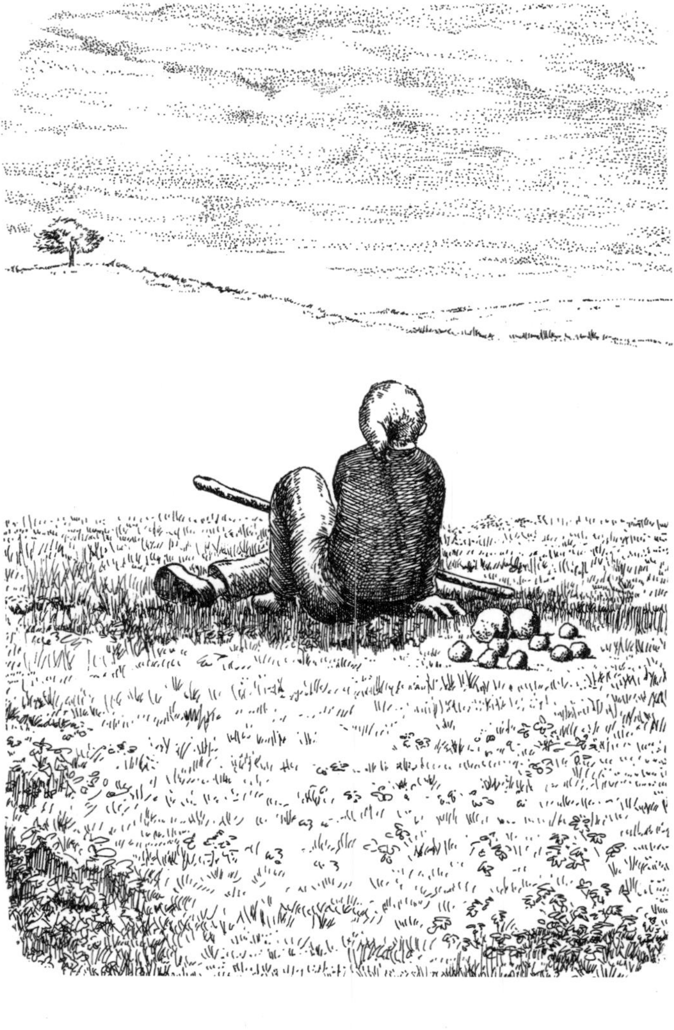

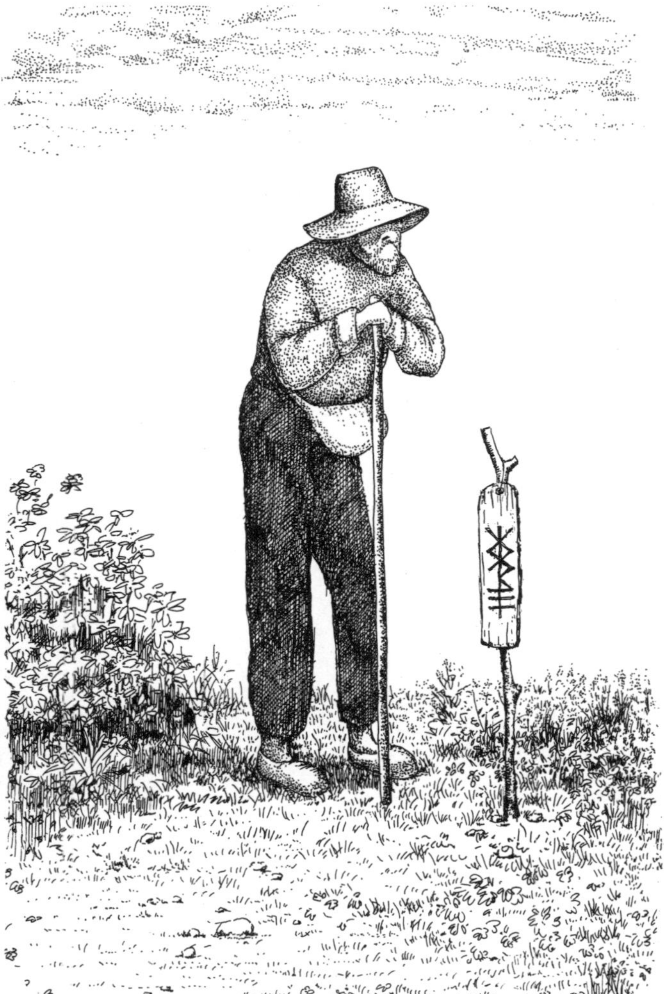

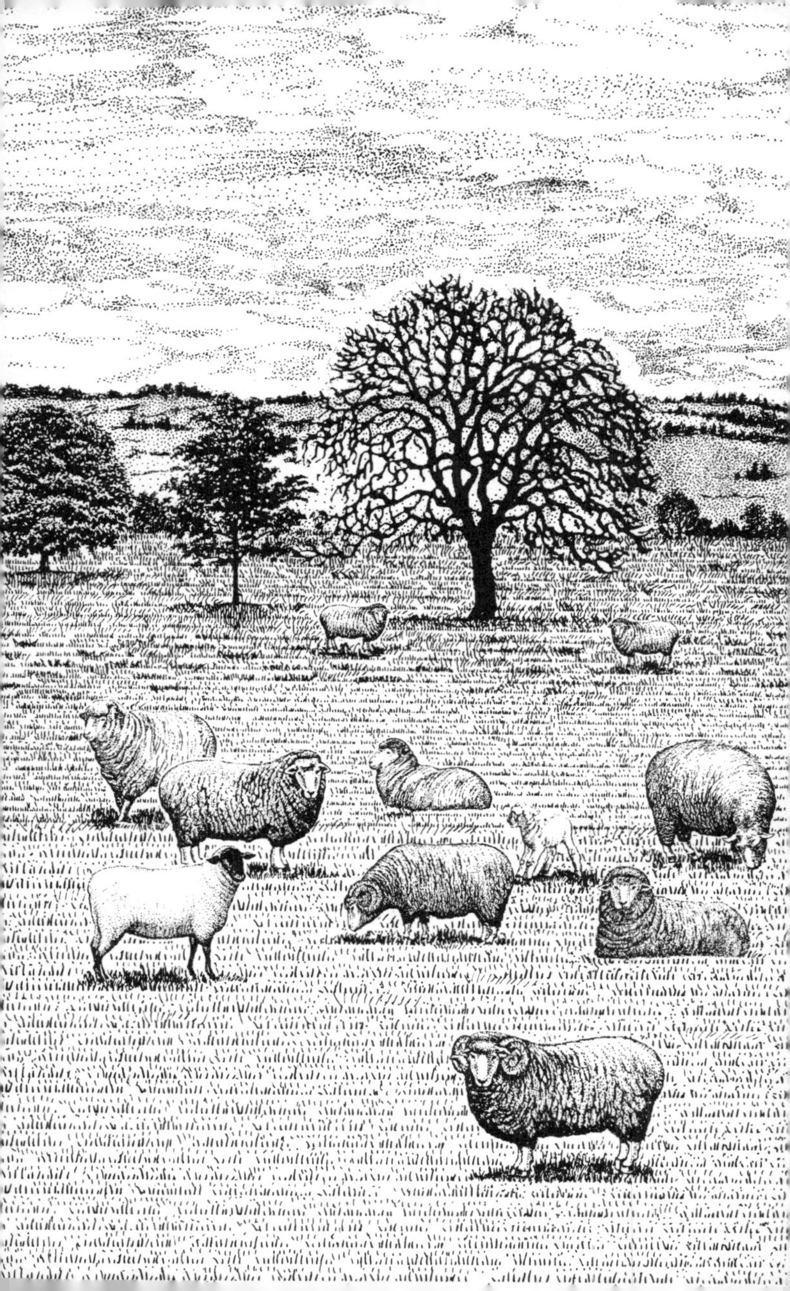

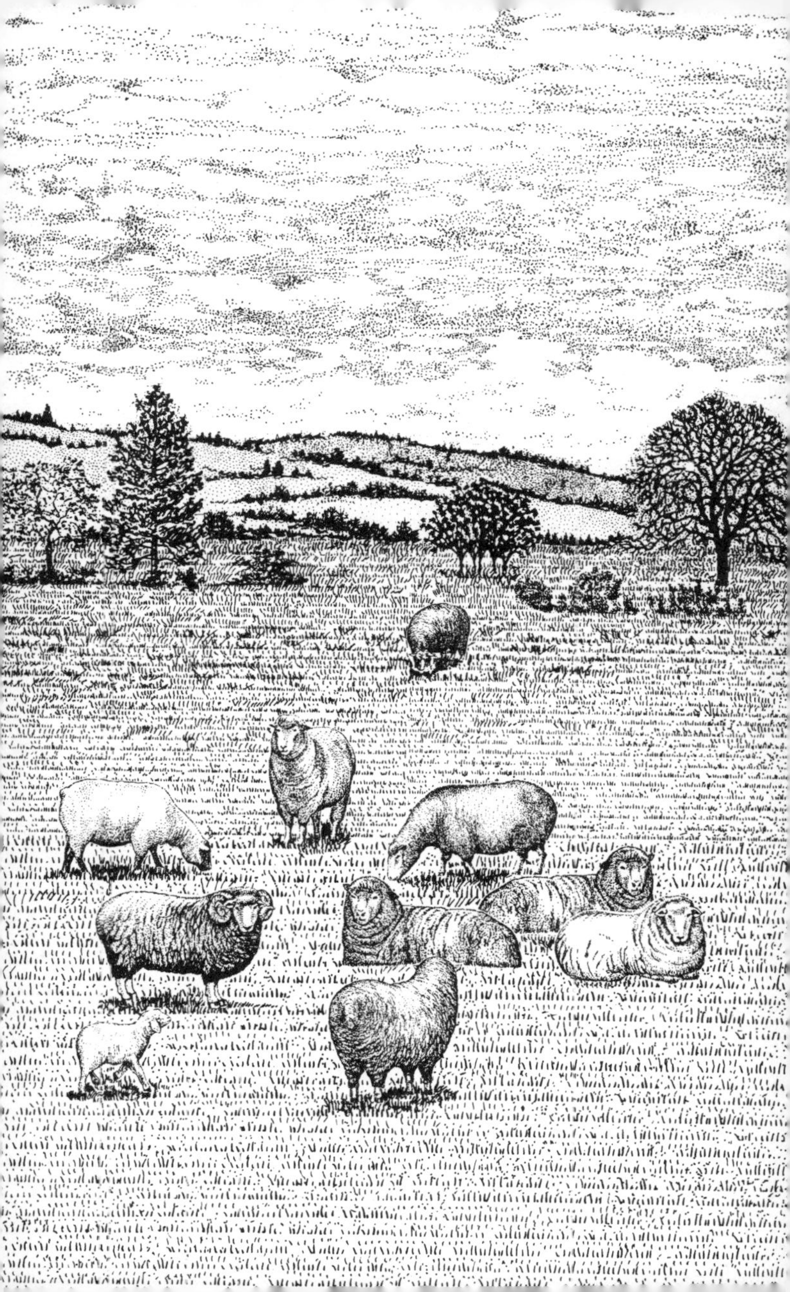

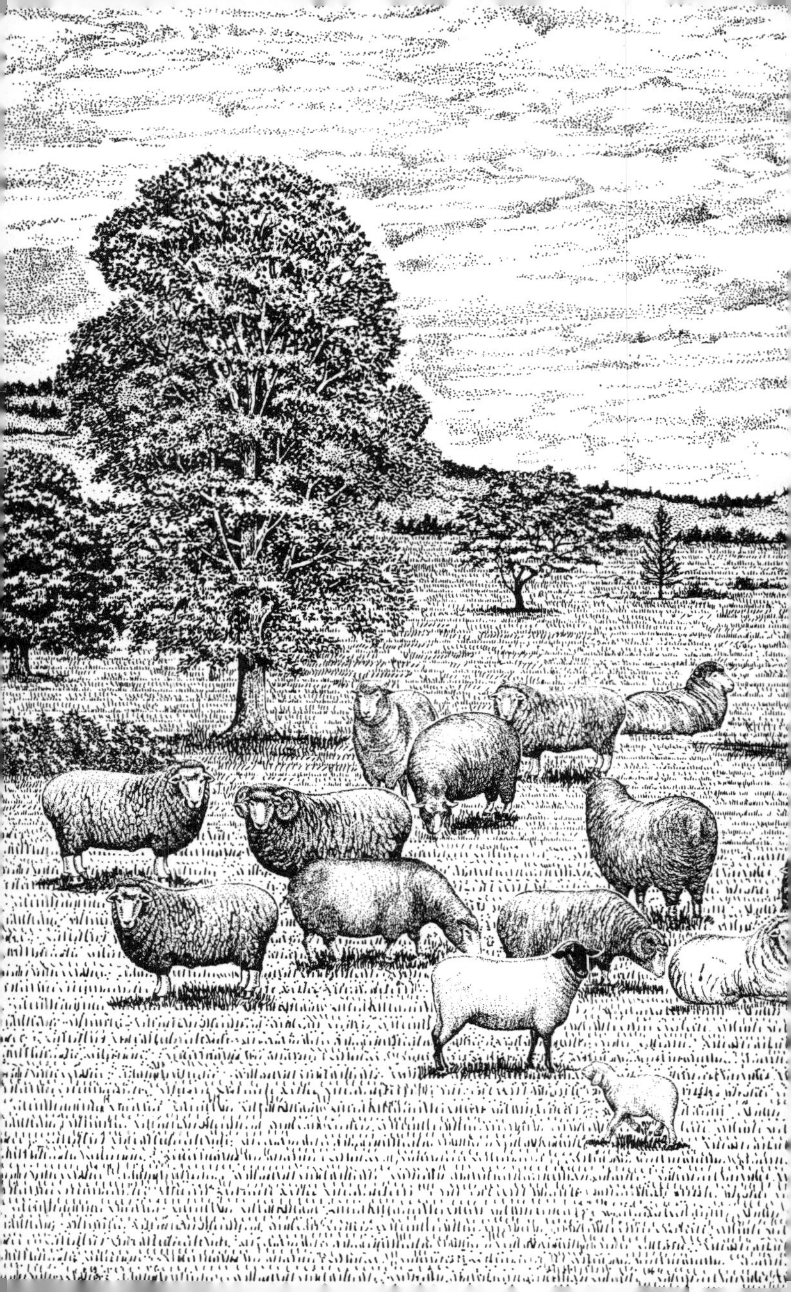

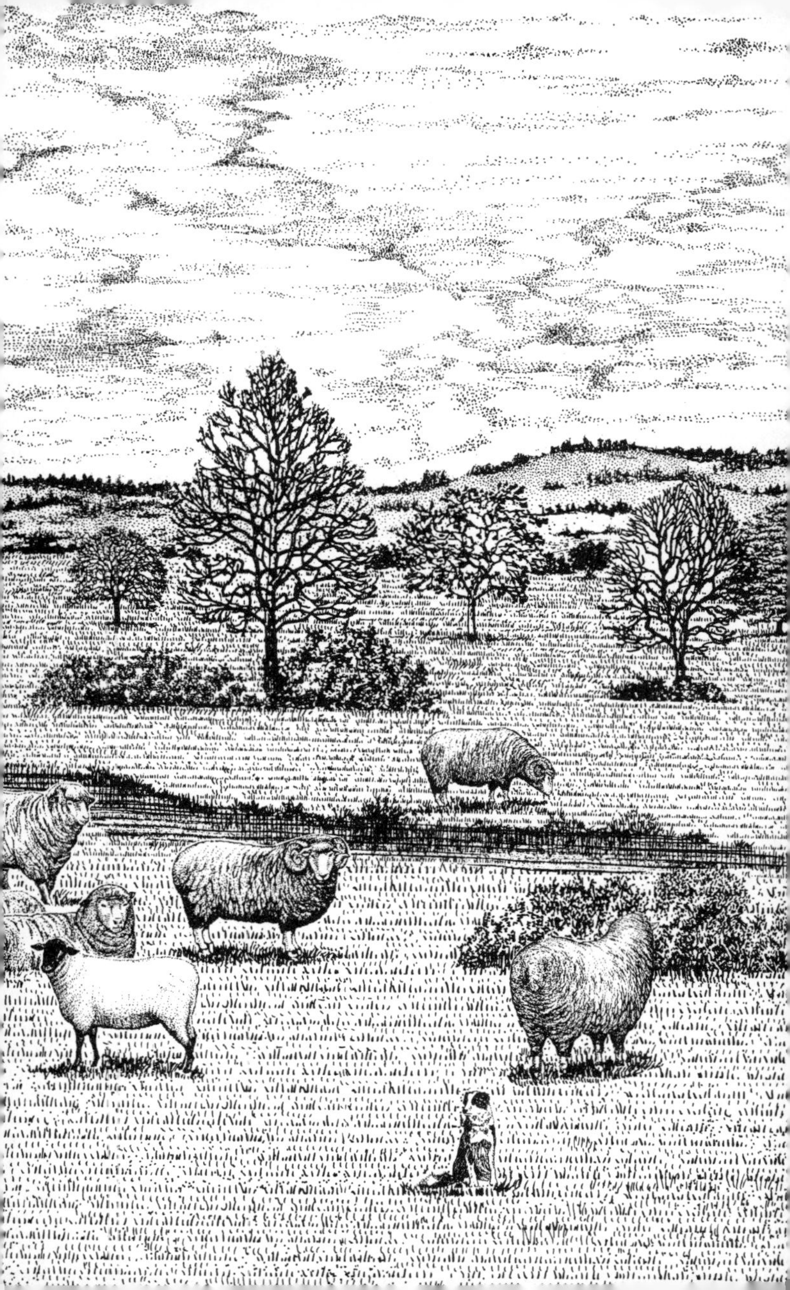

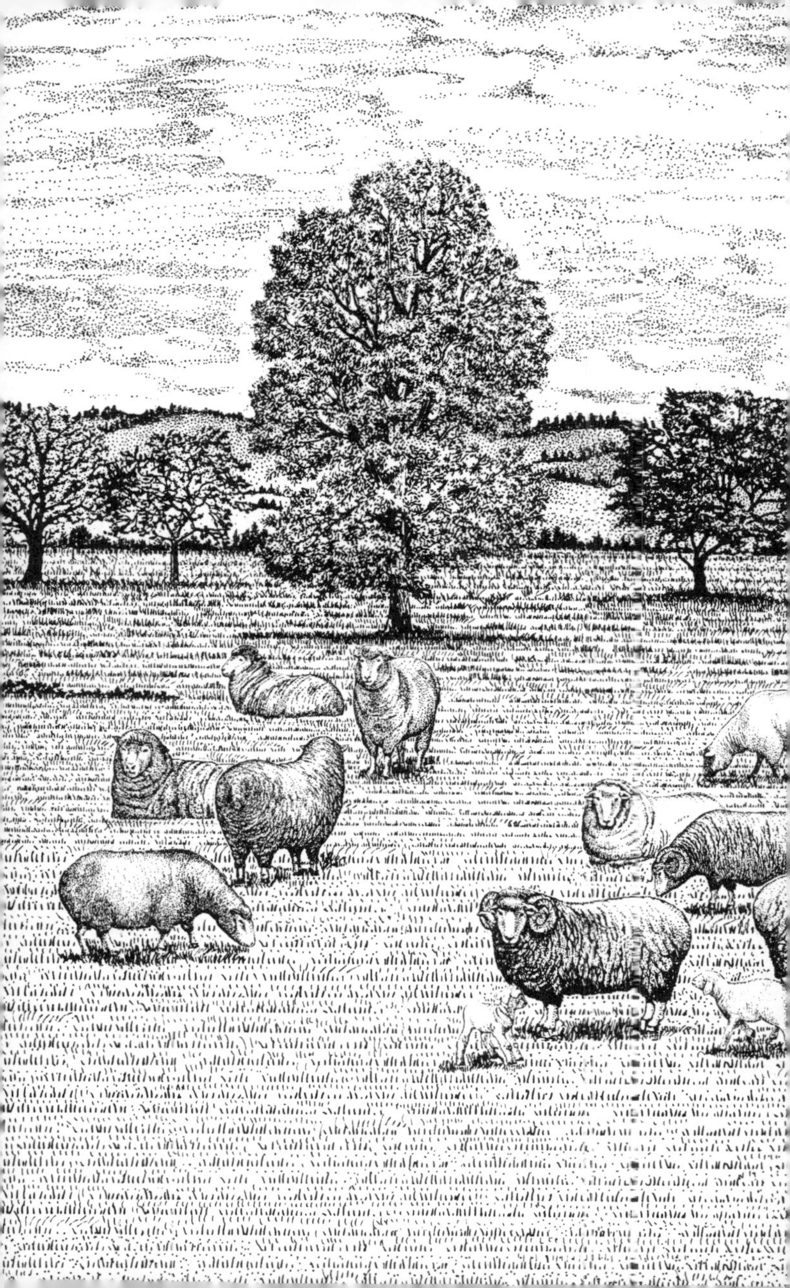

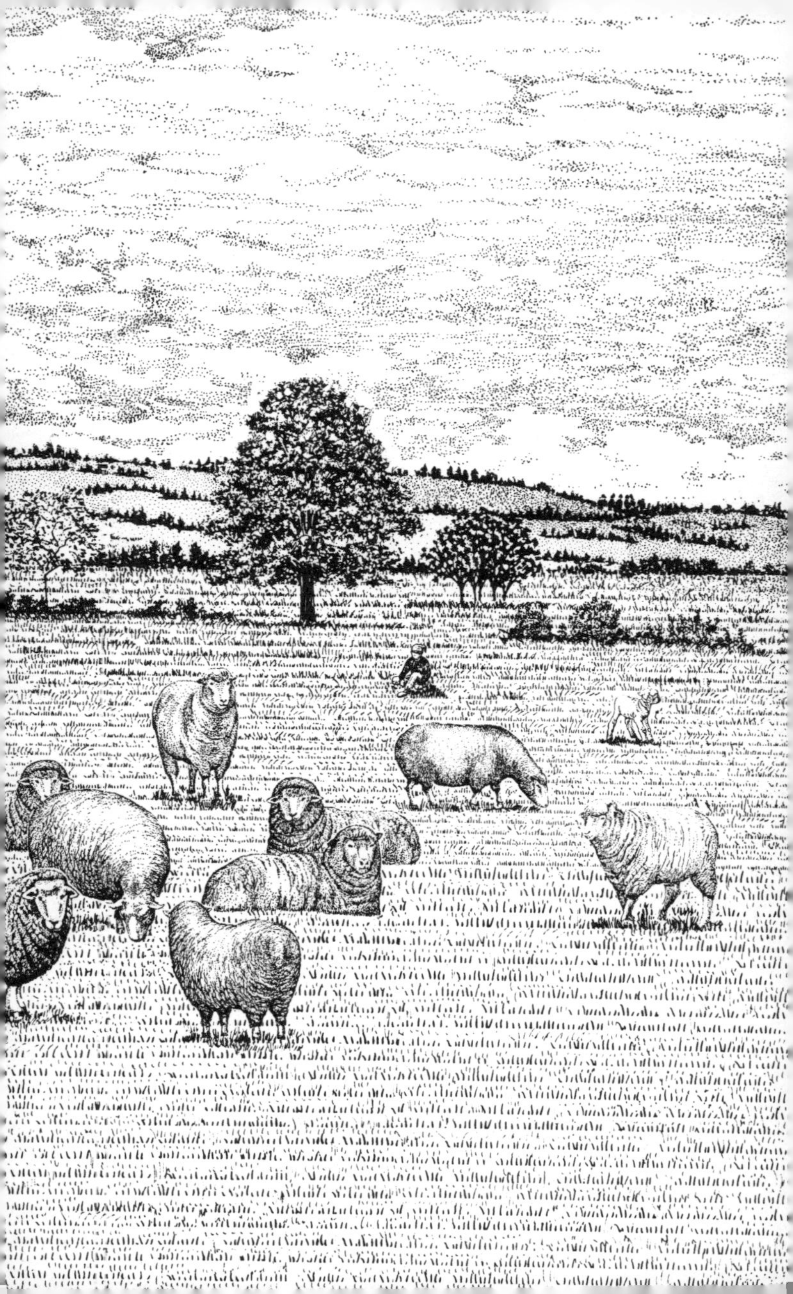

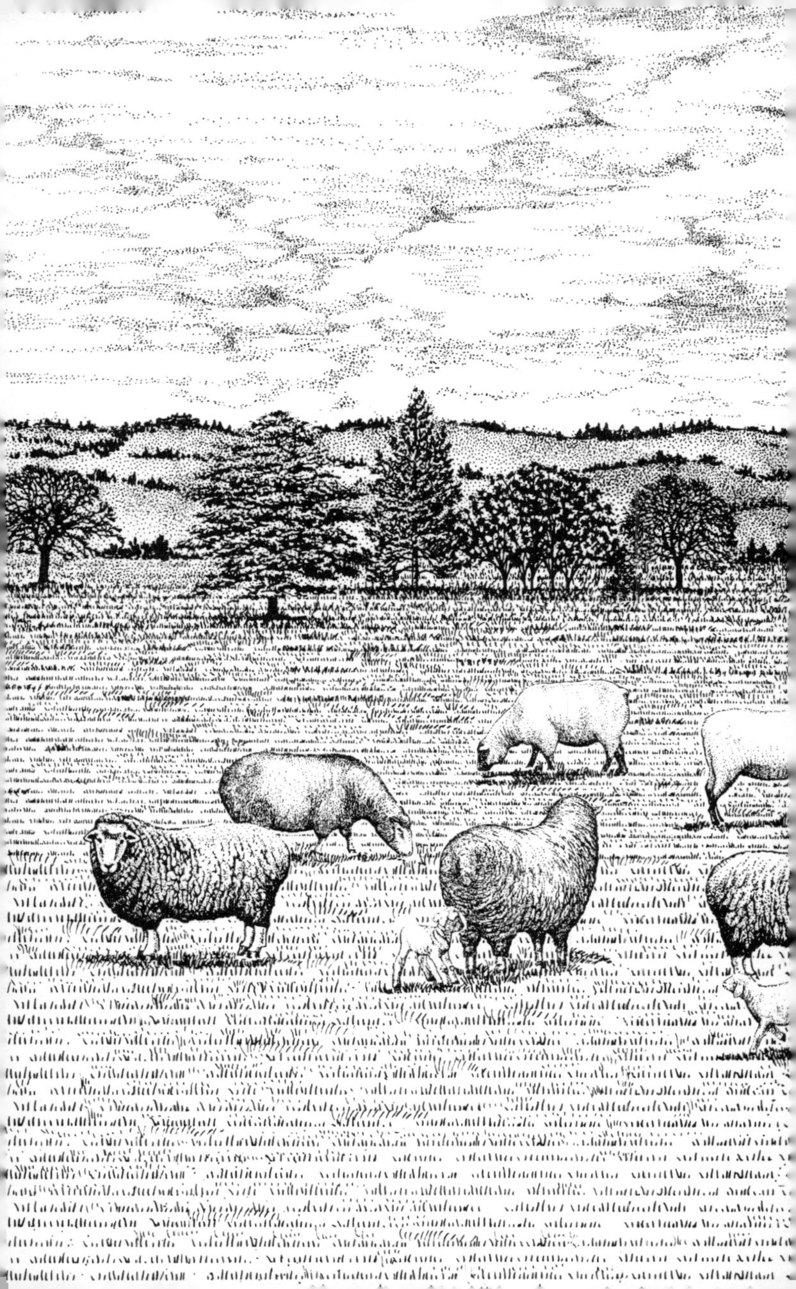

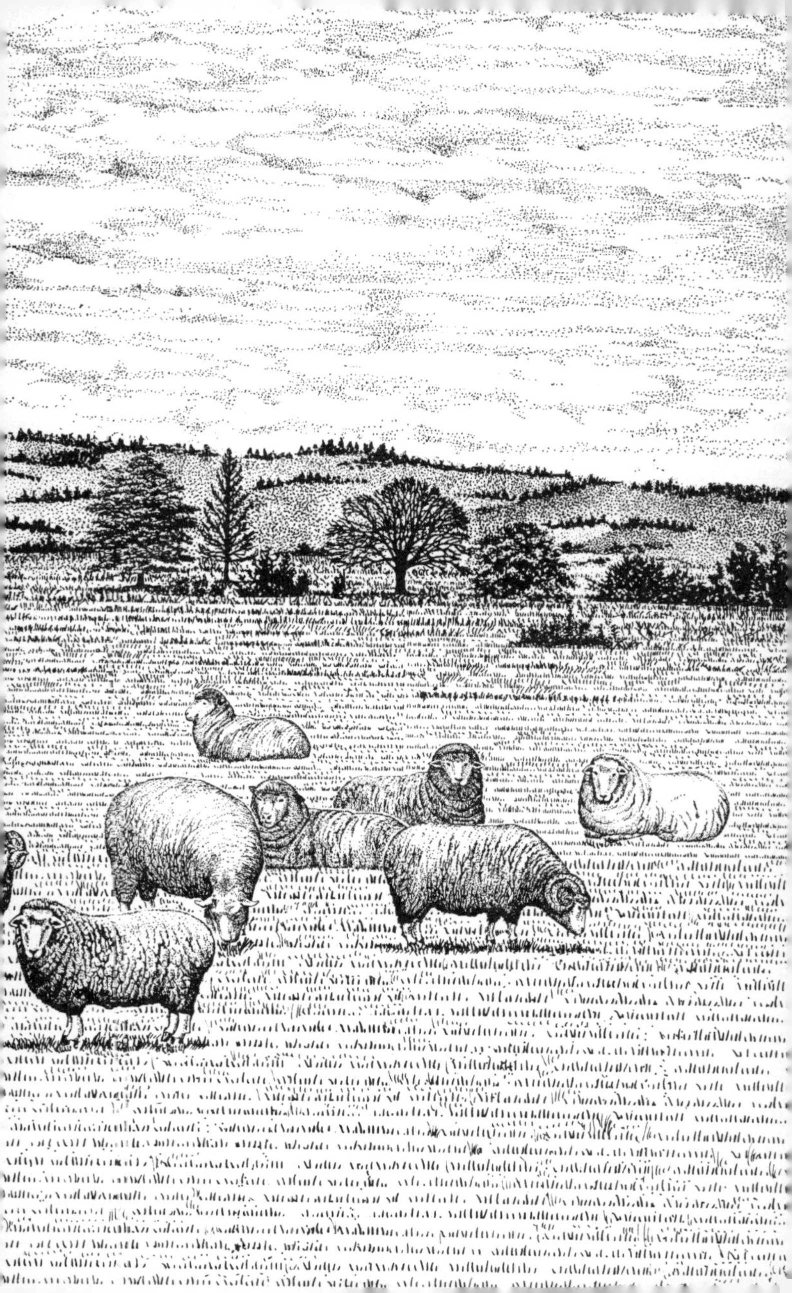

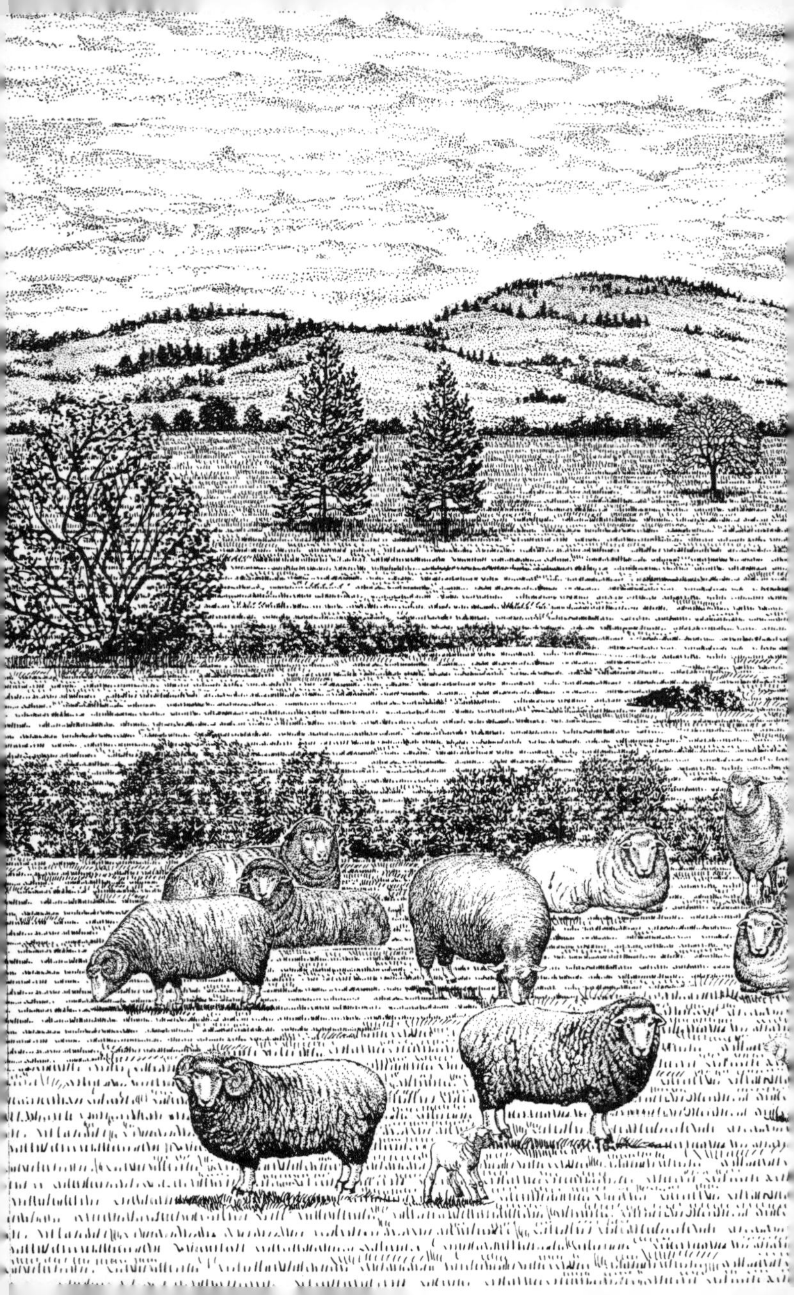

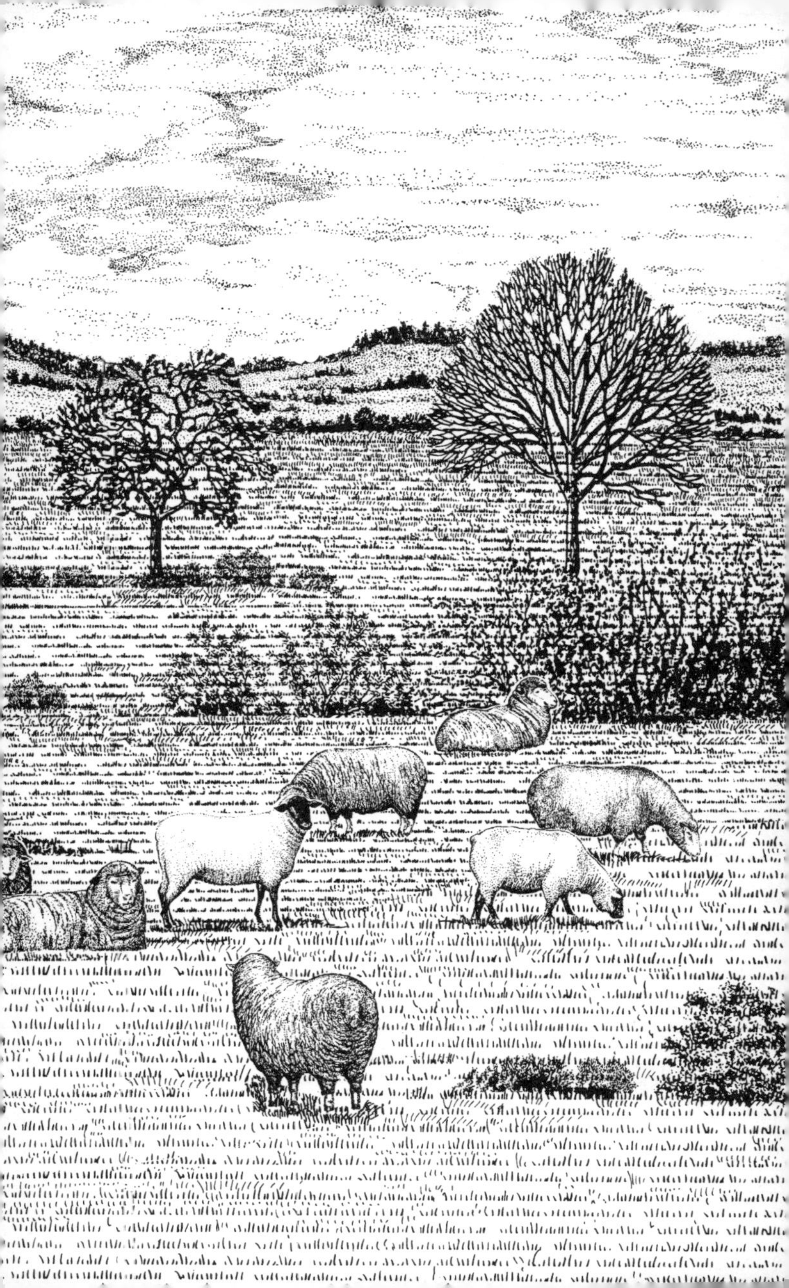

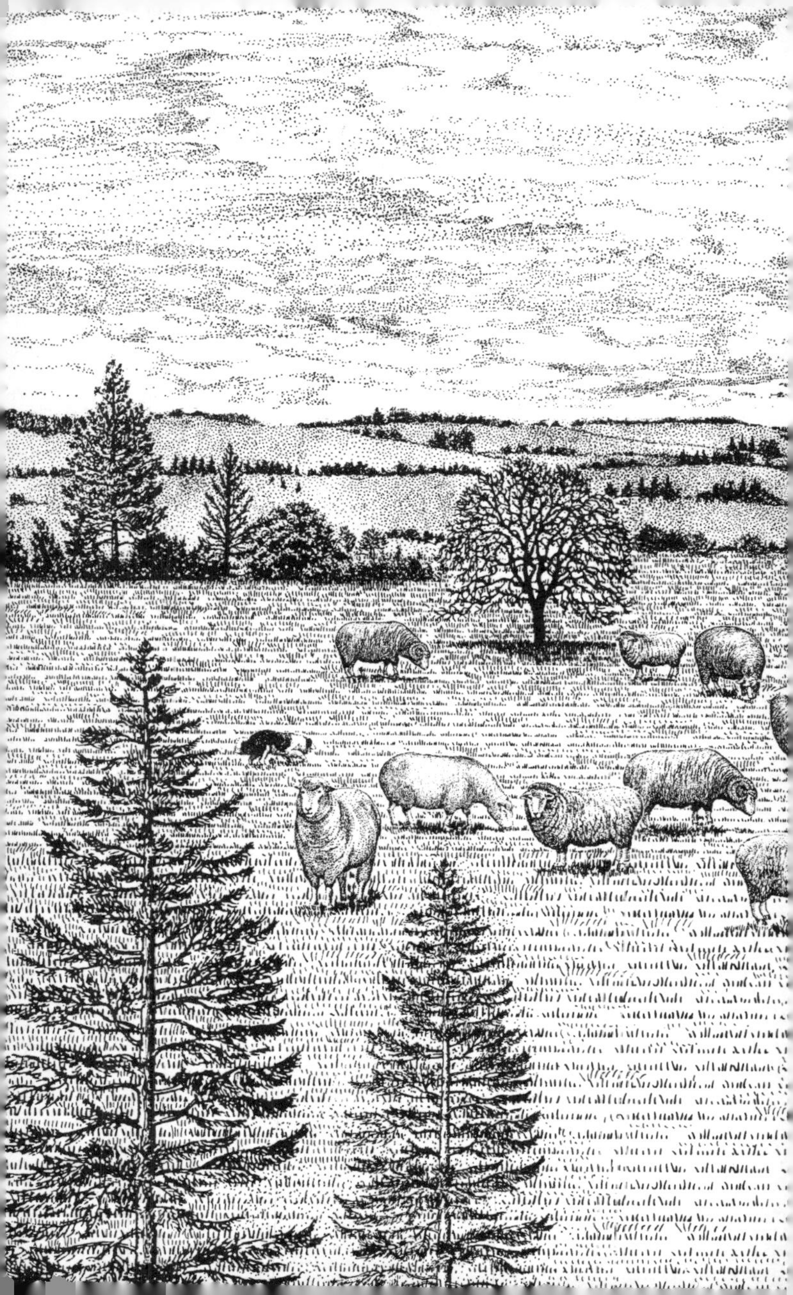

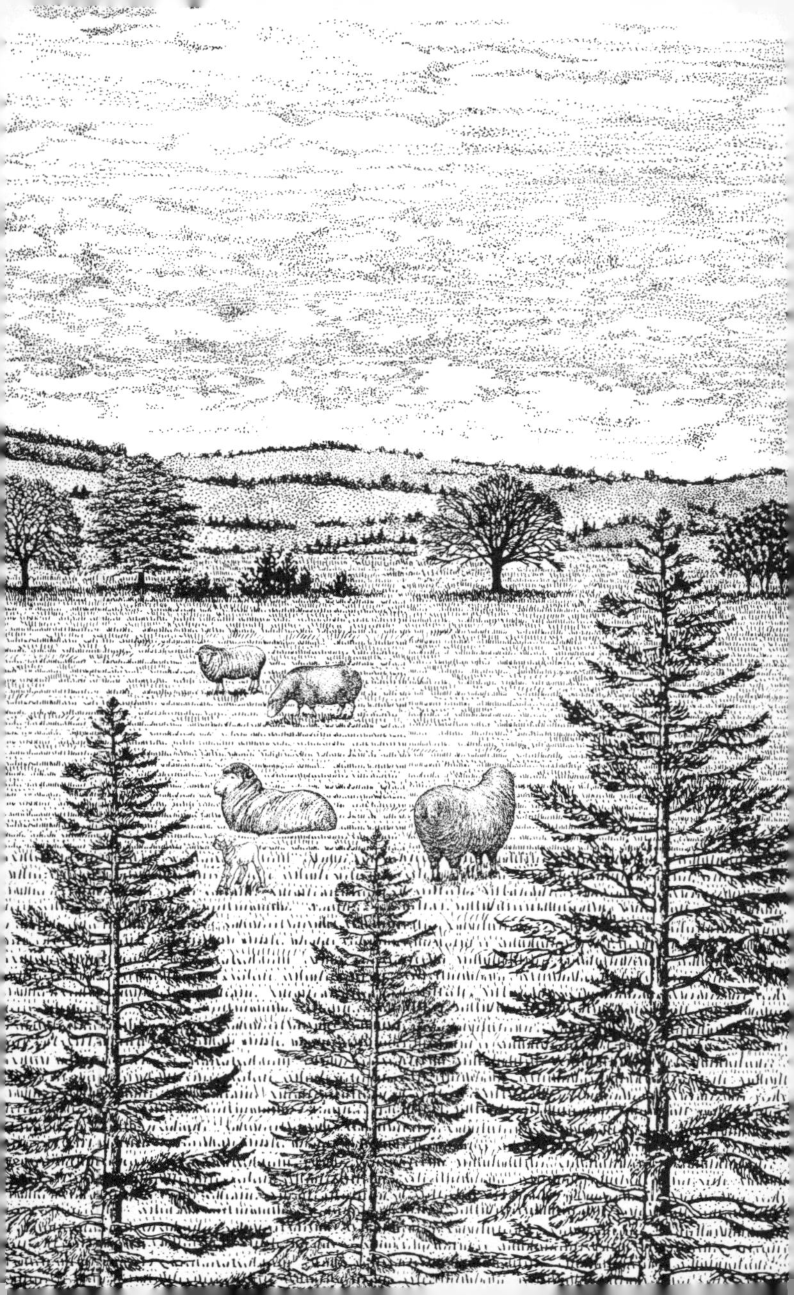

Wie viele Schafe haben Sie bislang gezählt?

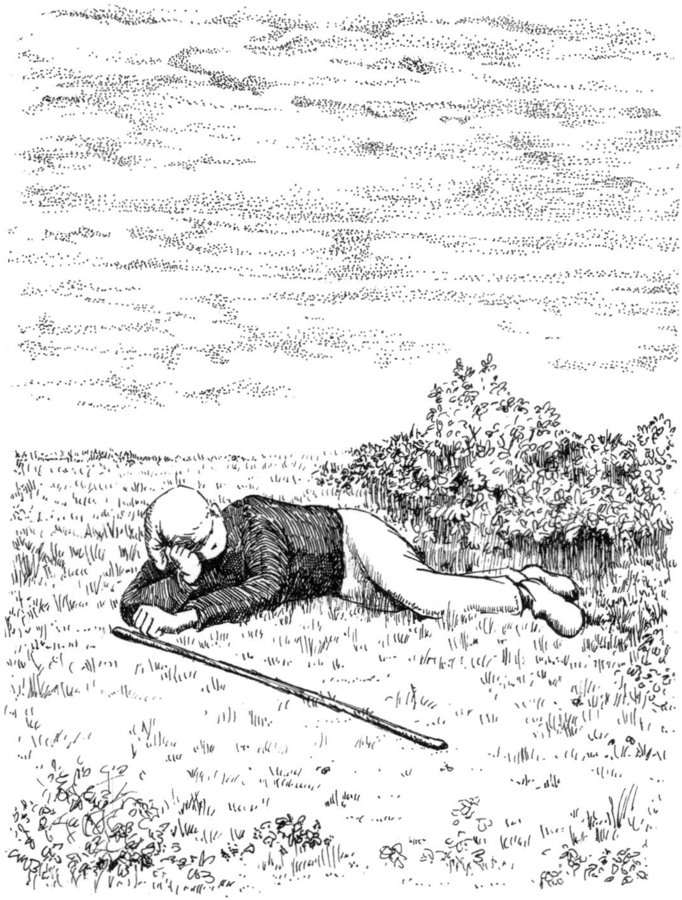

Oliver ist eingeschlafen. Sie noch nicht?
Dann zählen Sie bitte weiter.

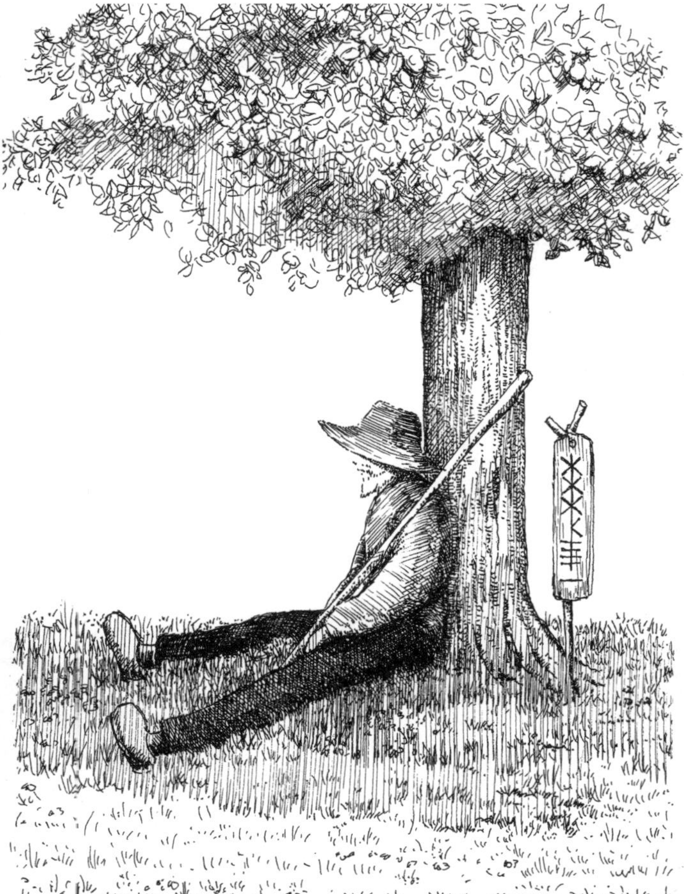

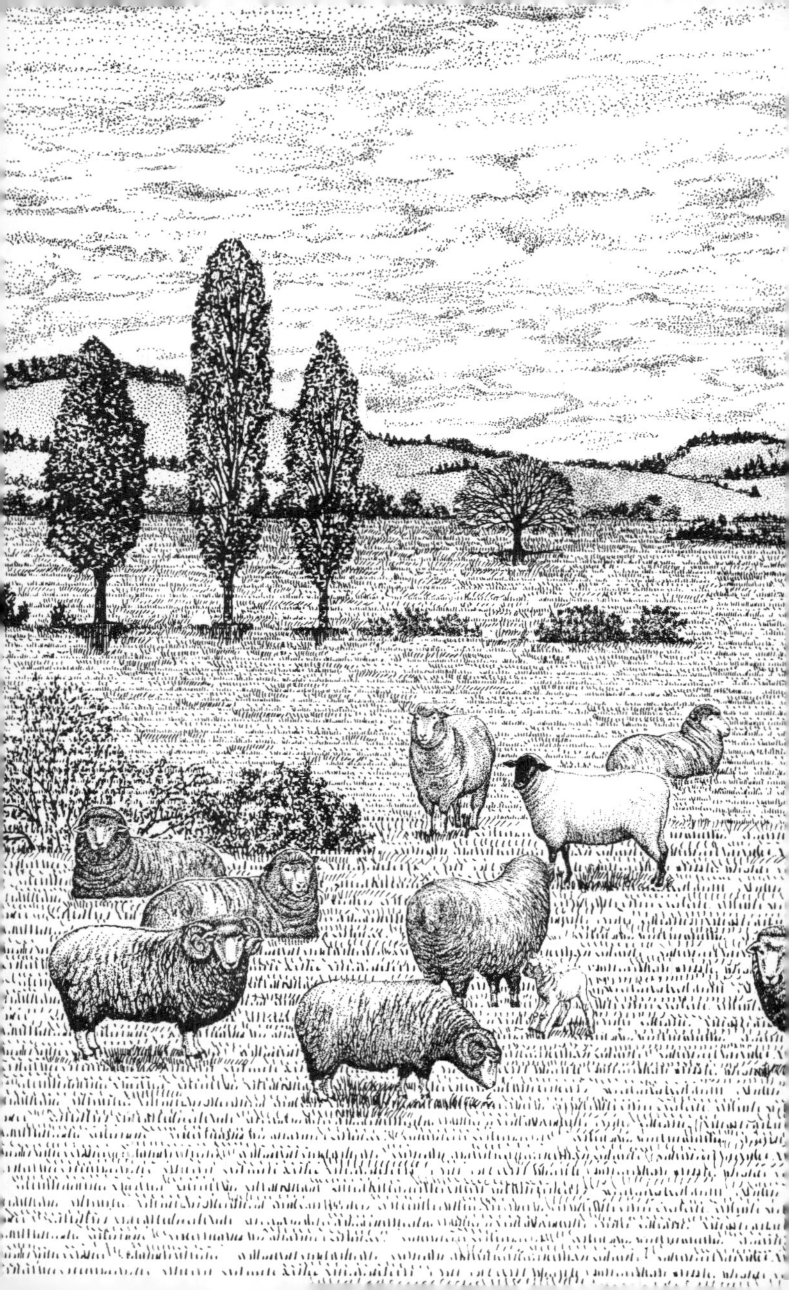

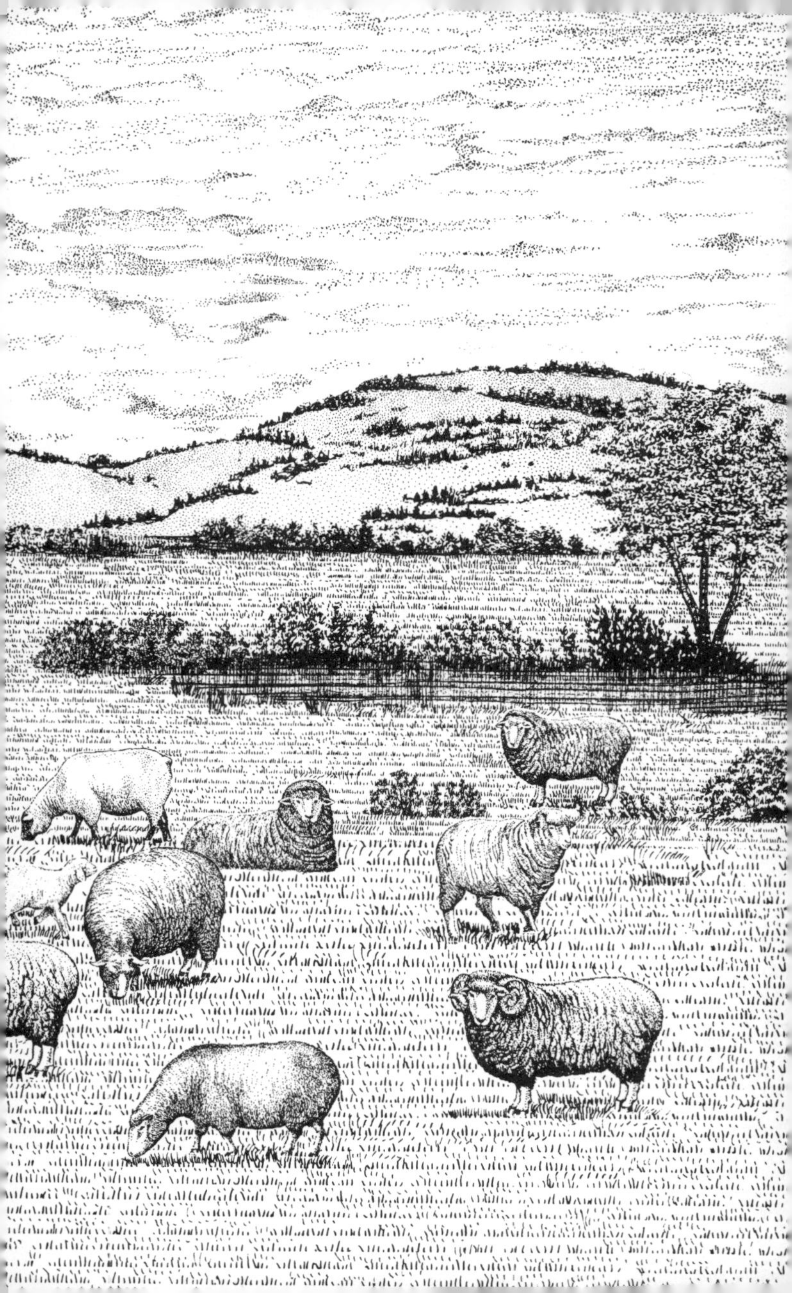

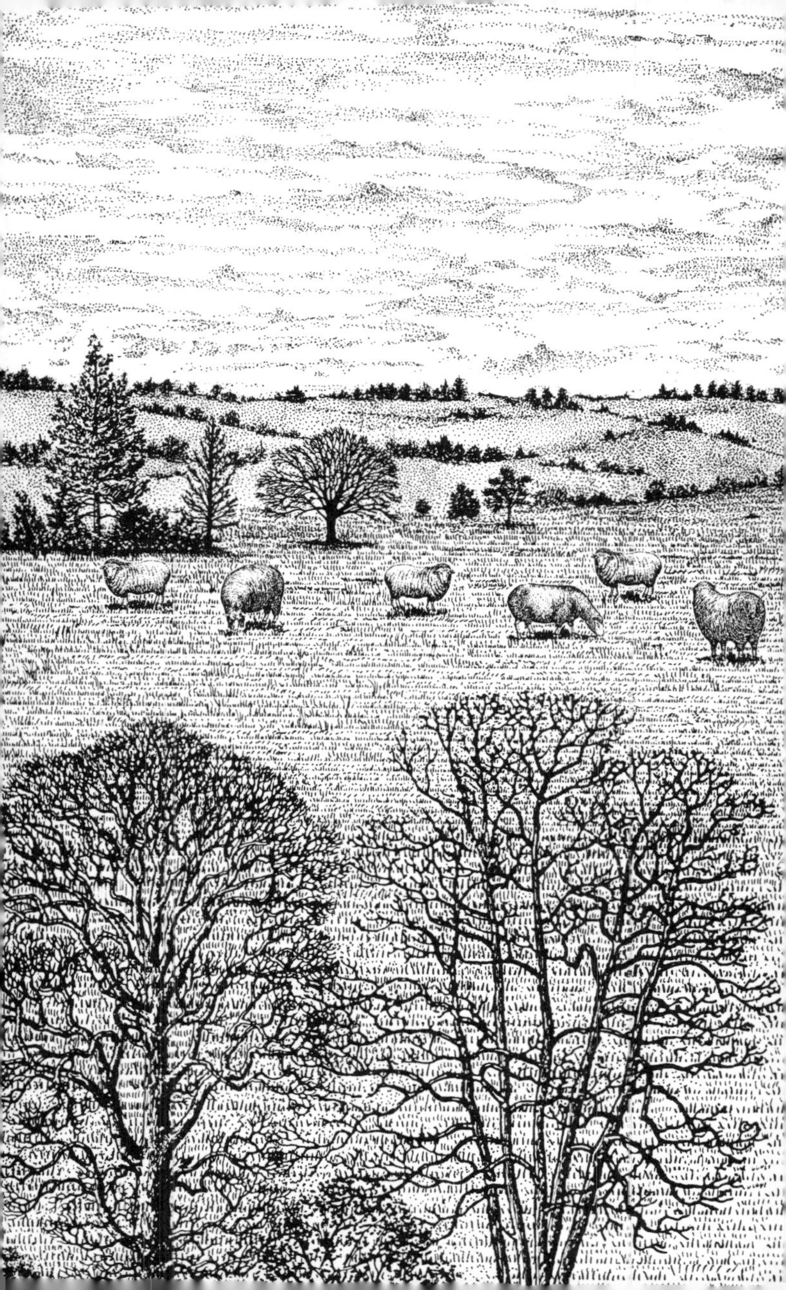

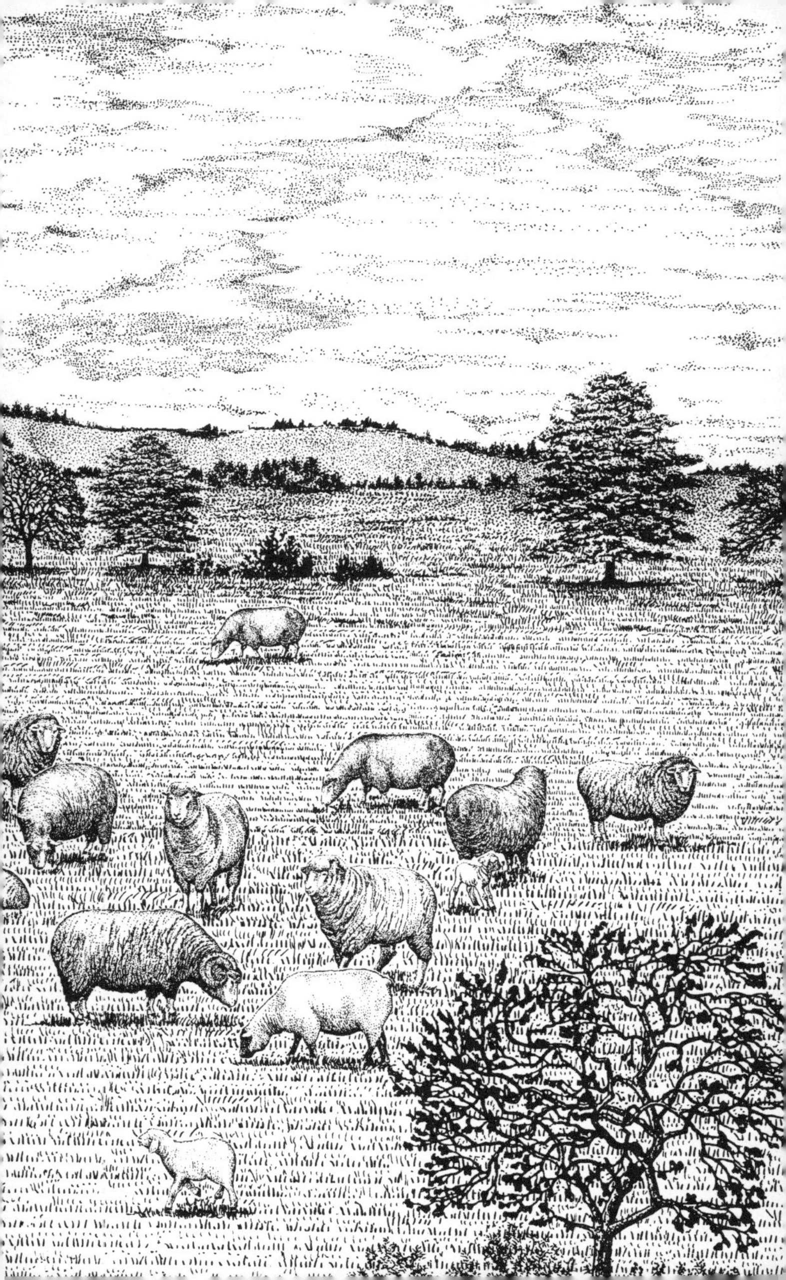

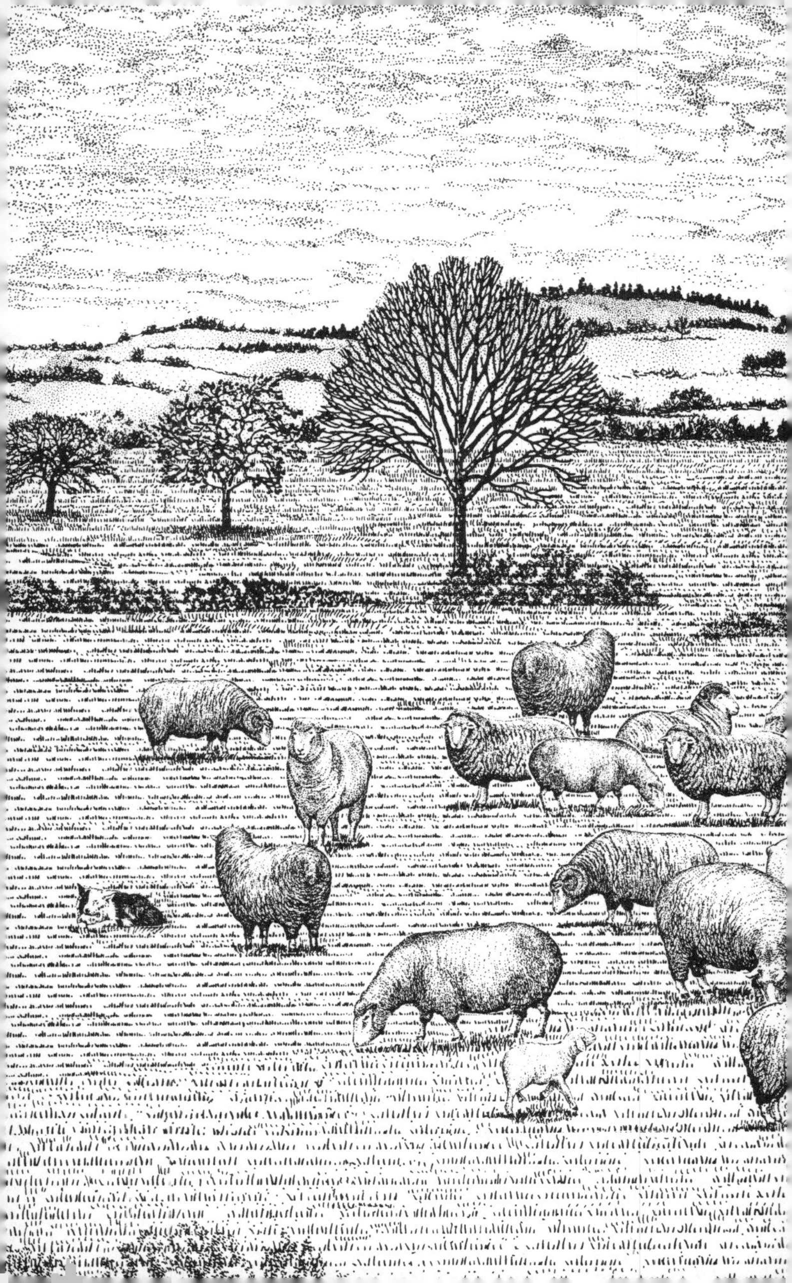

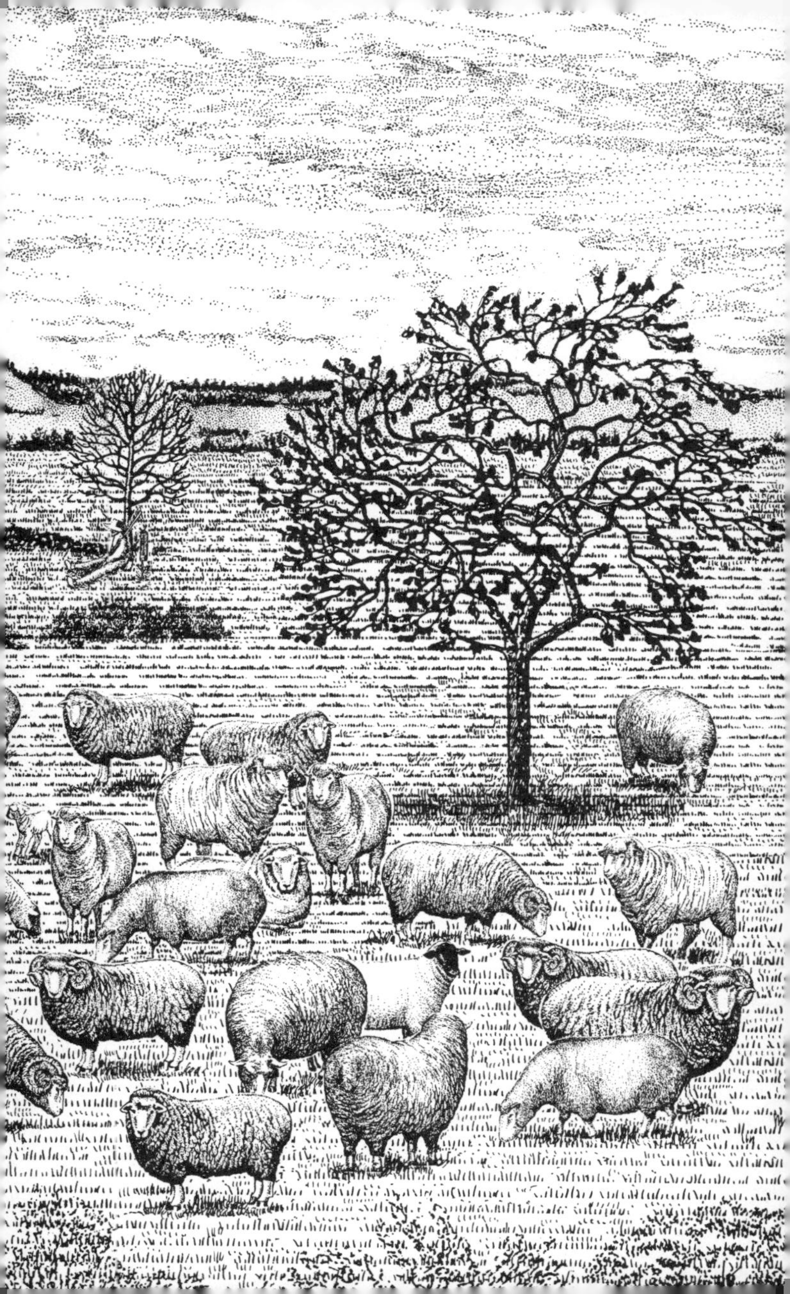

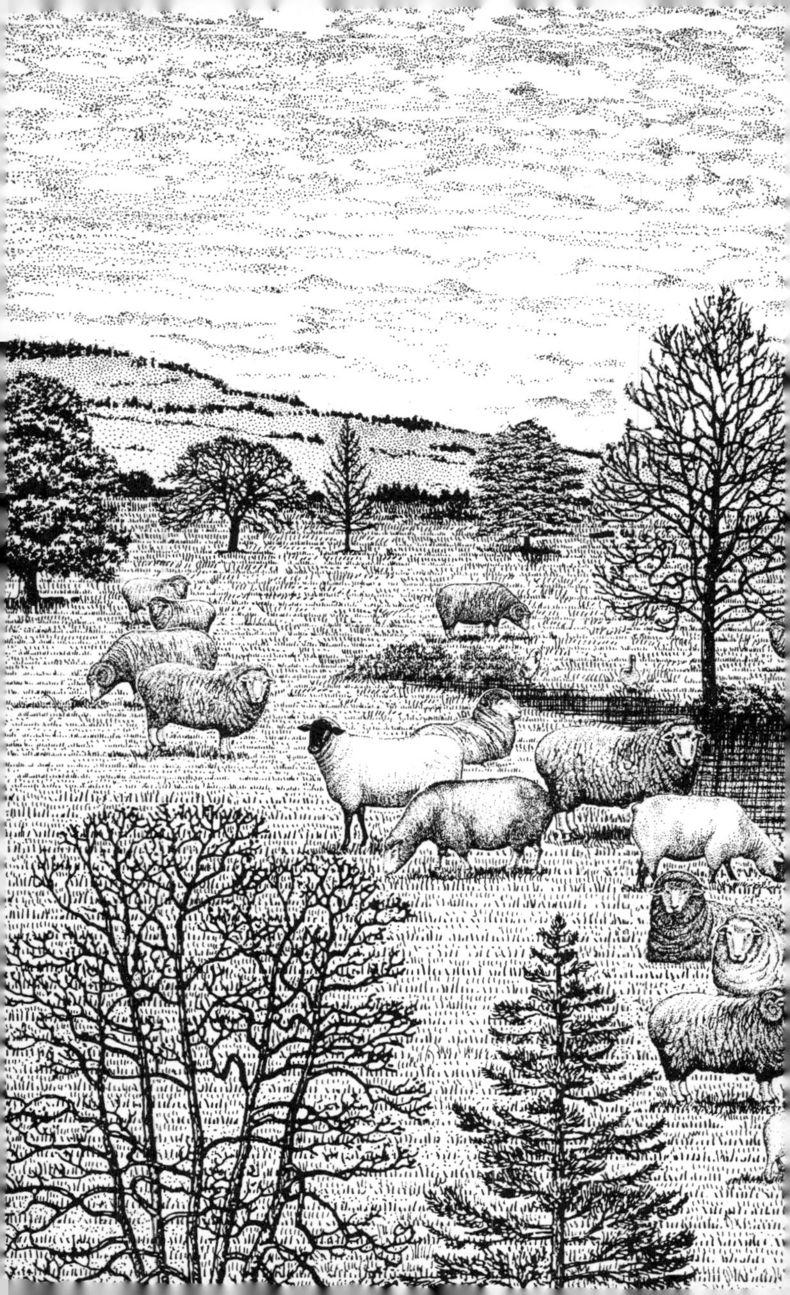

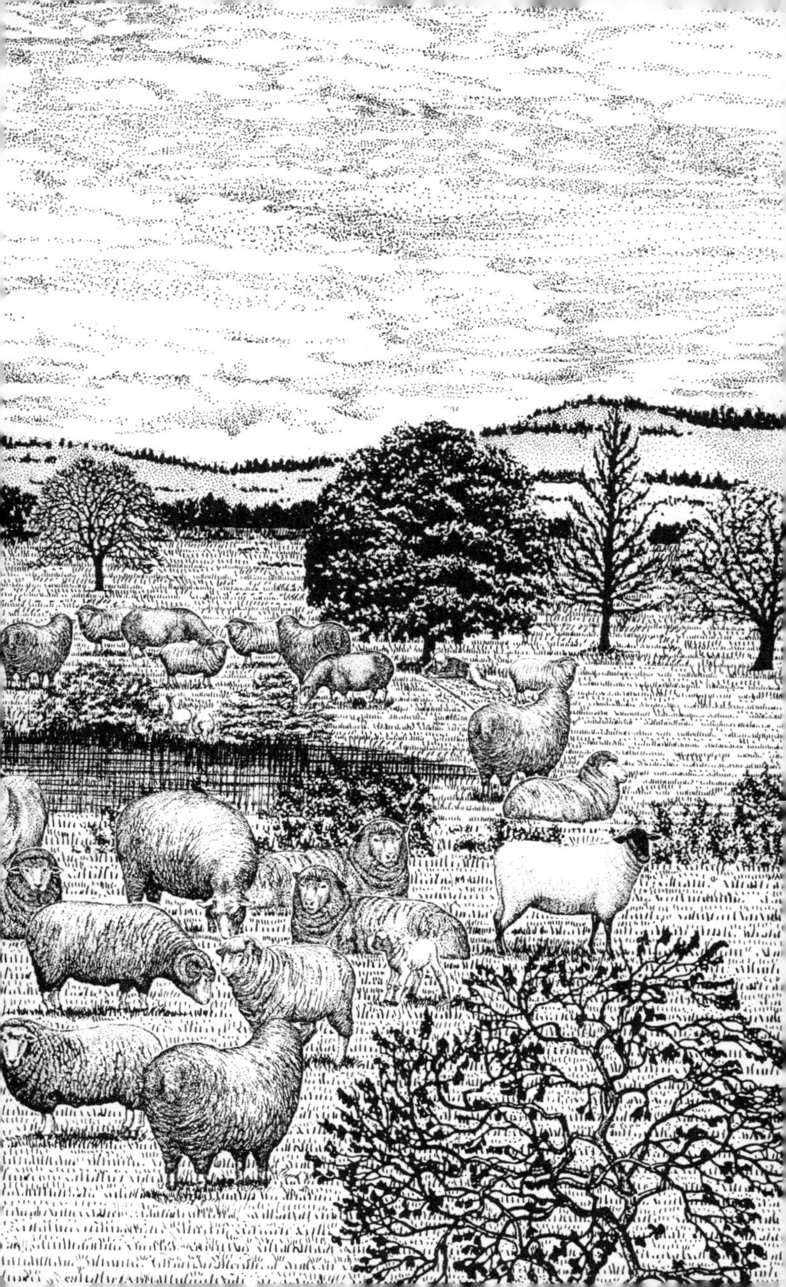

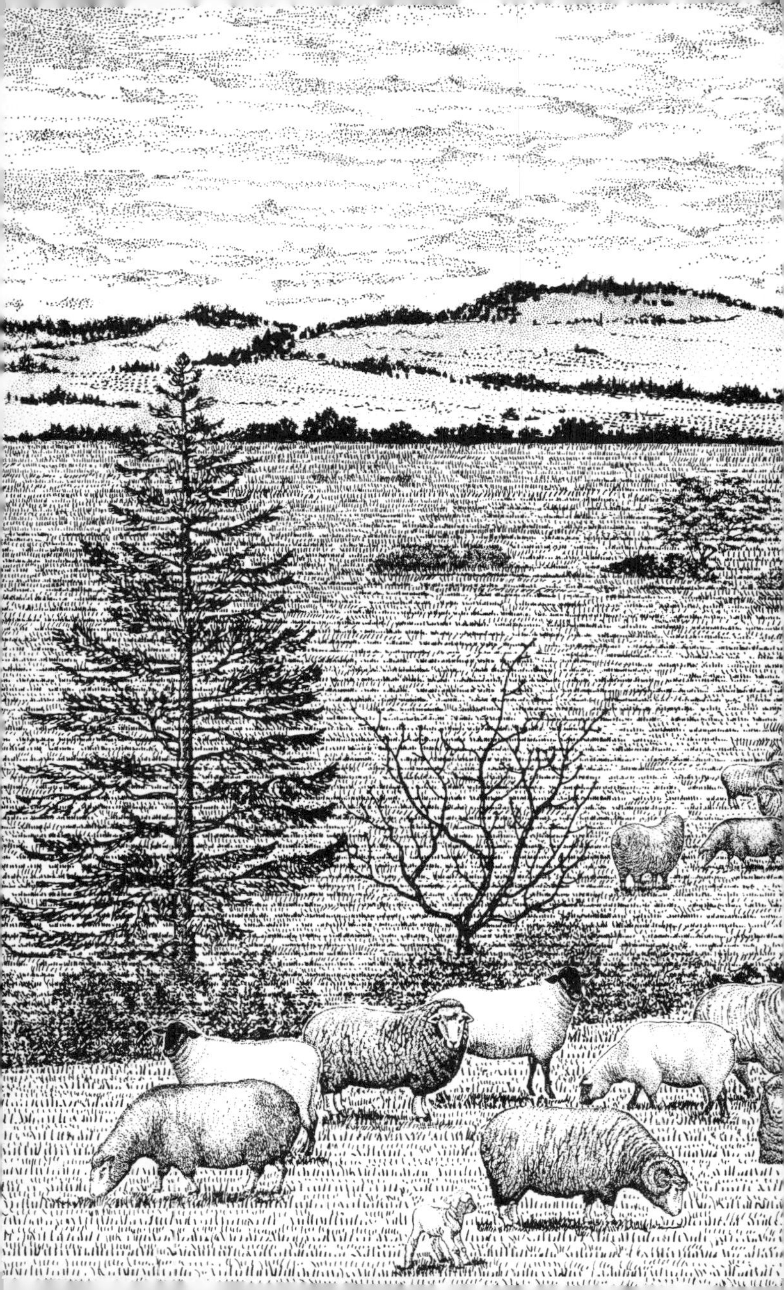

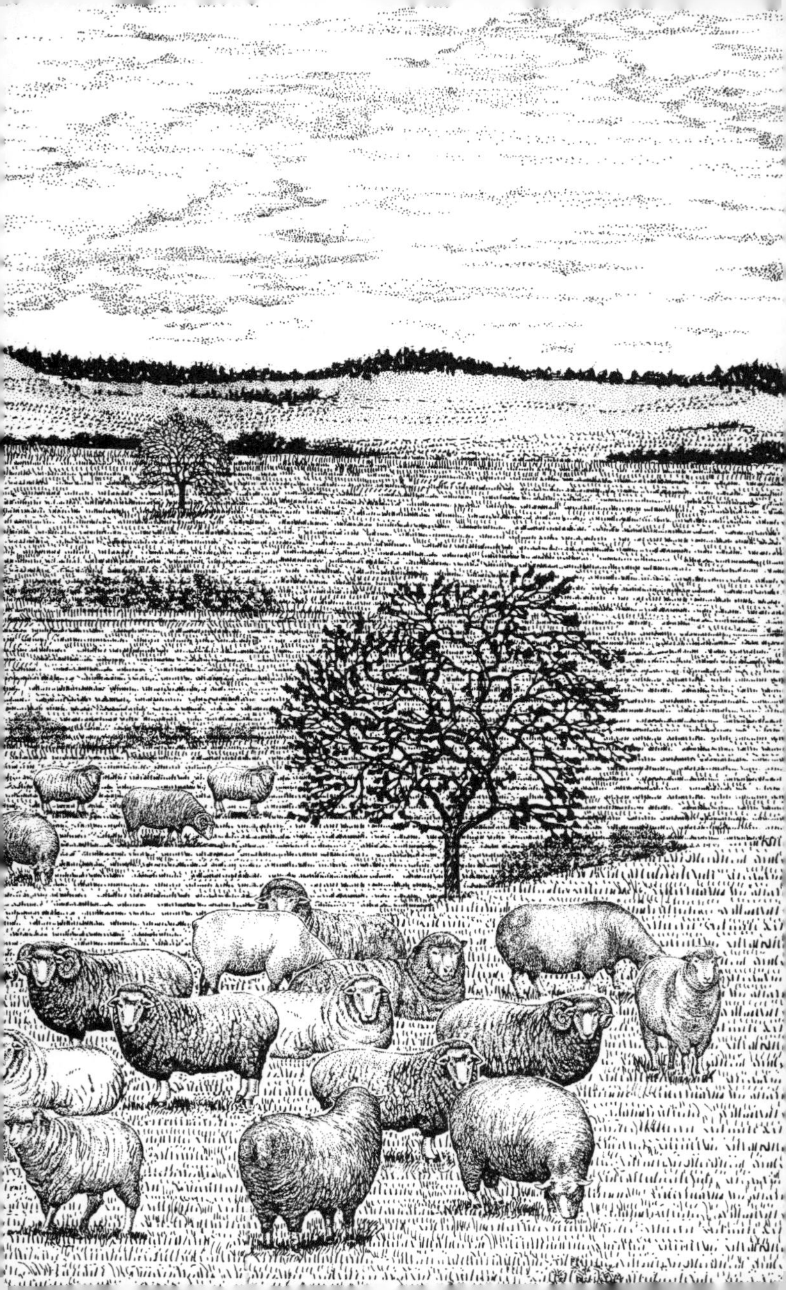

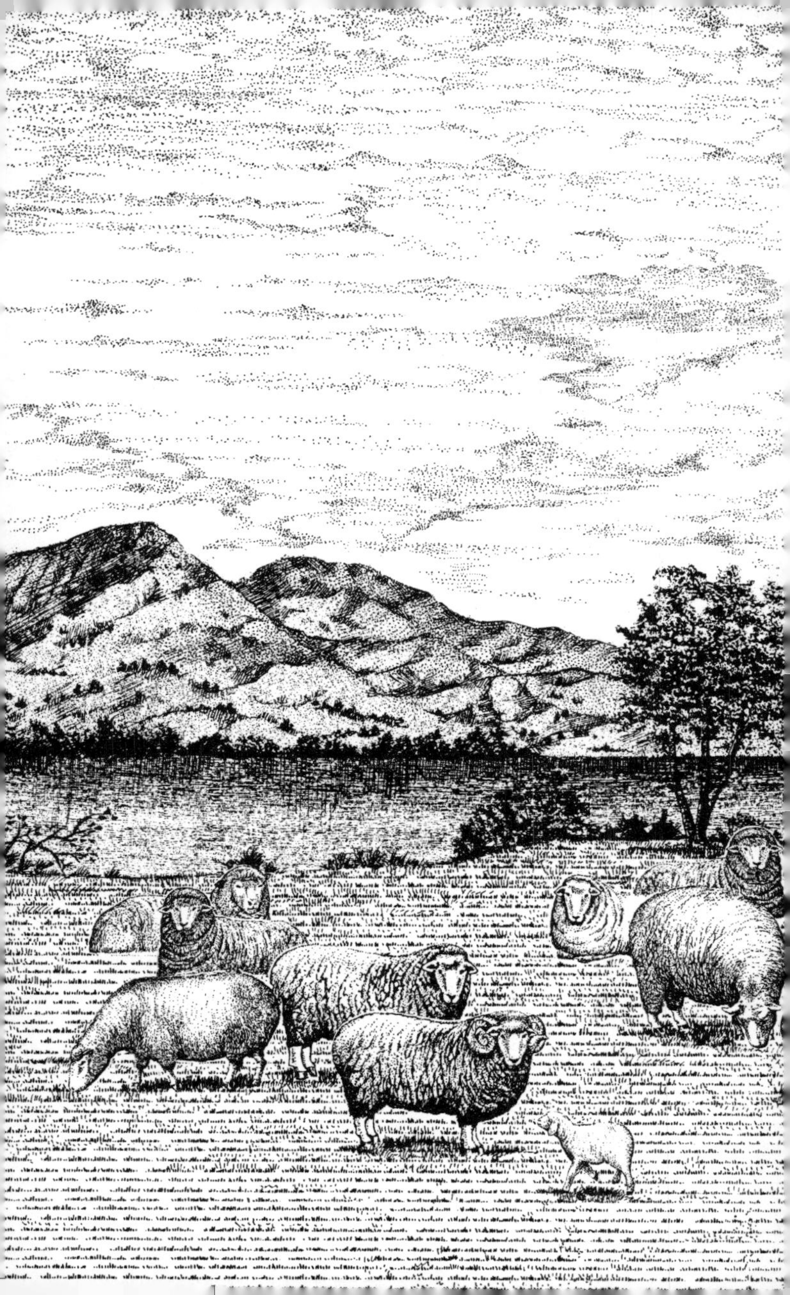

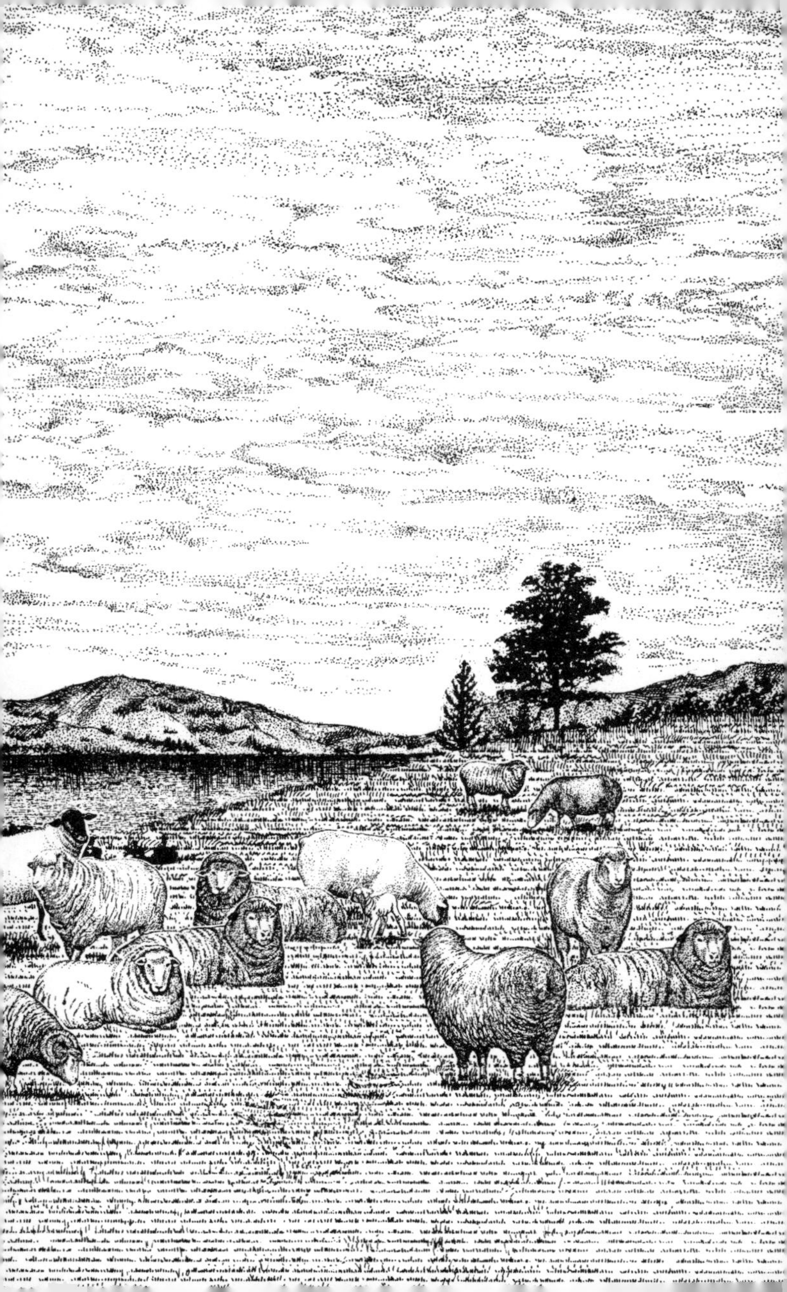

FRAGEN
— 1 —

Sieht ganz so aus, als wären Sie noch nicht eingeschlafen. Nun denn ...

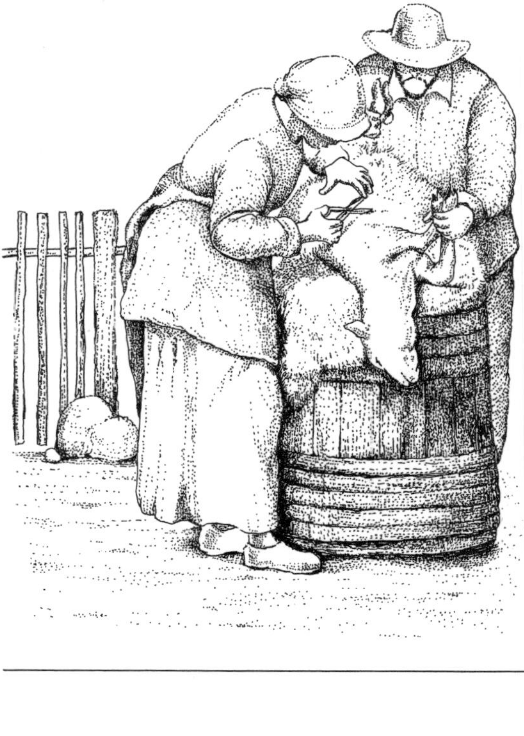

FRAGE 1: Wie viele Schafe gibt es auf der Weide West?

FRAGE 2: Welche Zählmethoden haben Oliver und Frank benutzt?

Wenn Sie wissen wollen, ob Ihre Zahl richtig ist, können Sie jetzt das Blatt WEIDE WEST ganz hinten in diesem Buch aufschneiden. Oder das Buch zur Seite legen und schlafen. Oder weiterblättern ...

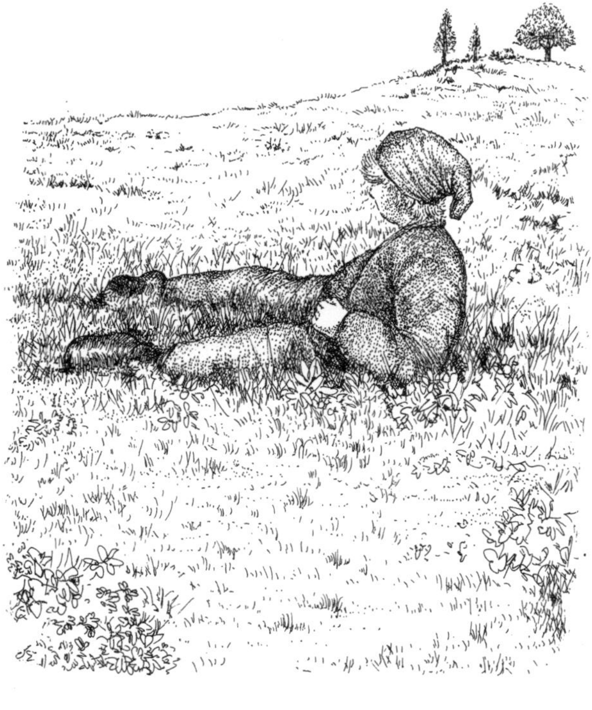

Mittag: Essenszeit

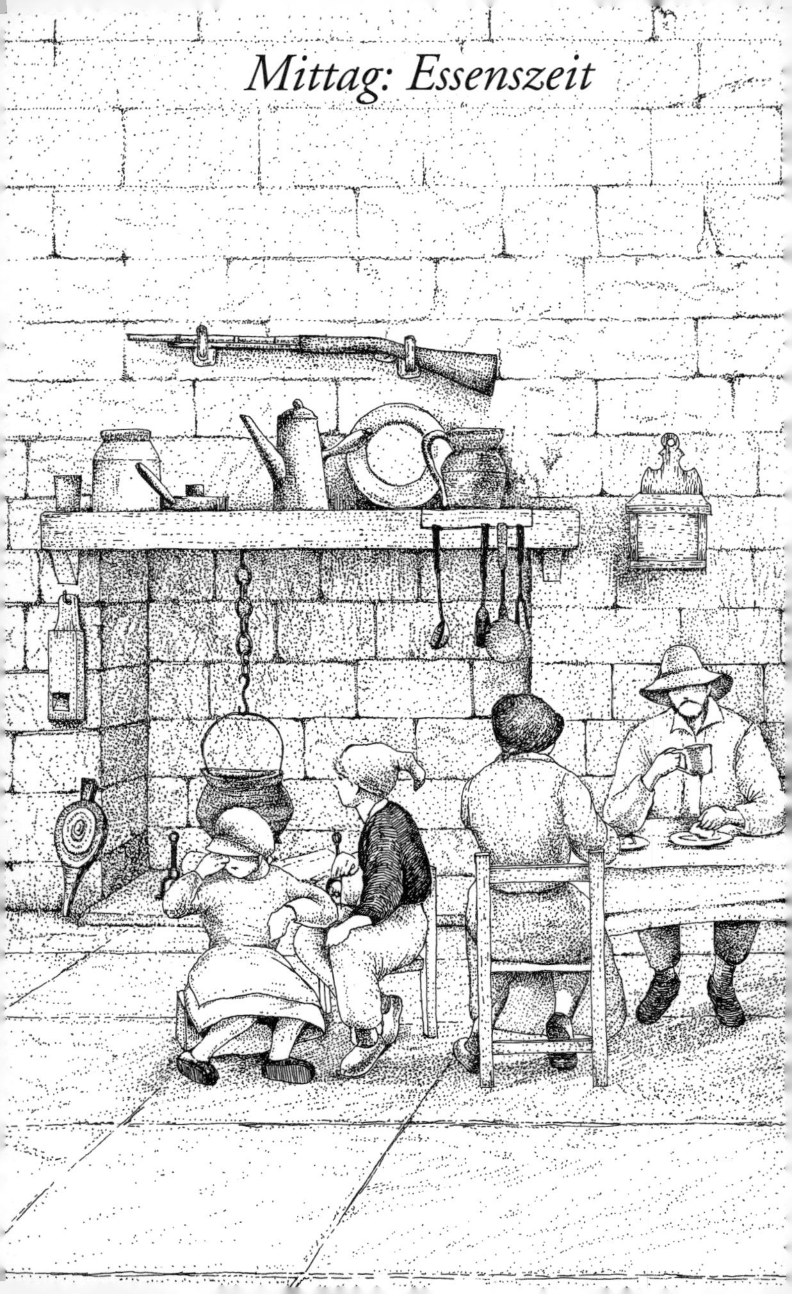

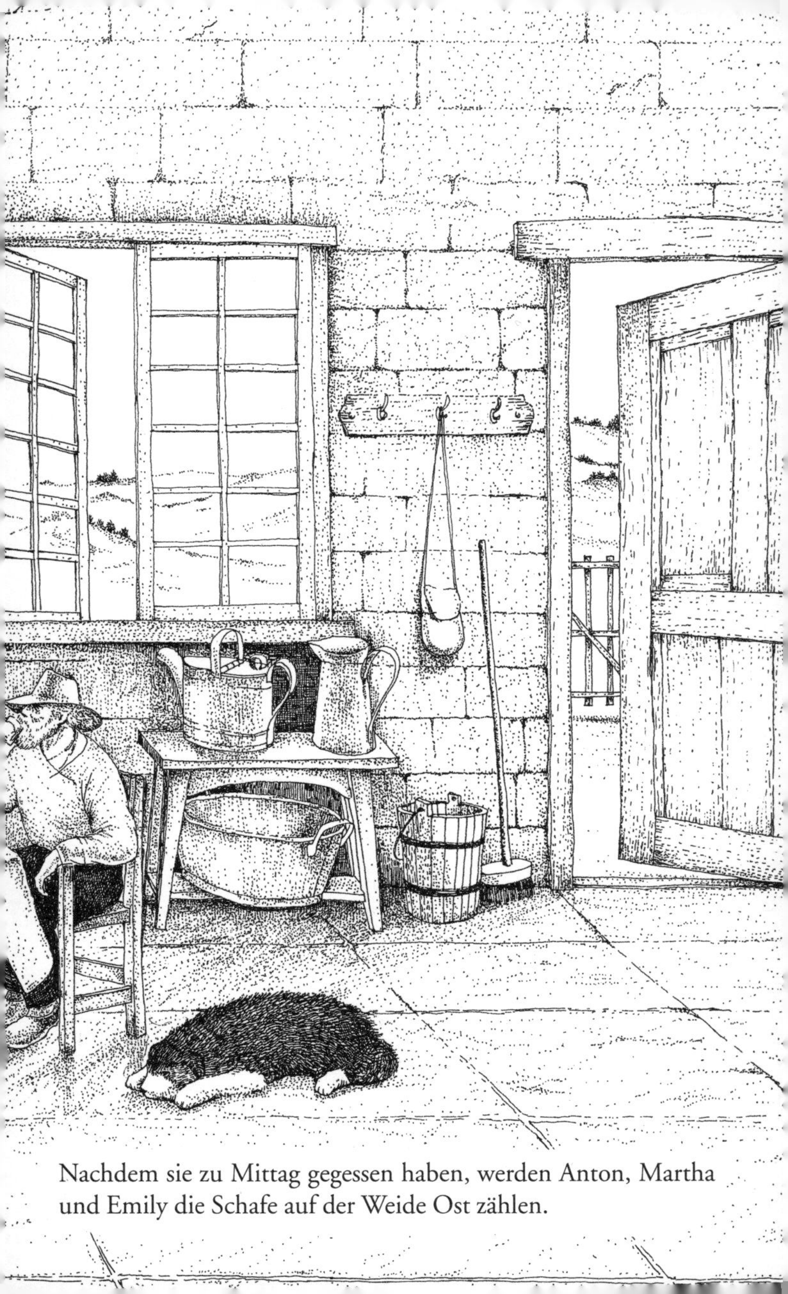

Nachdem sie zu Mittag gegessen haben, werden Anton, Martha und Emily die Schafe auf der Weide Ost zählen.

Zählen Sie die Schafe der Weide Ost.

Anton zählt die Schafe, indem er sich Kurzzahlen merkt und in den Boden ritzt. Martha zählt die Schafe, indem sie Knoten in drei verschieden lange Schnüre macht. Emily singt einen Abzählreim vor sich hin.

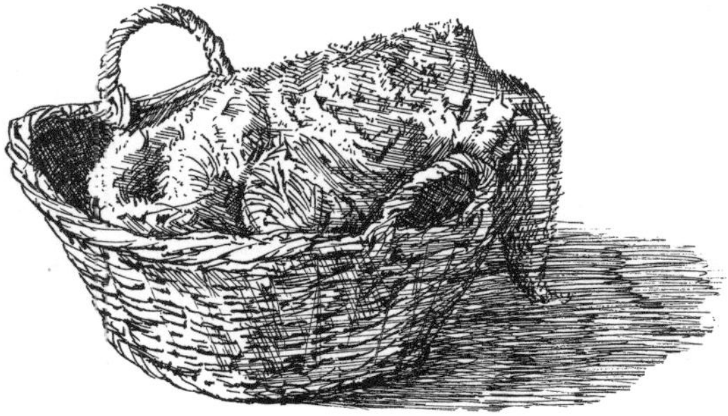

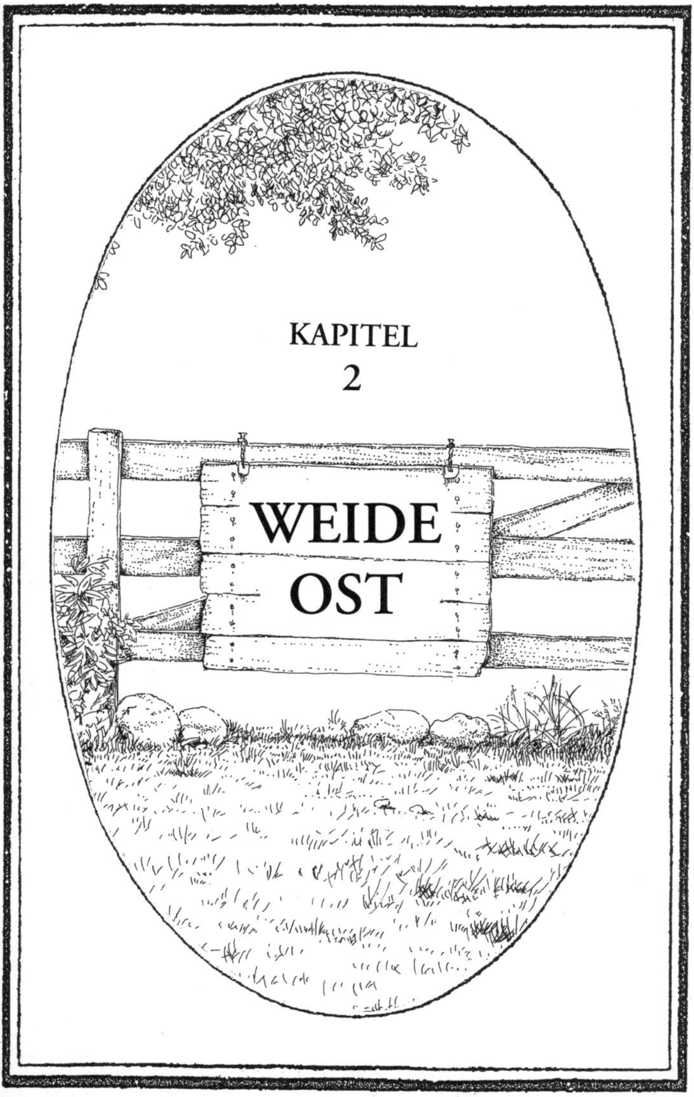
KAPITEL
2
WEIDE
OST

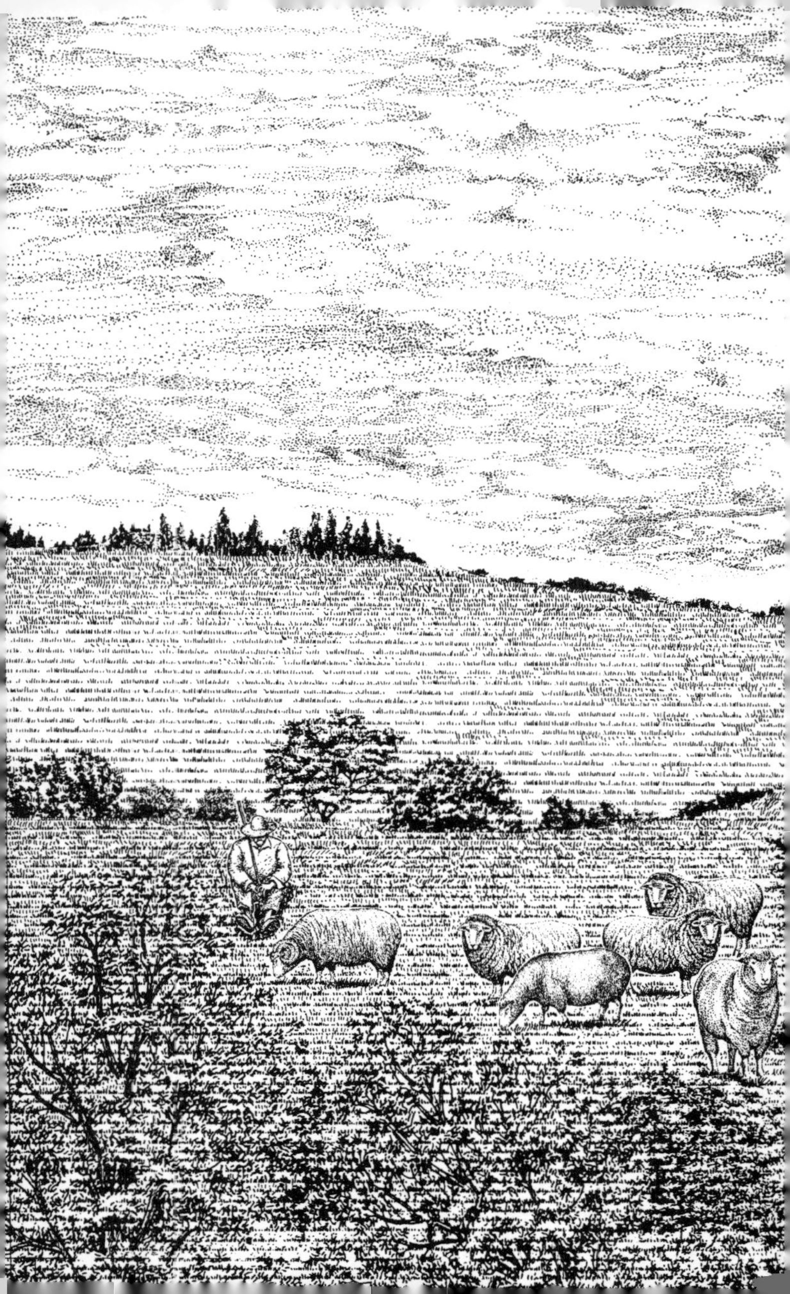

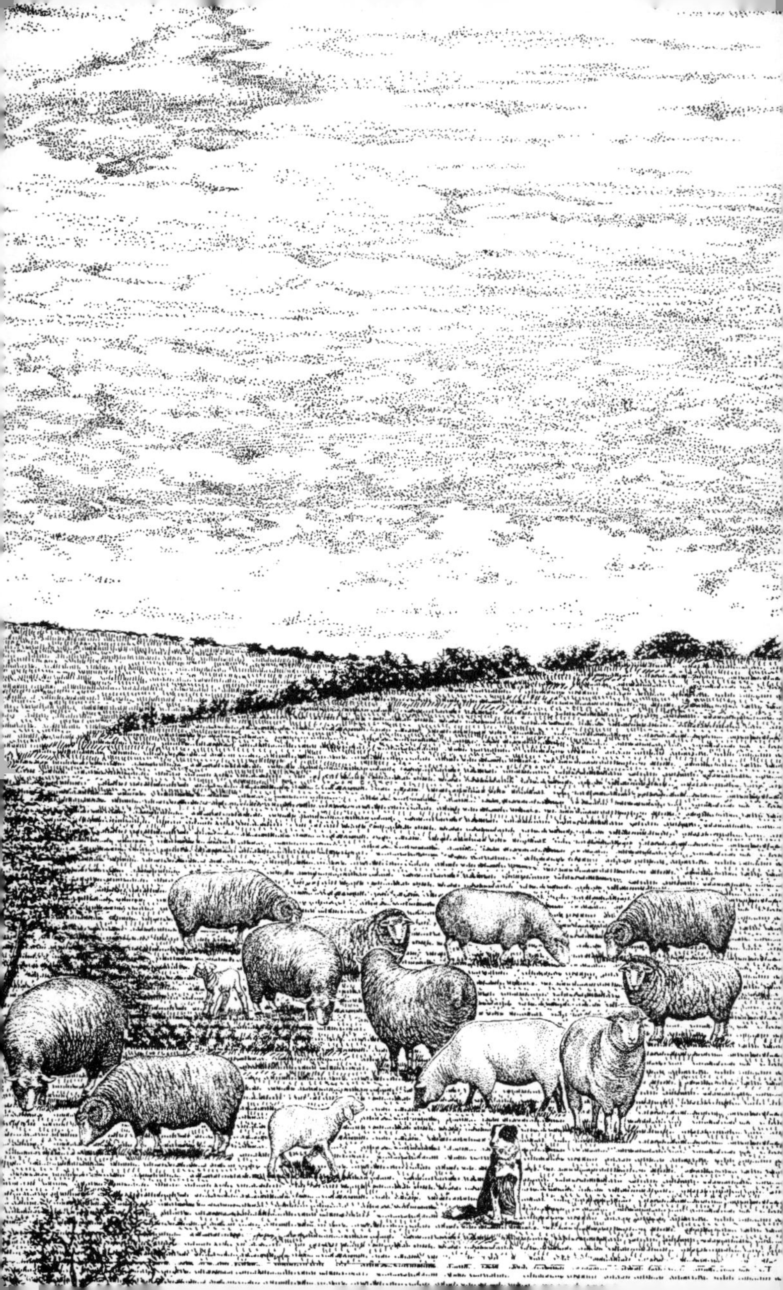

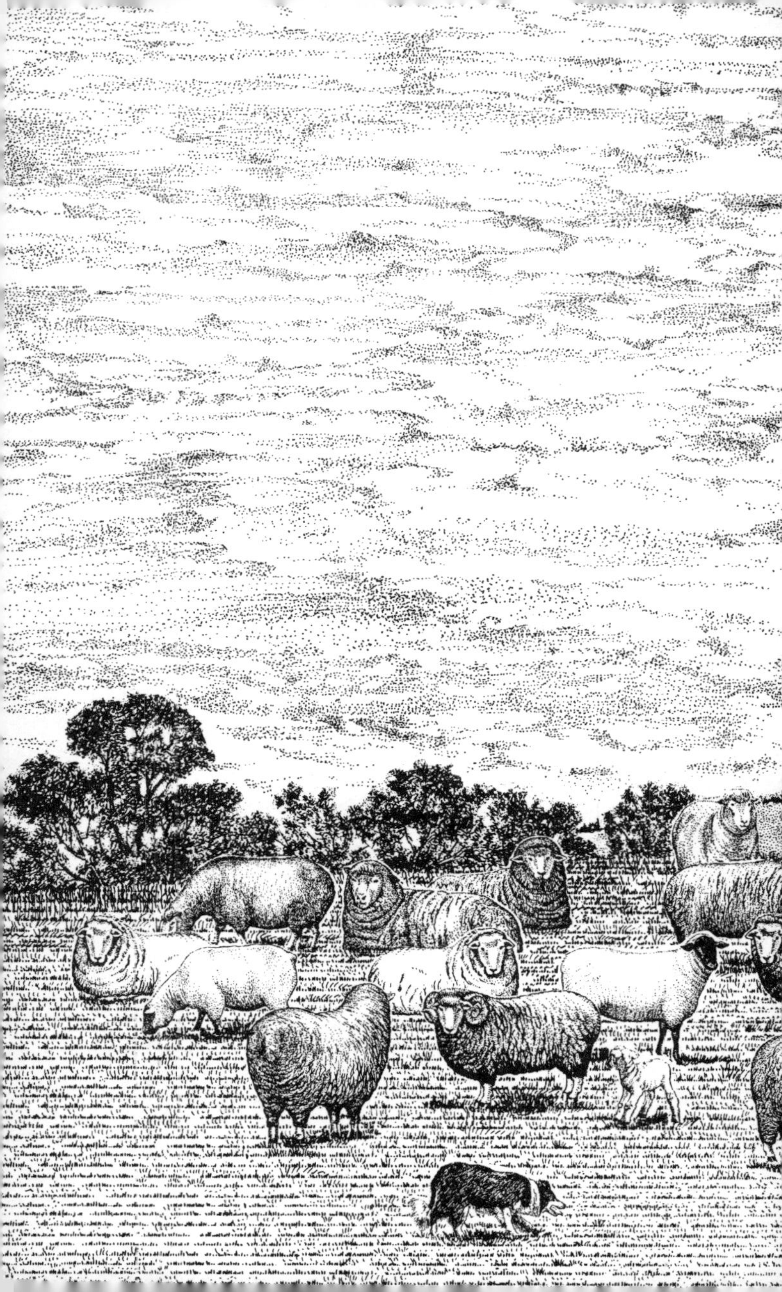

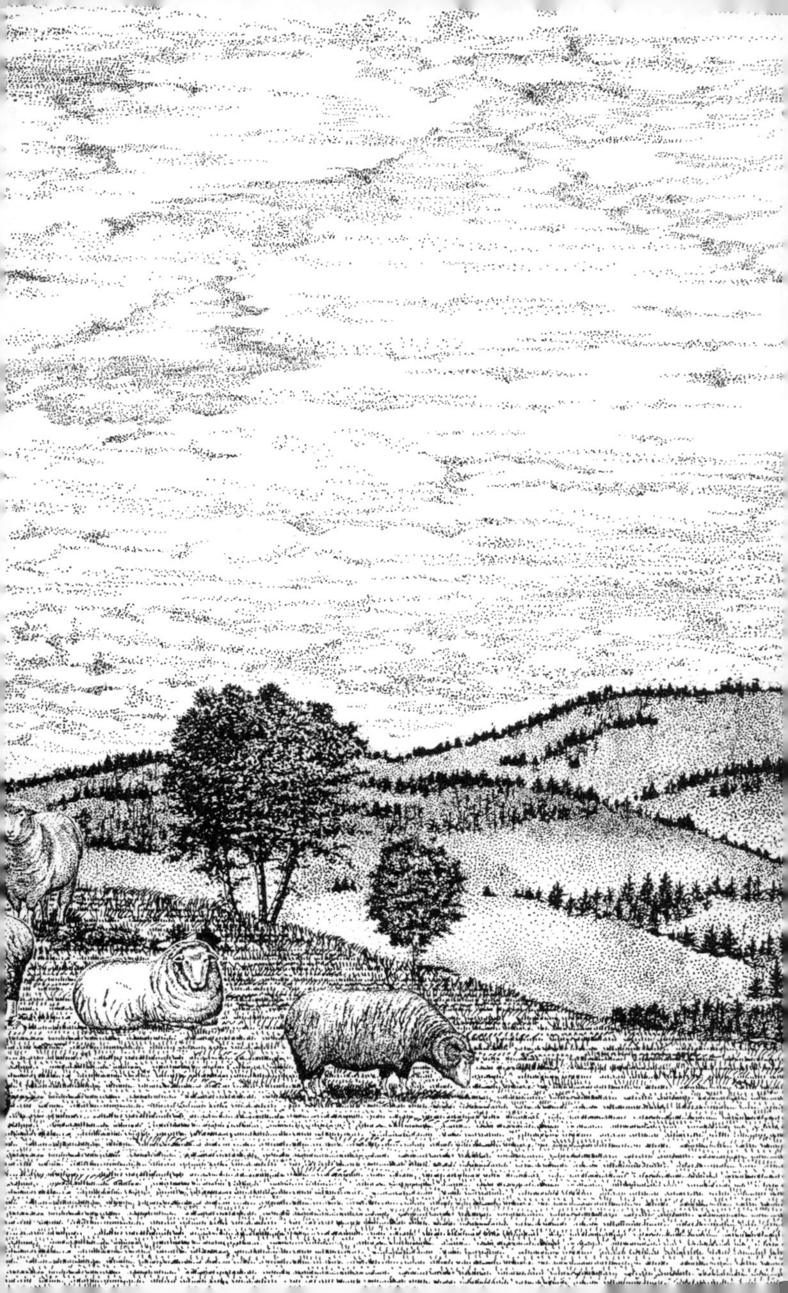

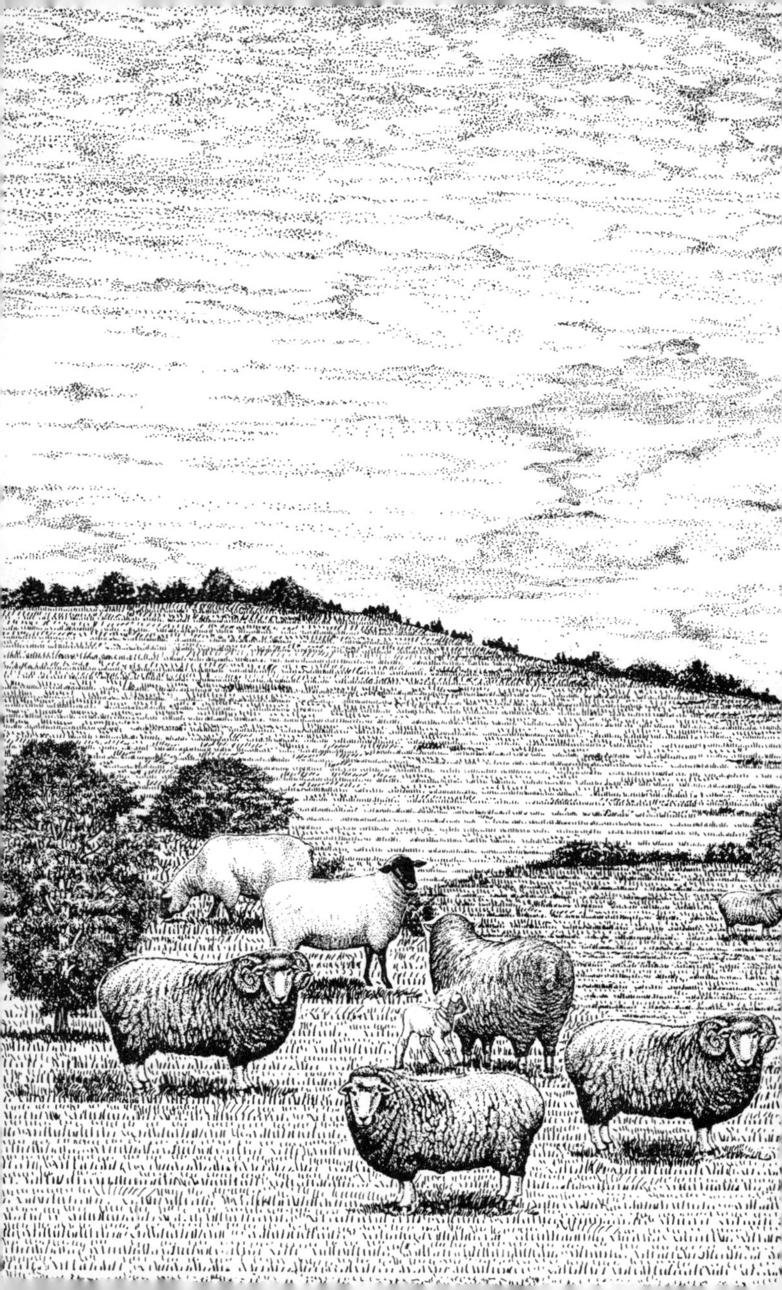

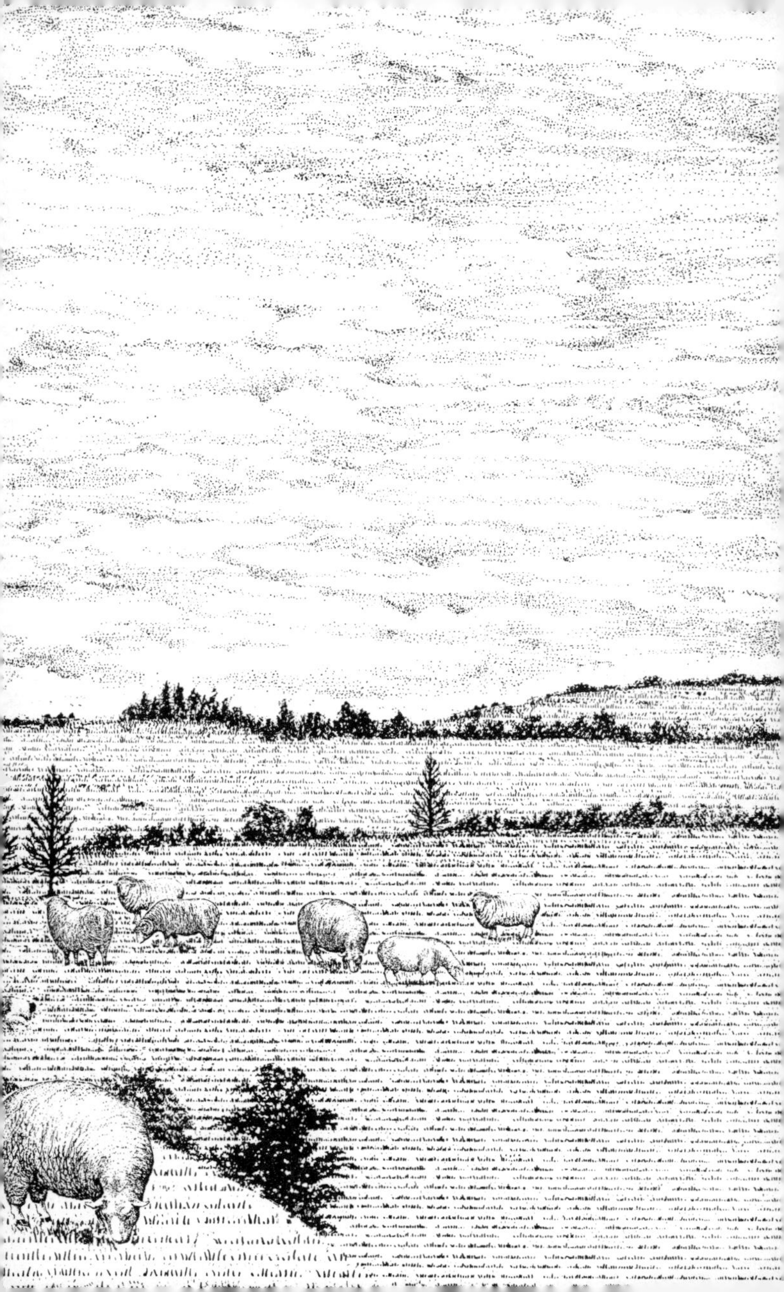

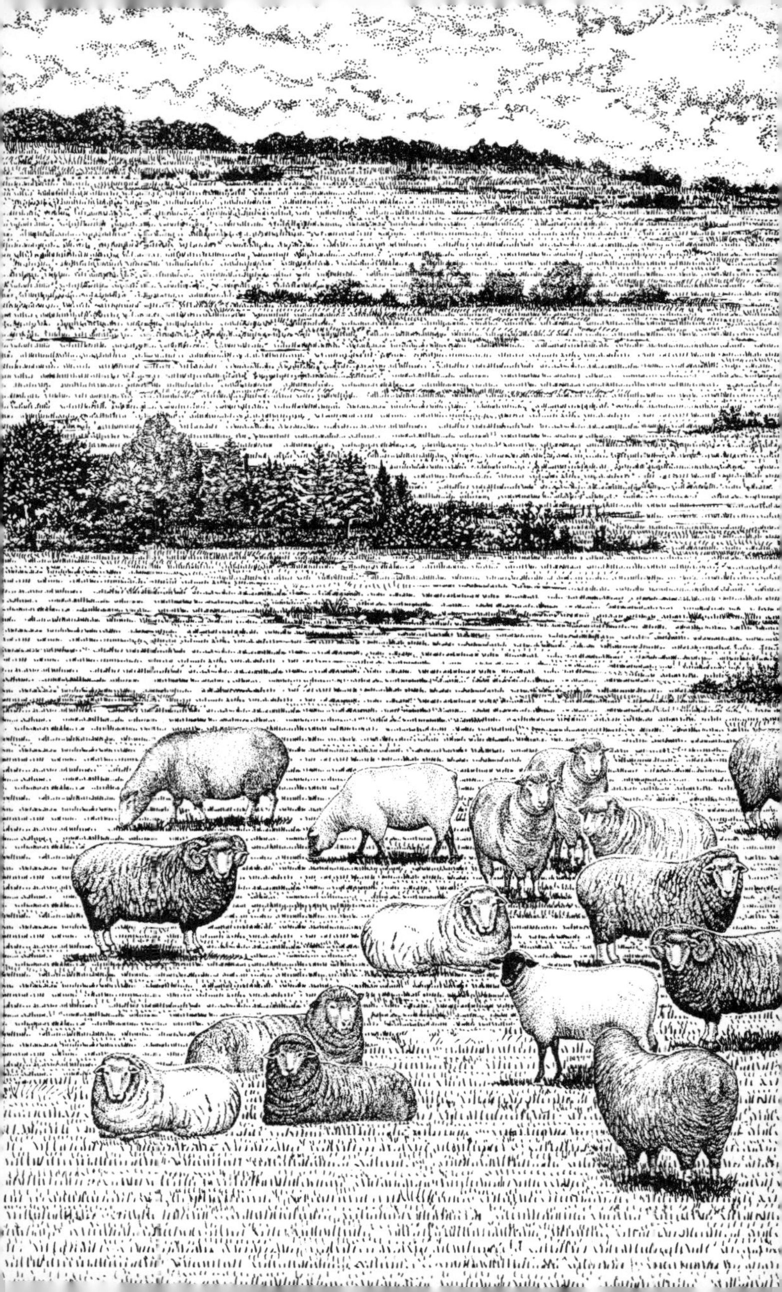

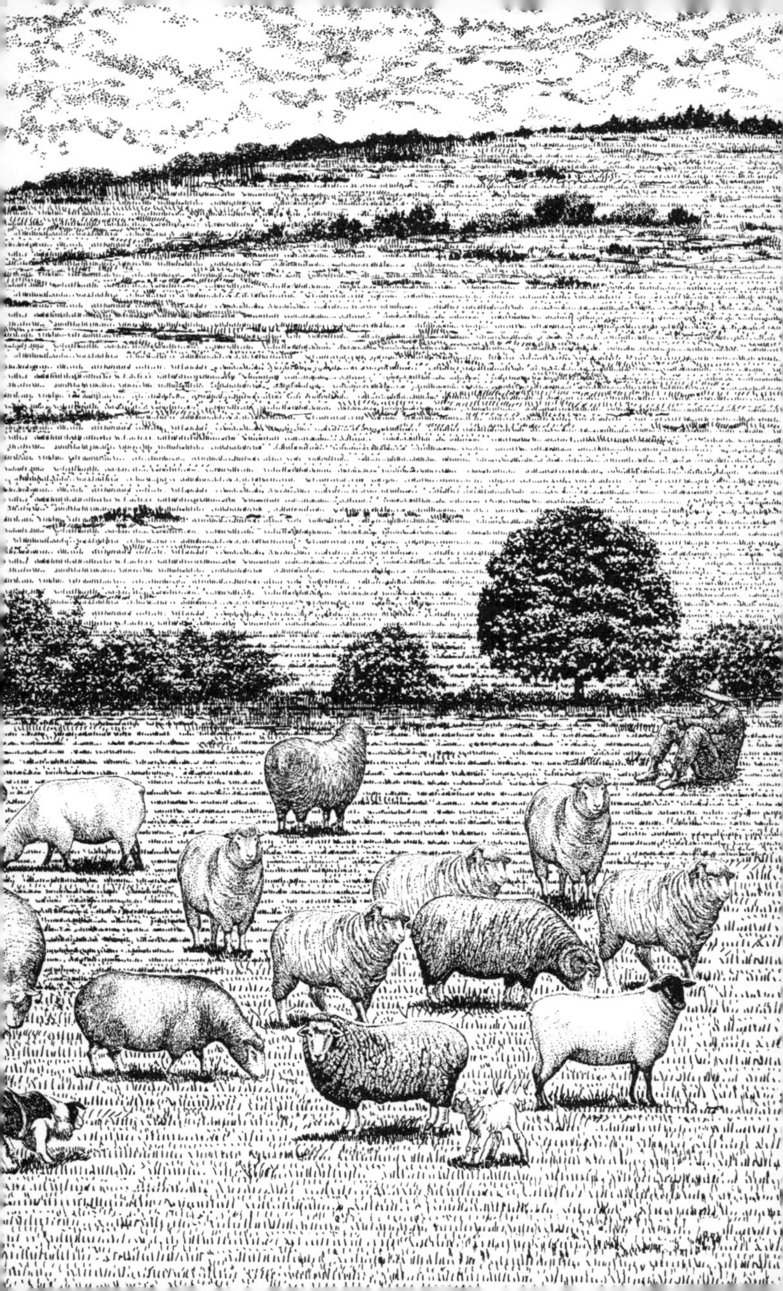

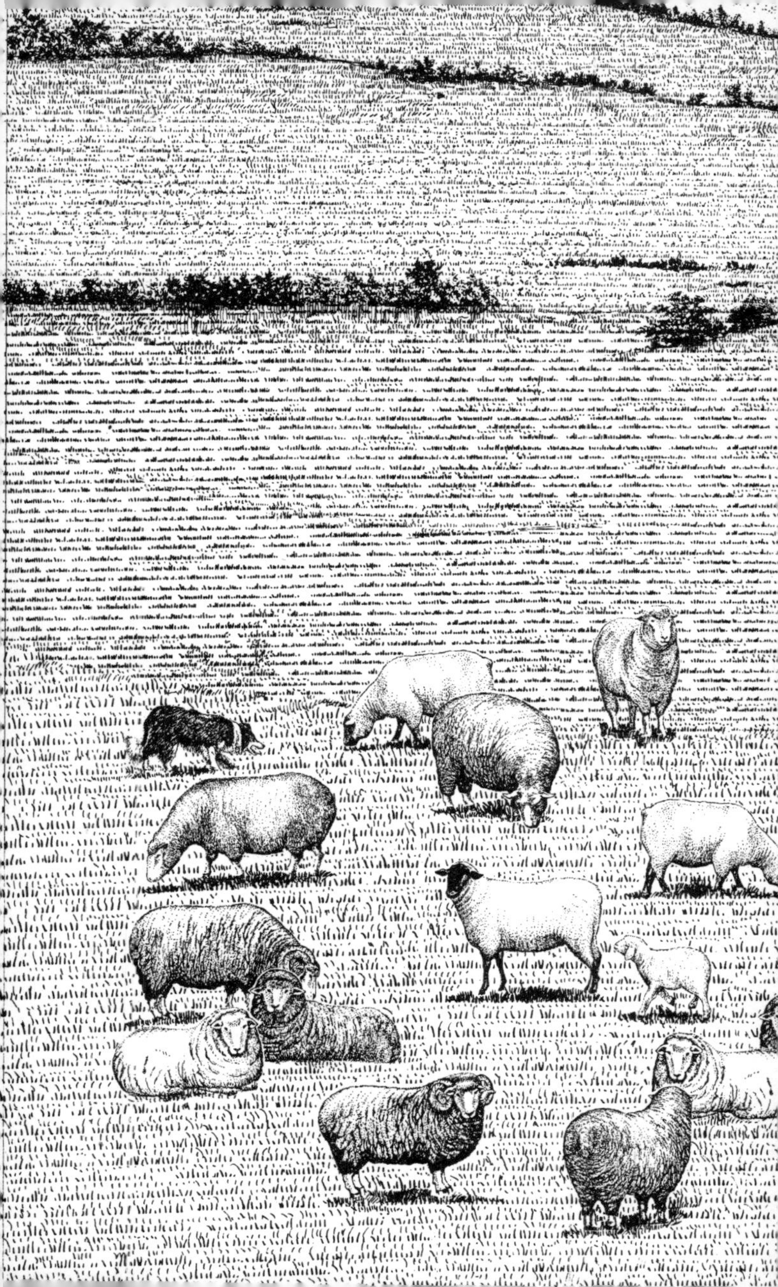

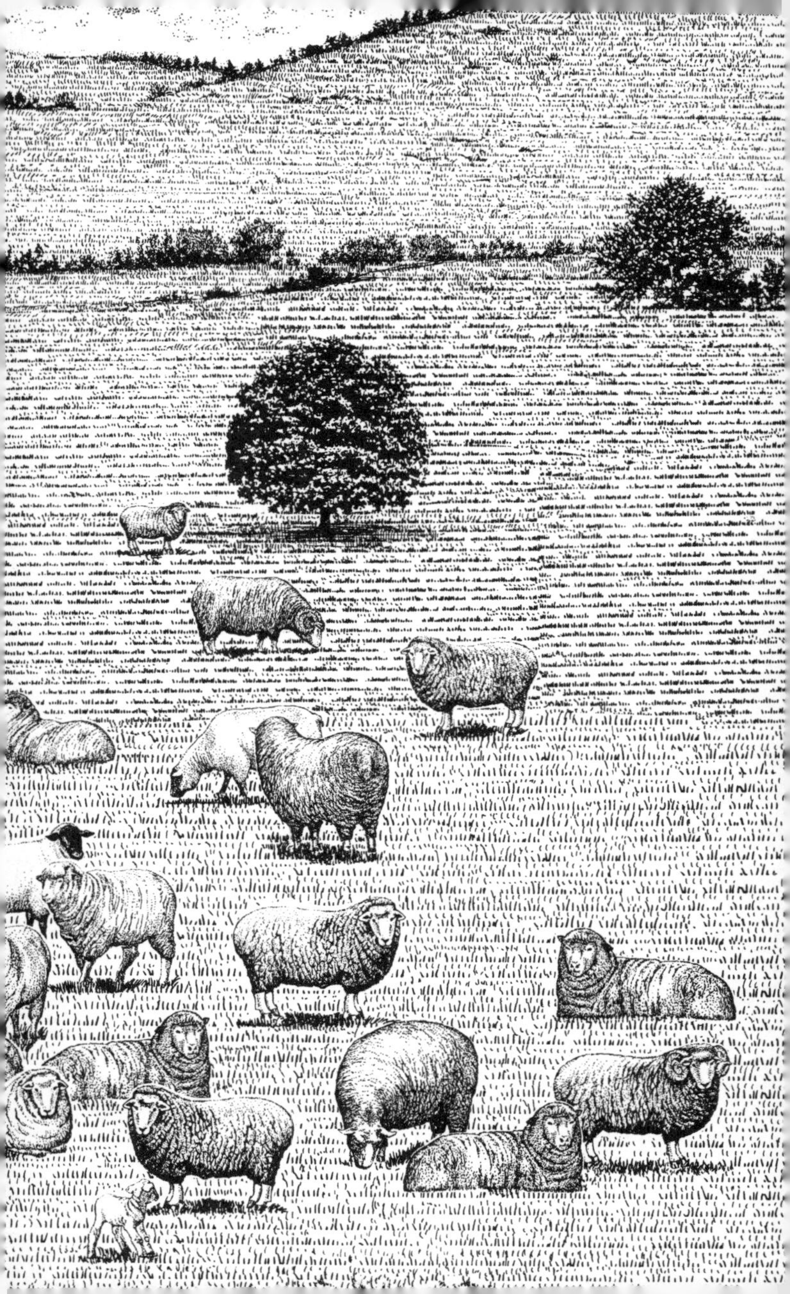

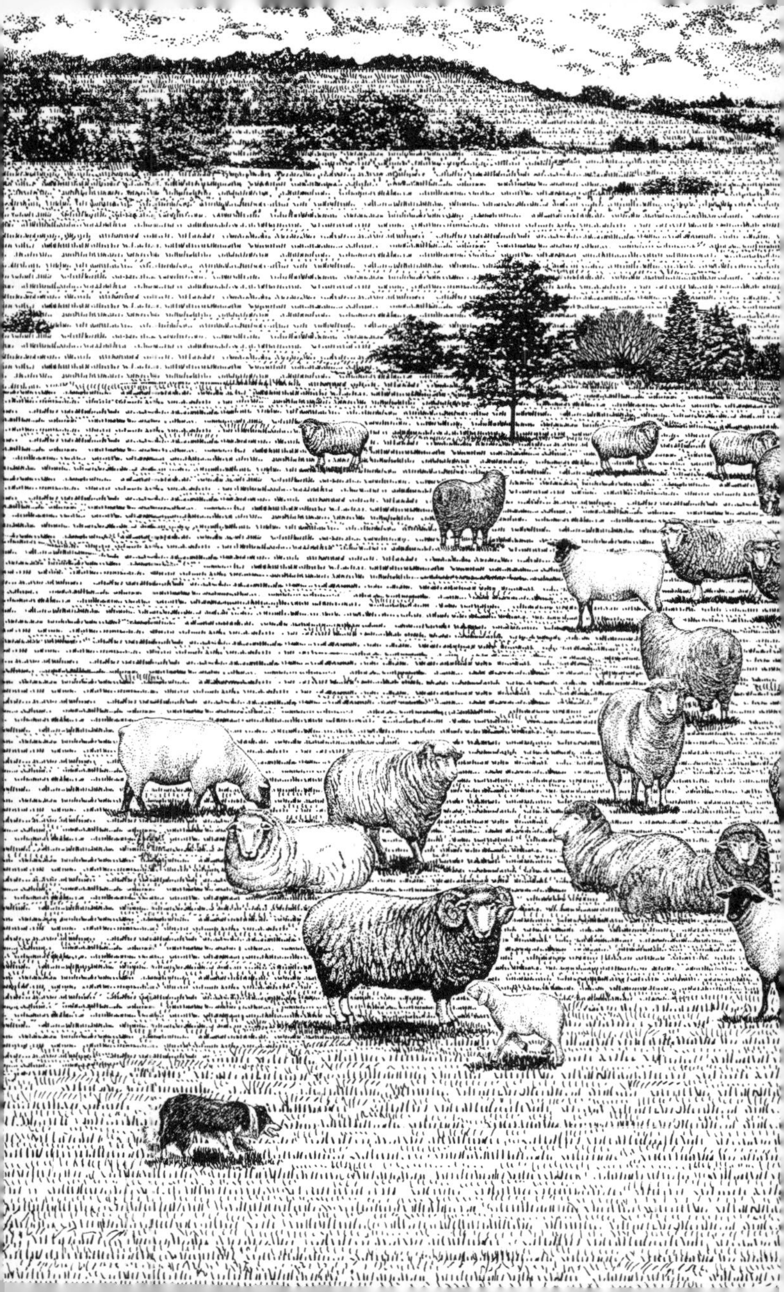

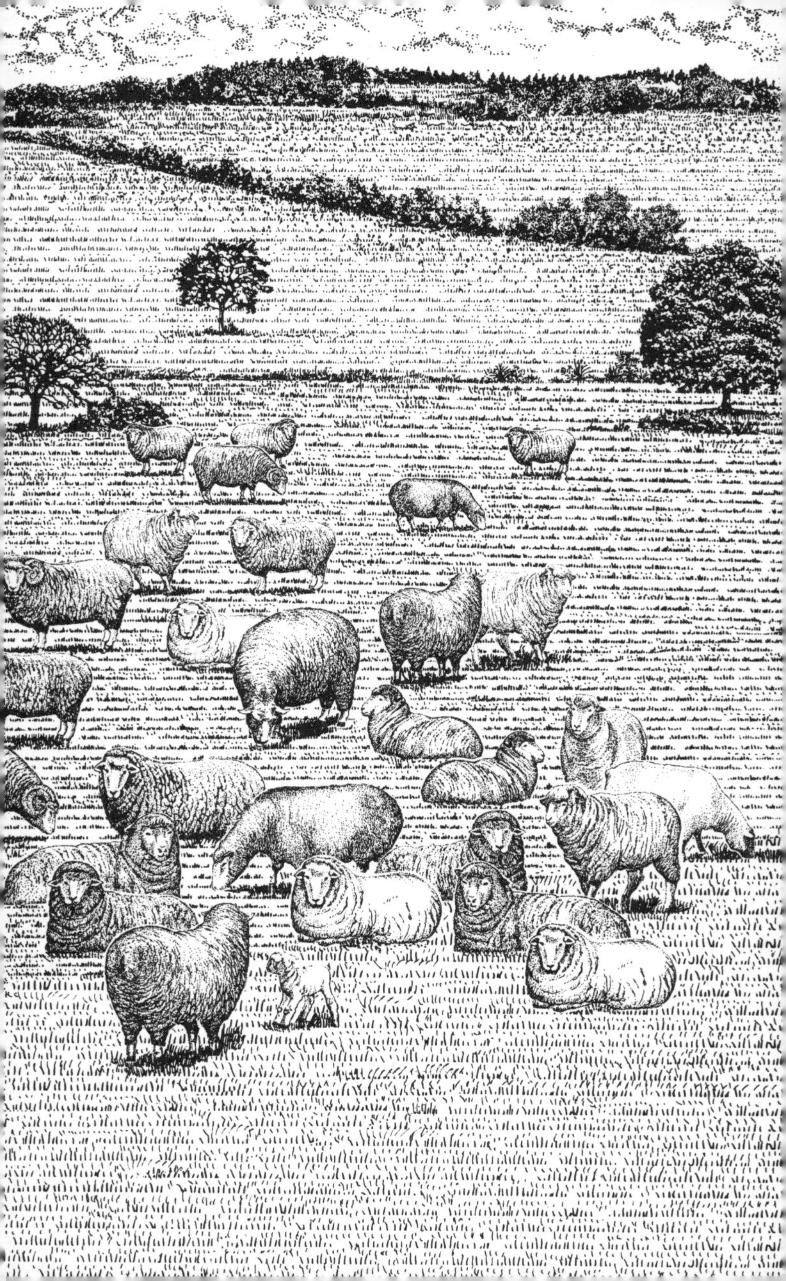

Wie viele Schafe haben Sie bislang gezählt?

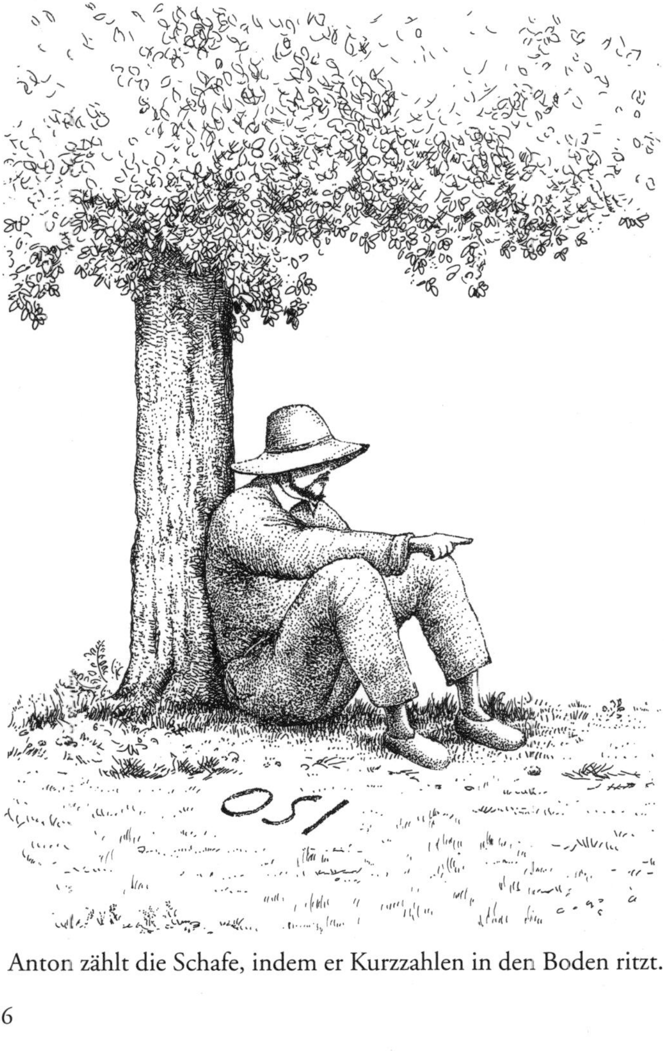

Anton zählt die Schafe, indem er Kurzzahlen in den Boden ritzt.

Martha zählt die Schafe, indem sie Knoten in ihre Schnüre macht. Emily singt einen Abzählreim vor sich hin, als sie ... was ist das? Es sieht so aus, als würde sie nur einen Teil der Schafe zählen.

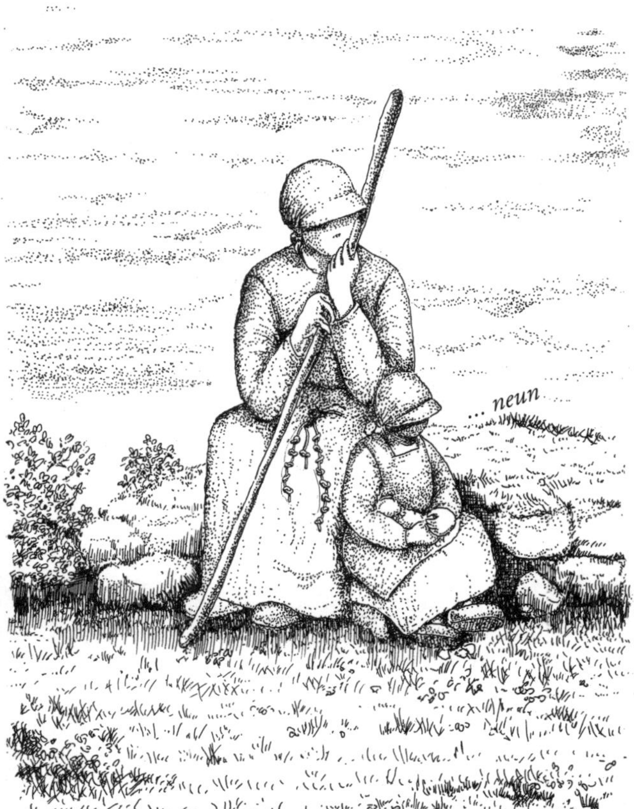

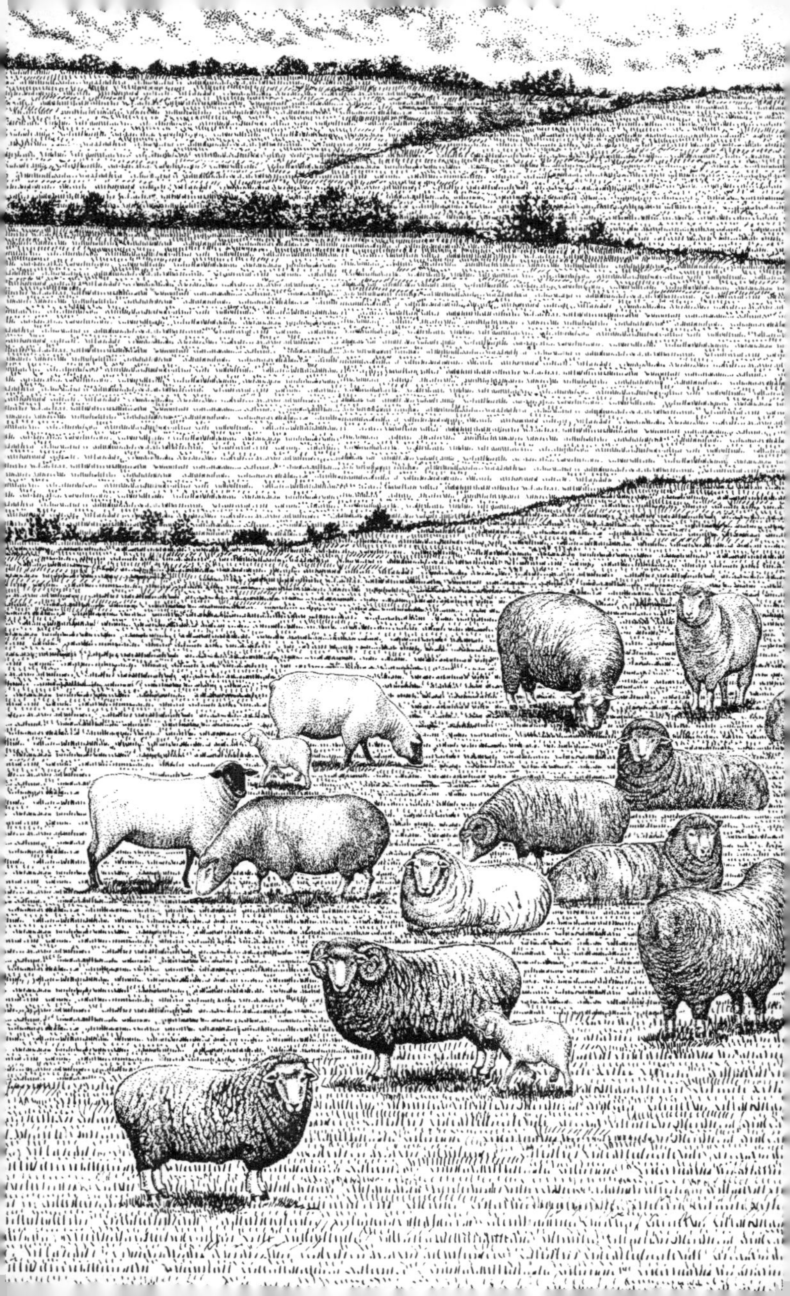

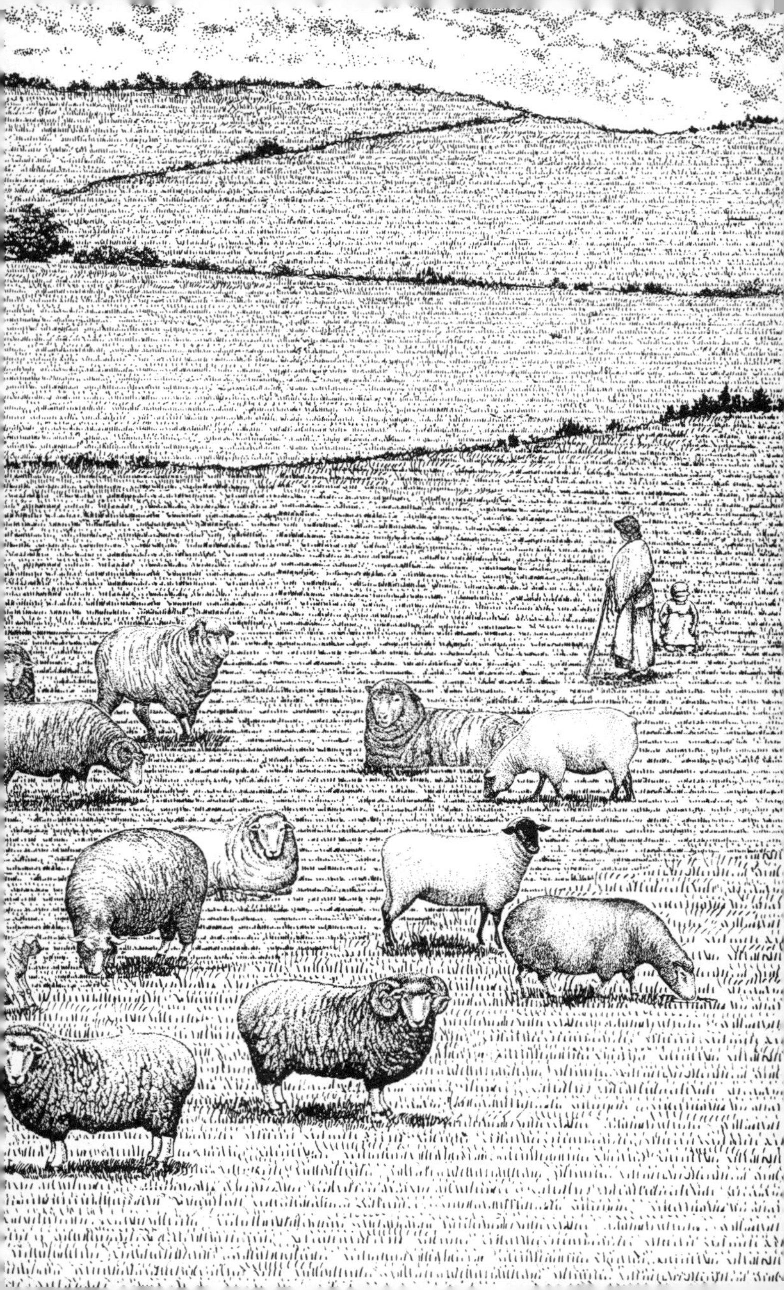

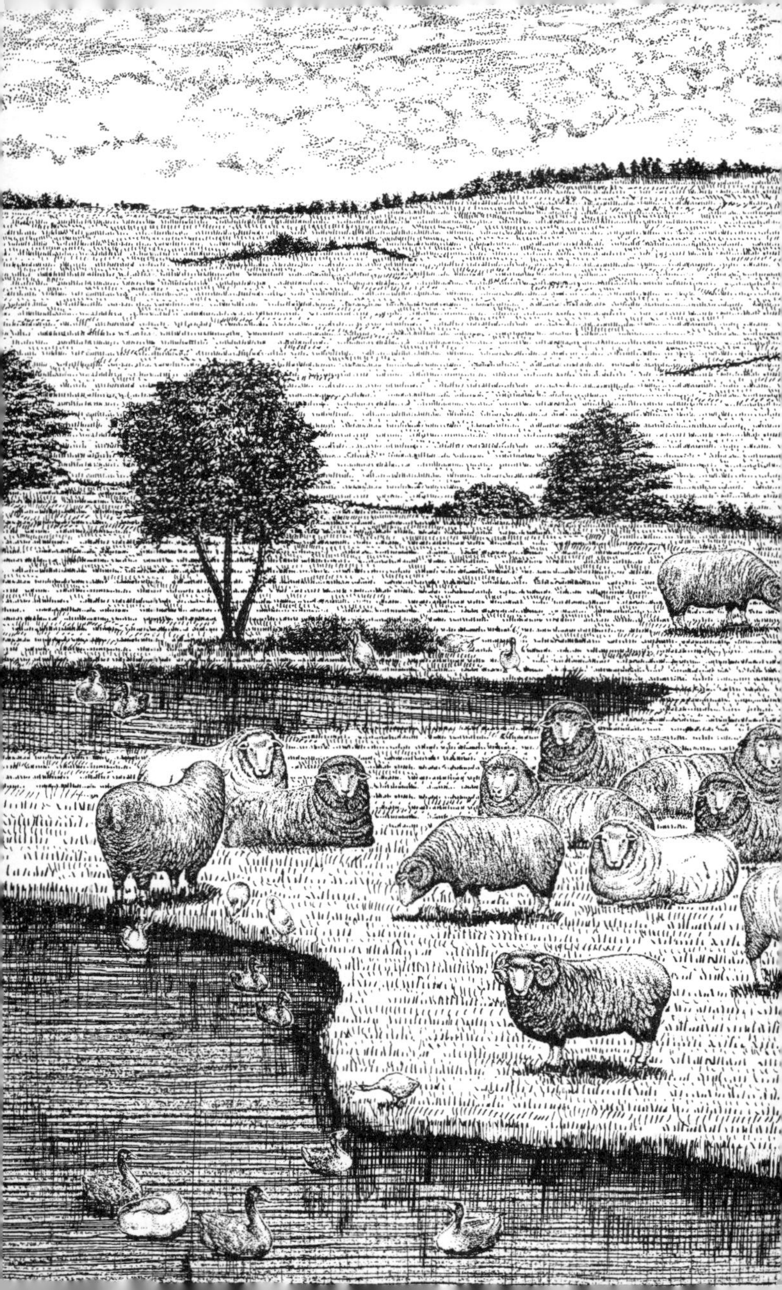

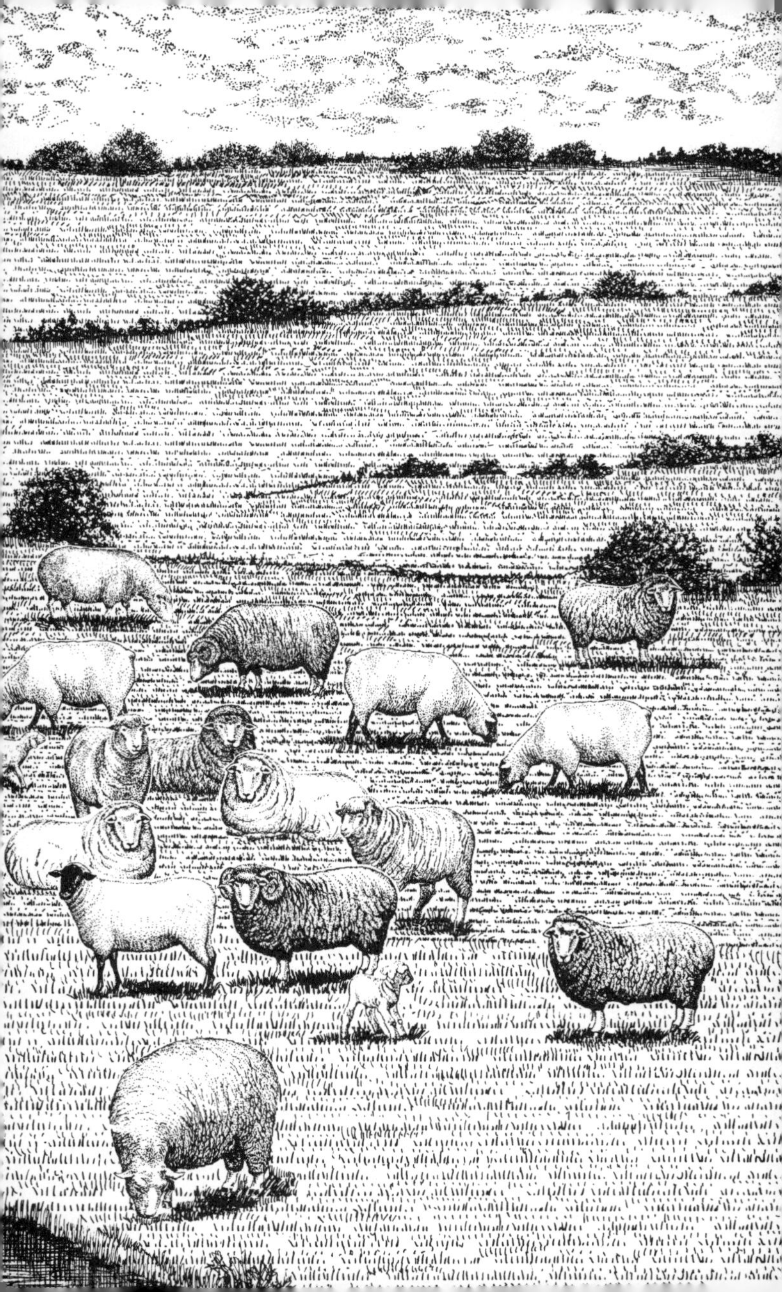

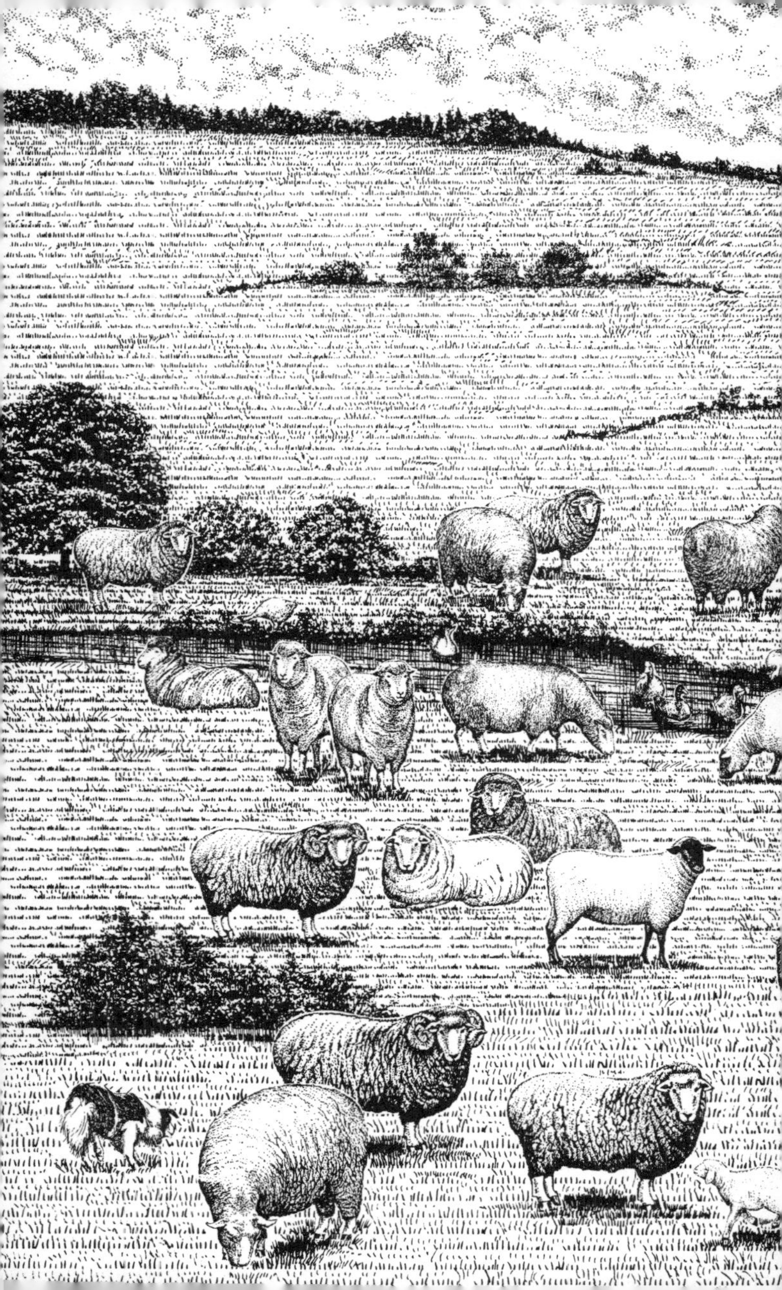

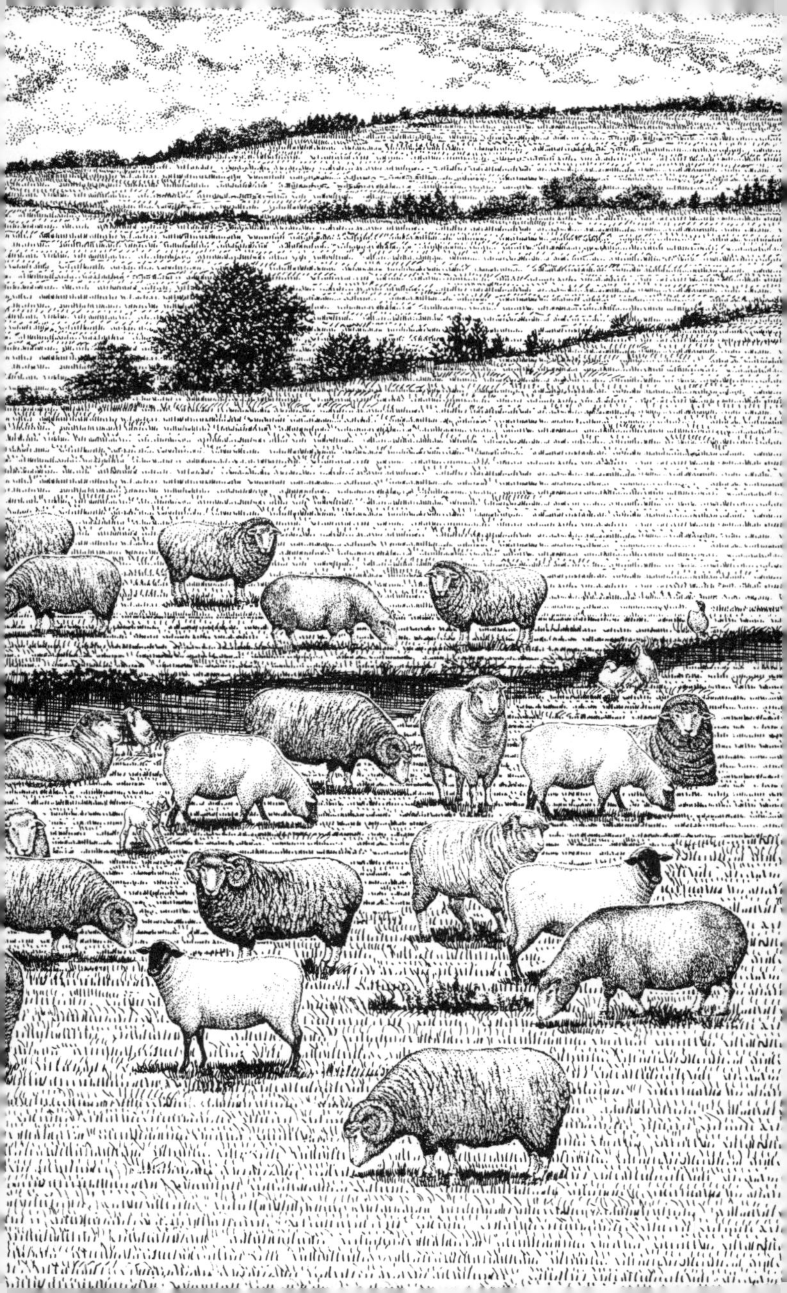

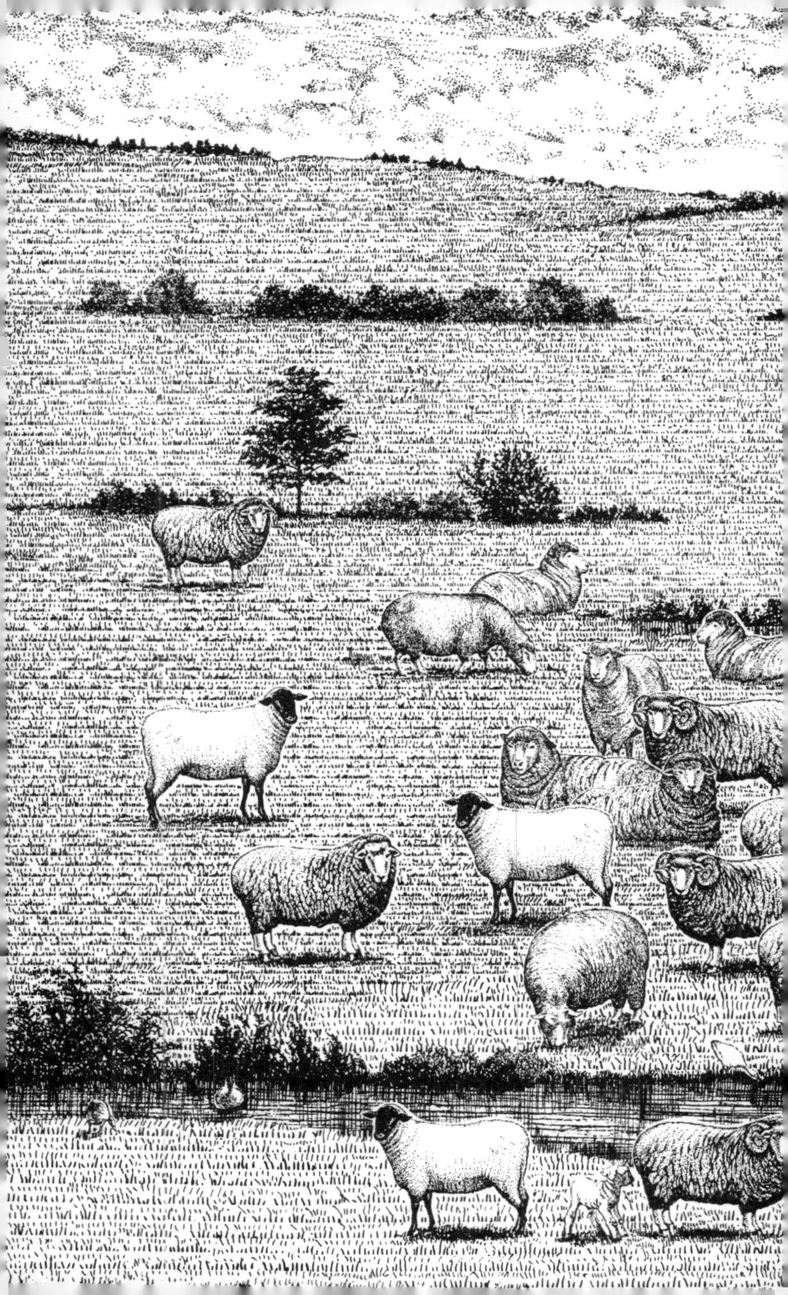

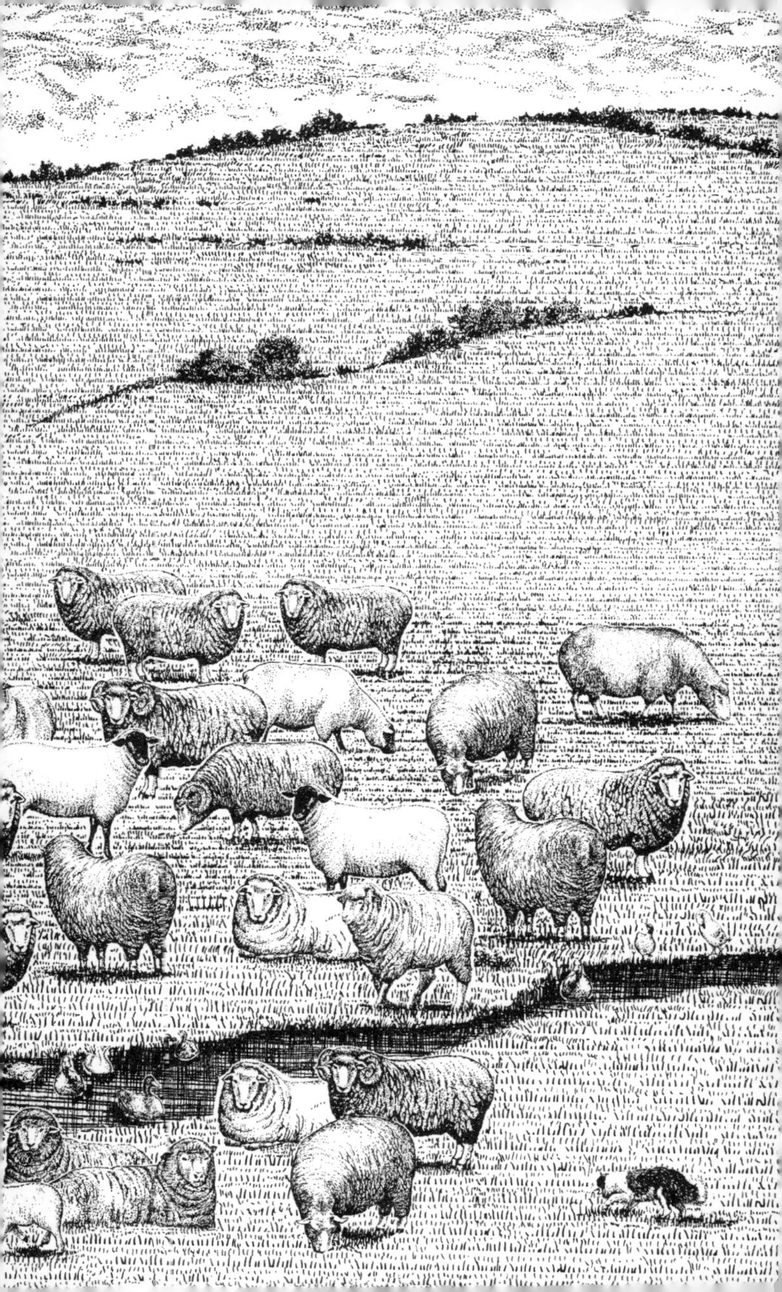

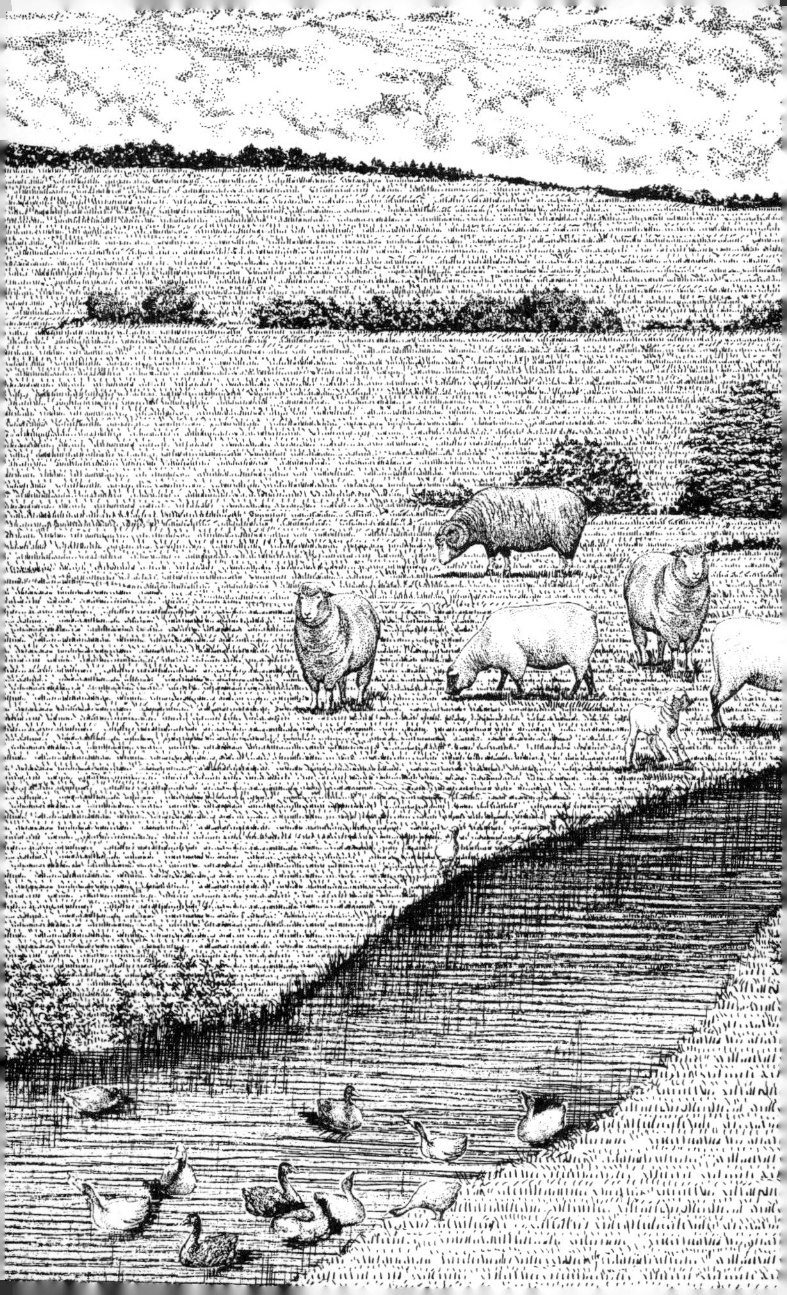

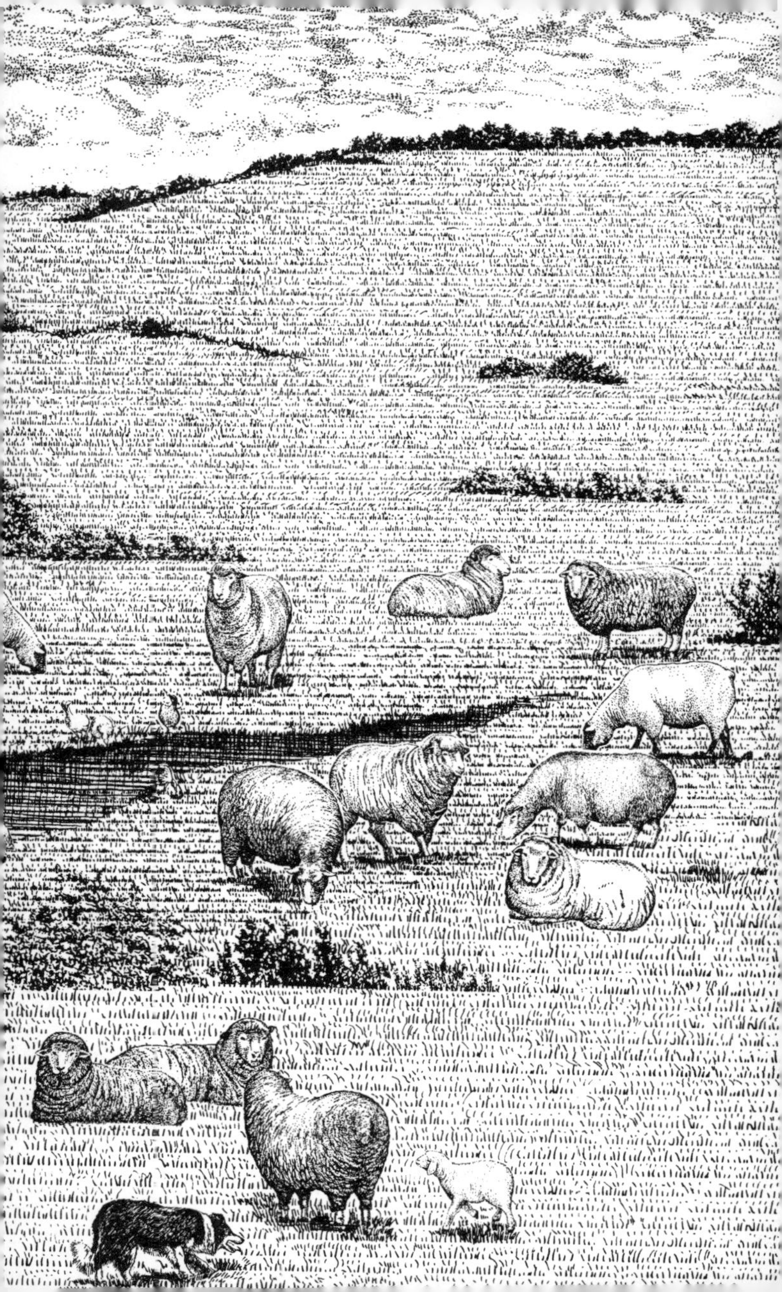

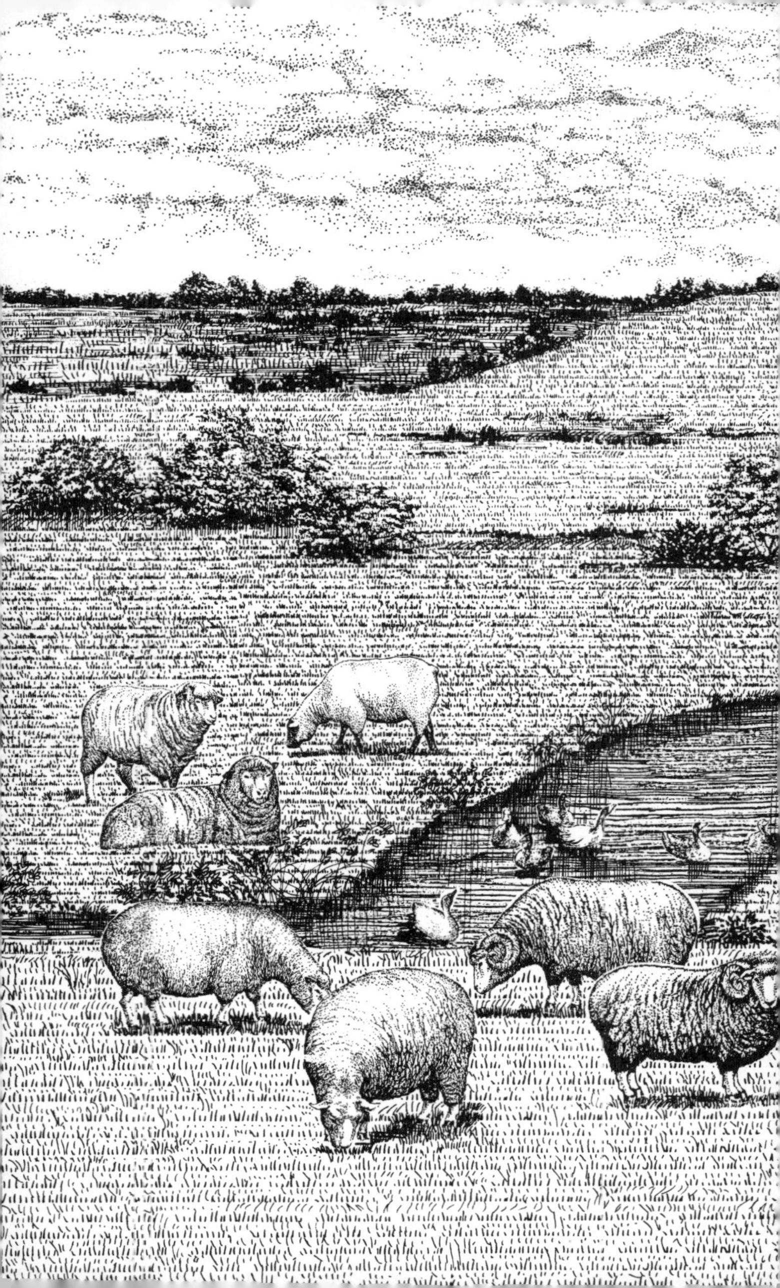

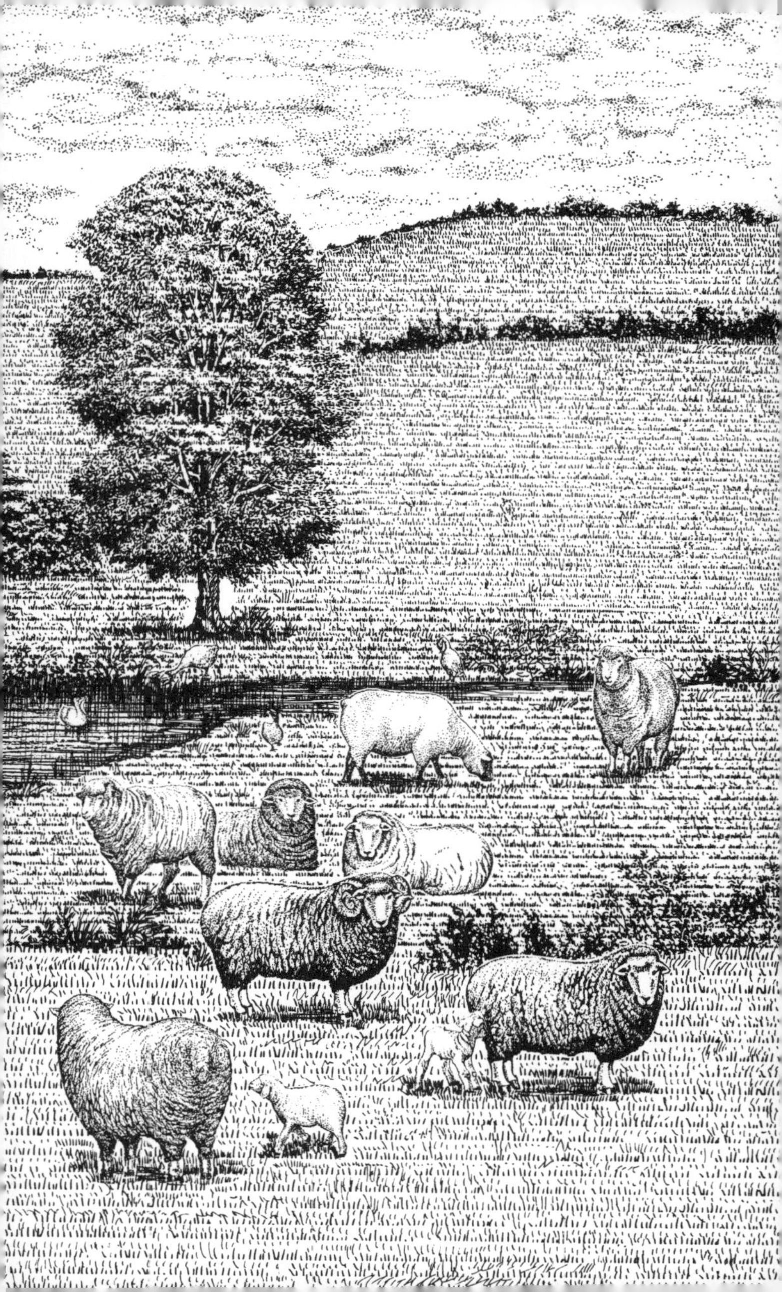

Wie viele Schafe haben Sie bislang gezählt?

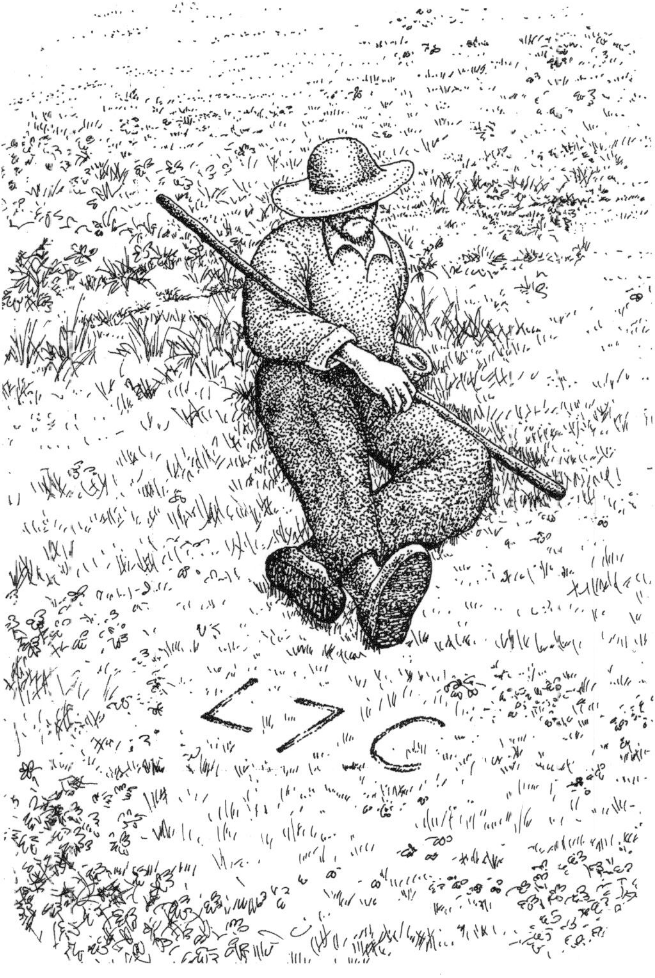

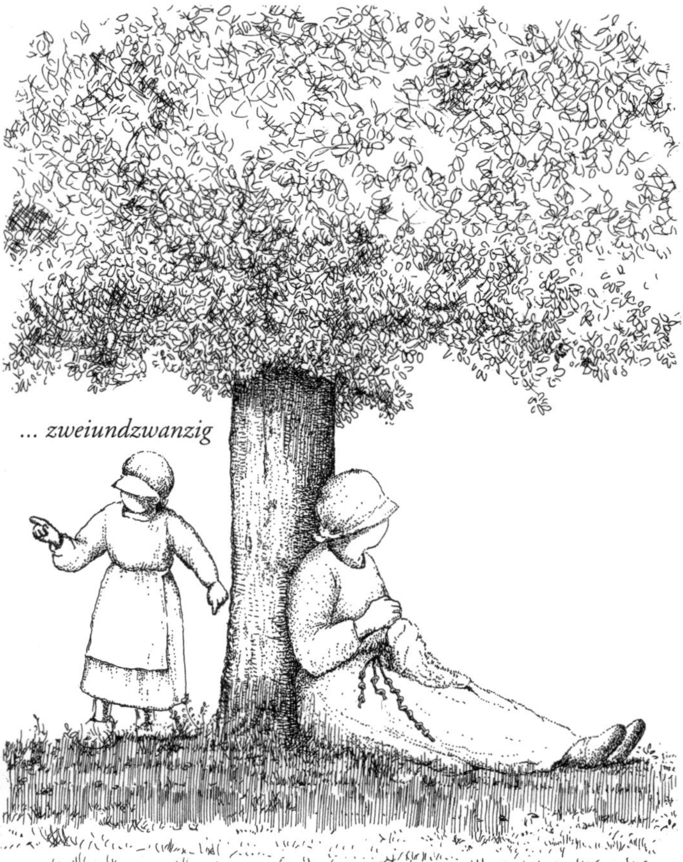
… zweiundzwanzig

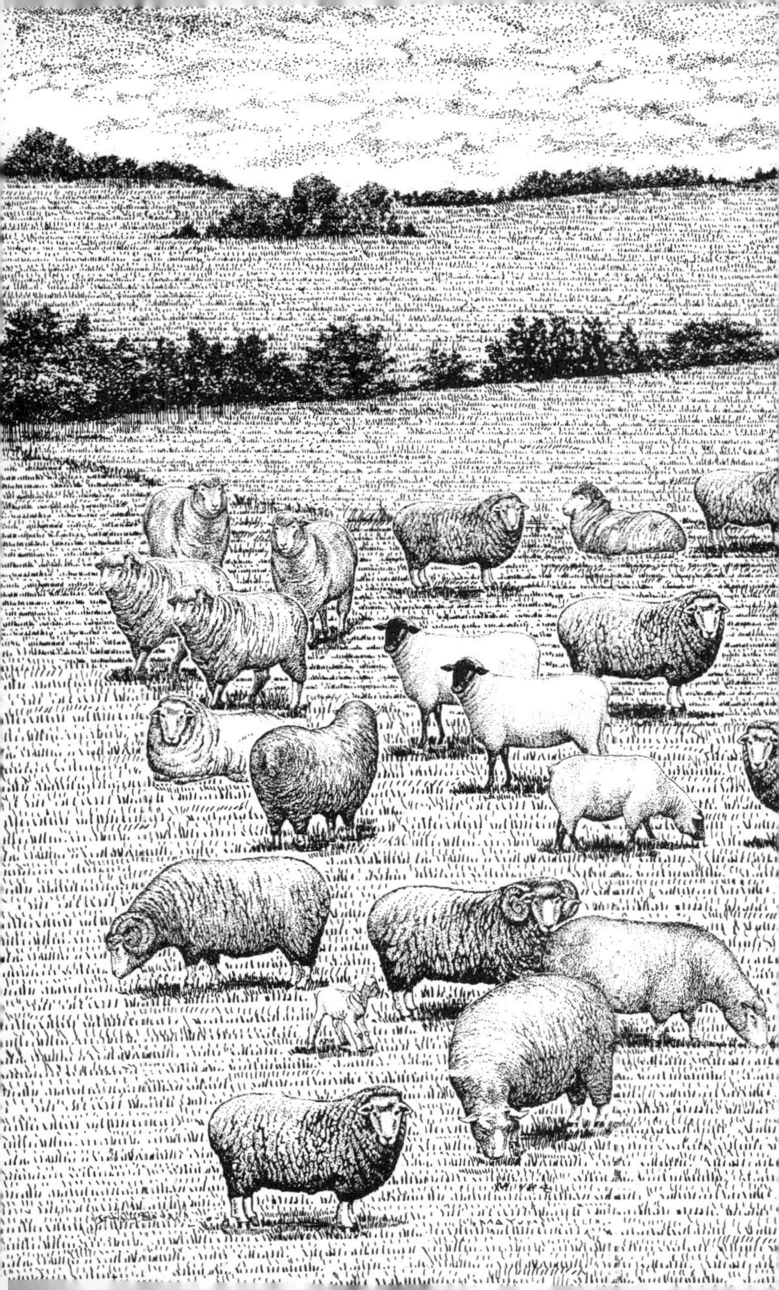

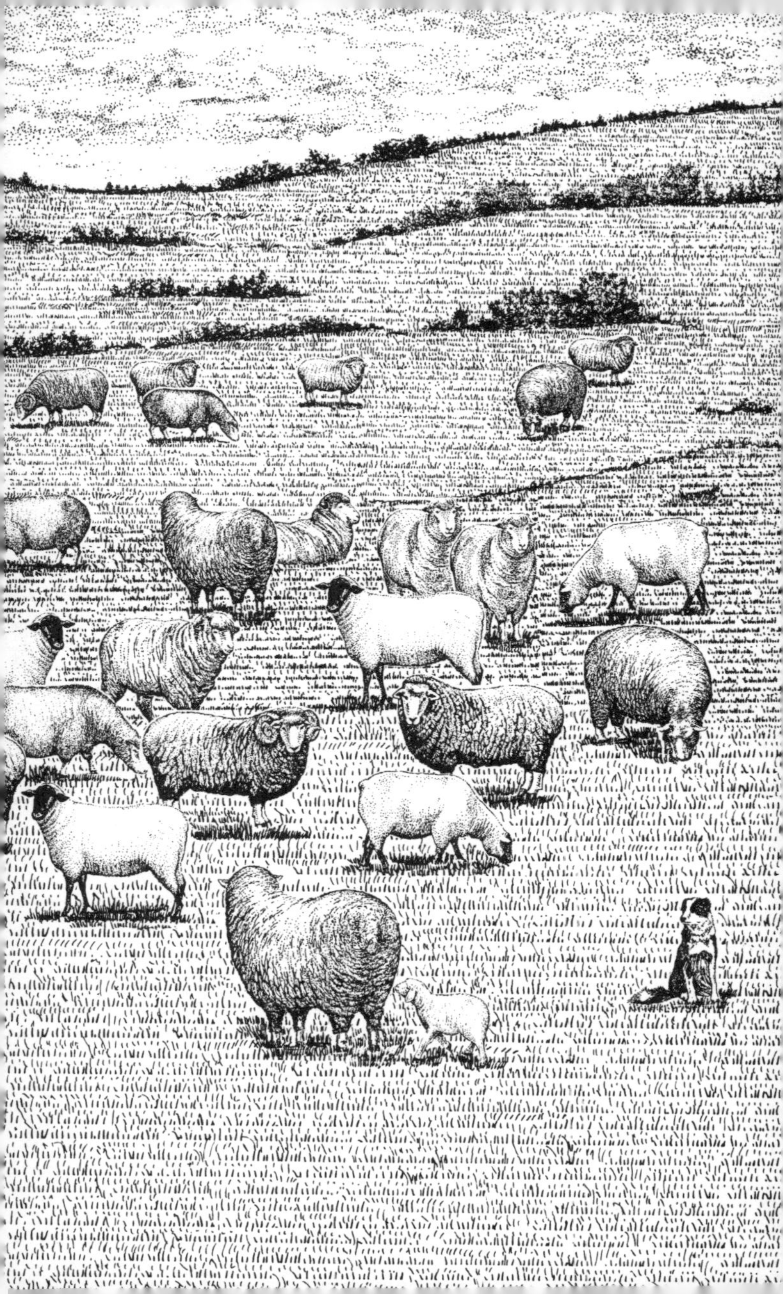

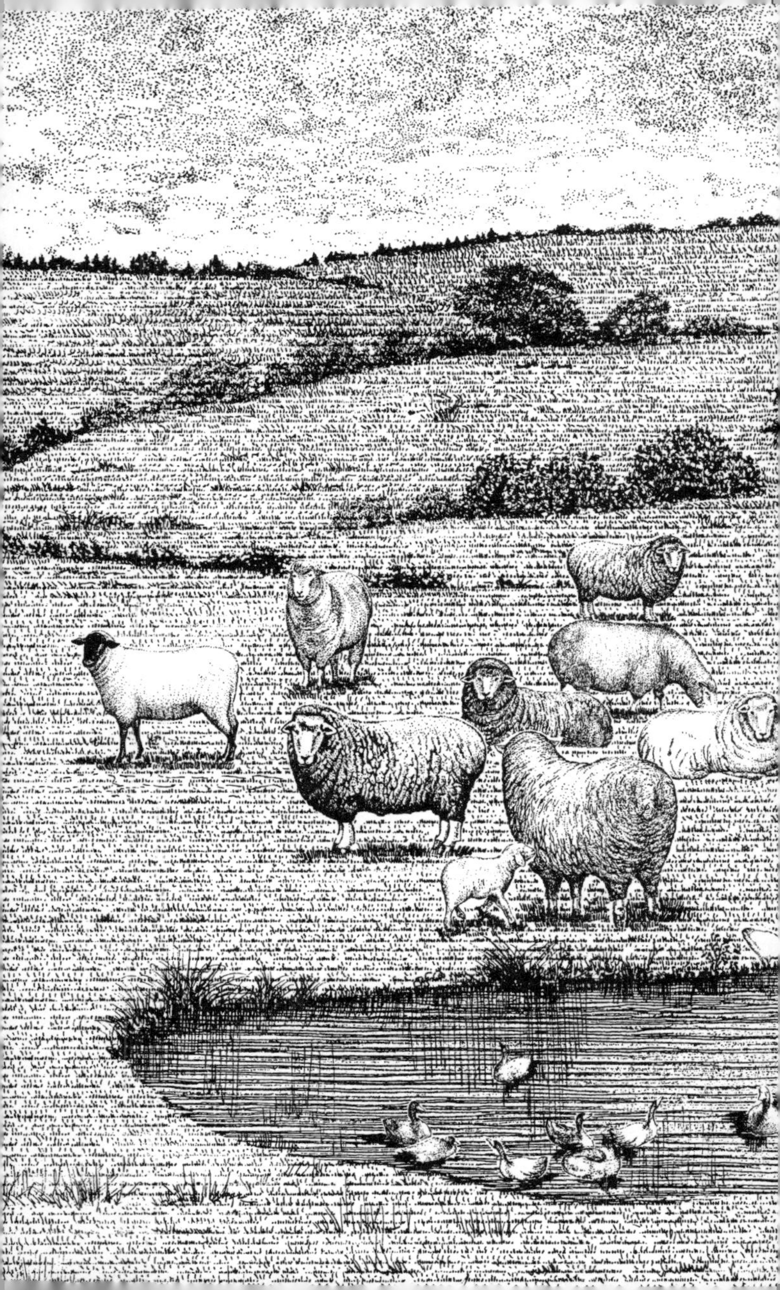

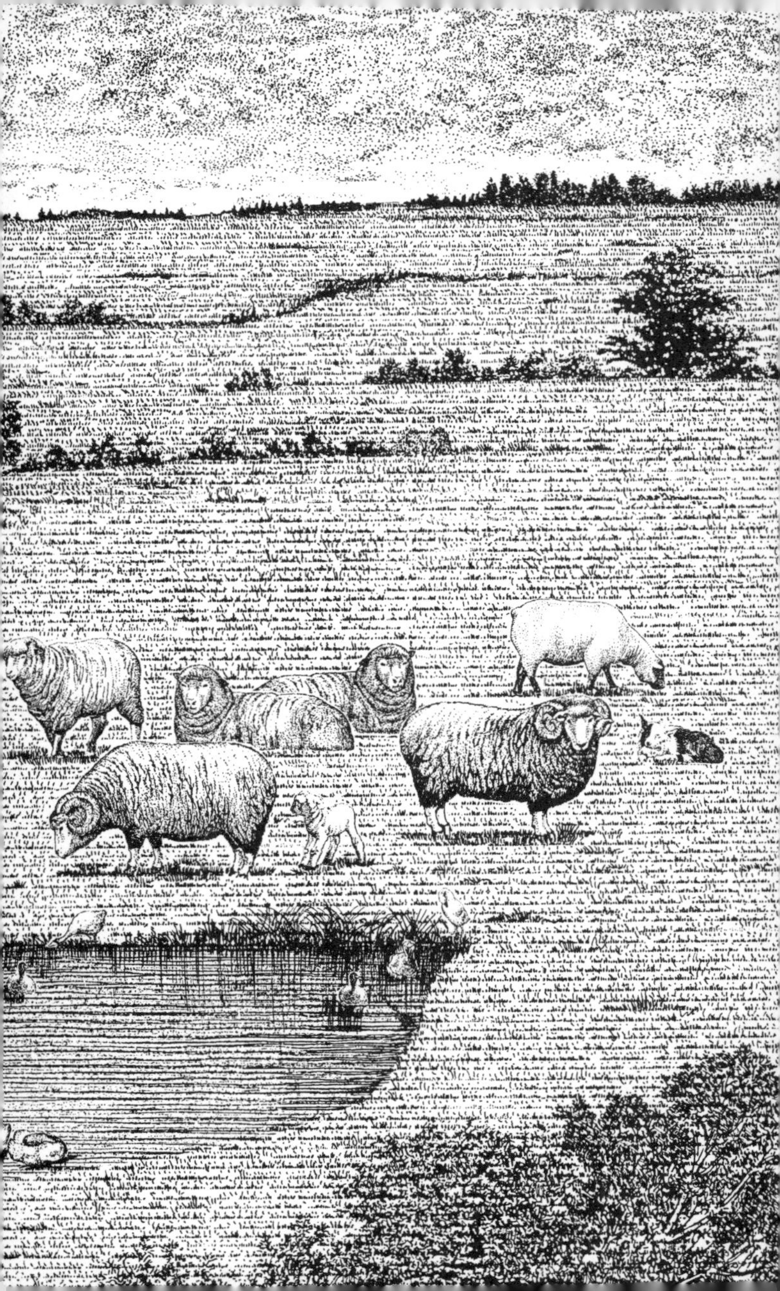

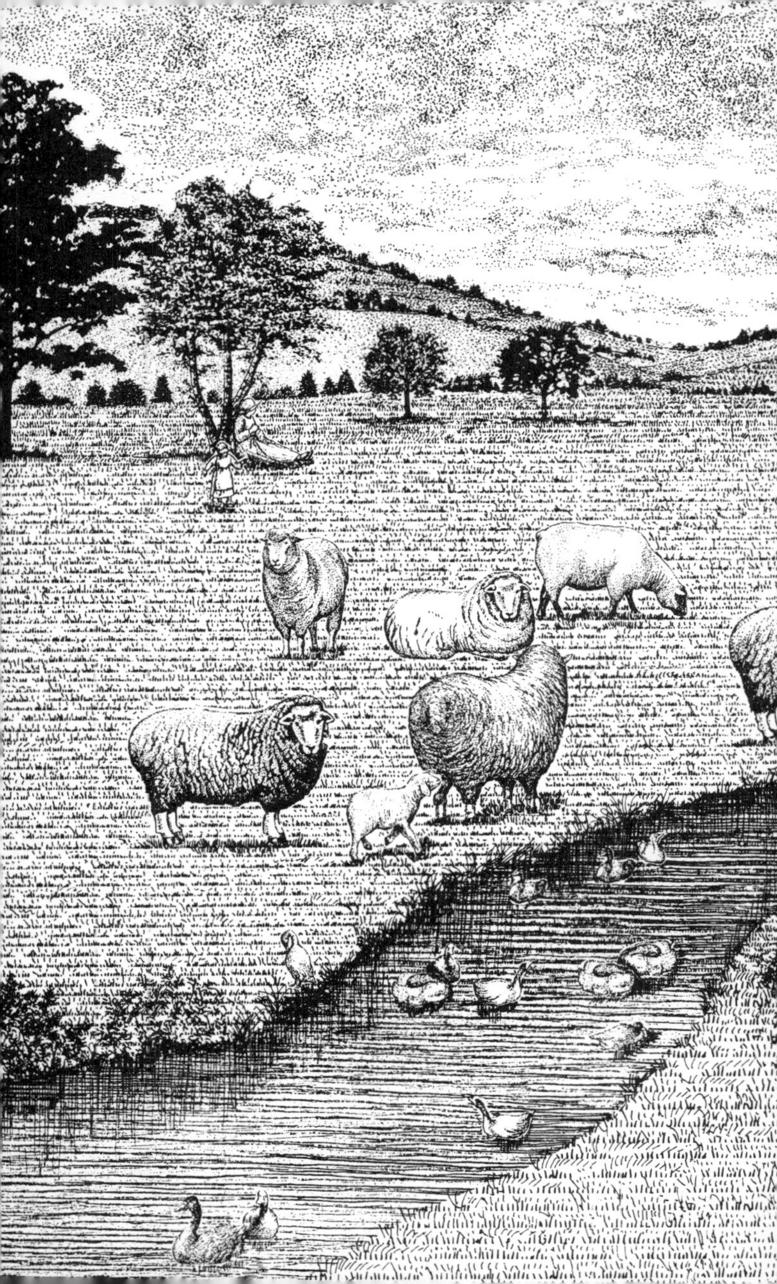

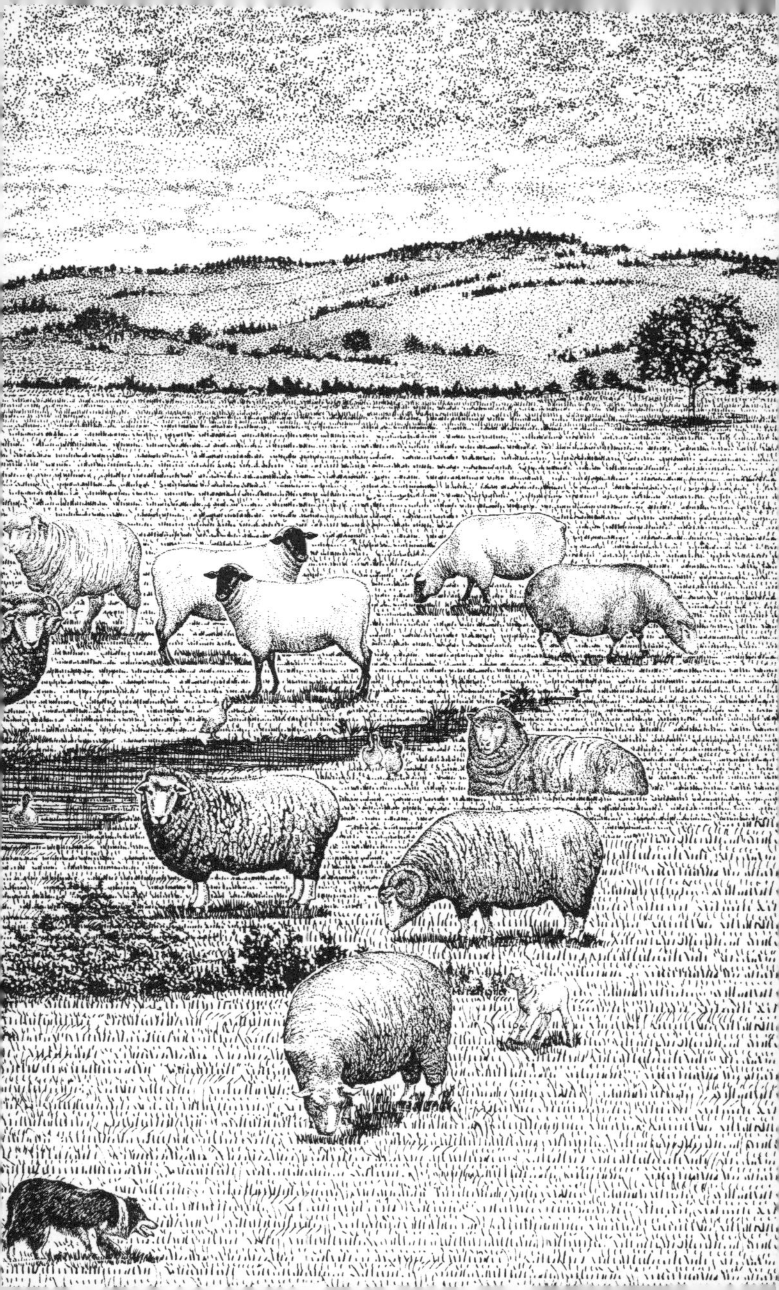

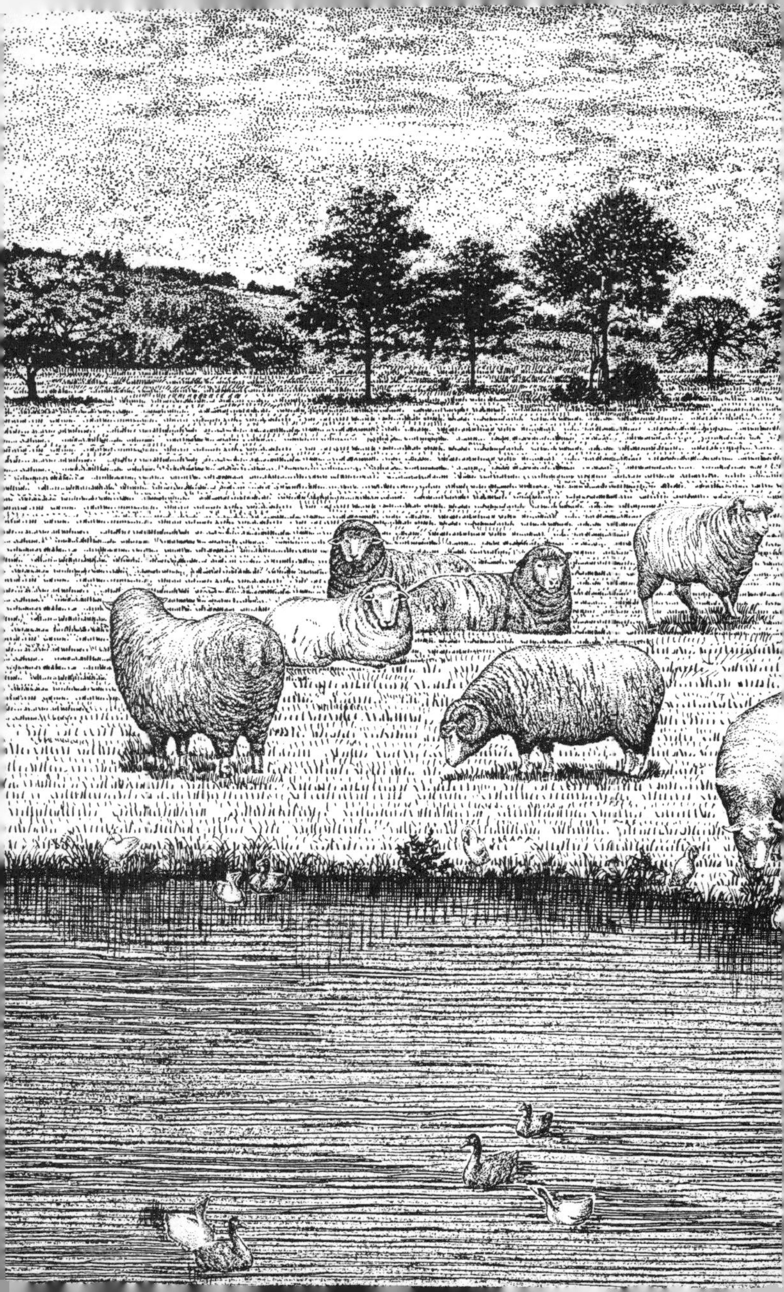

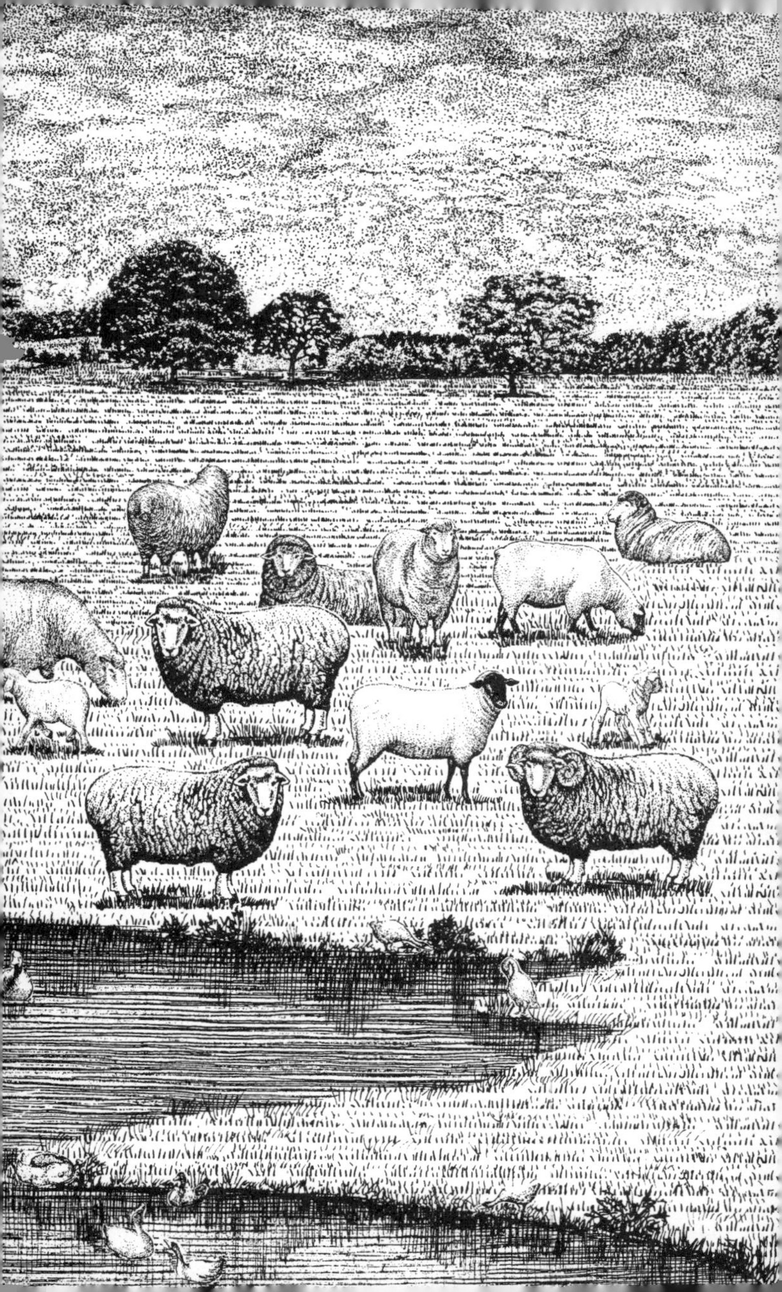

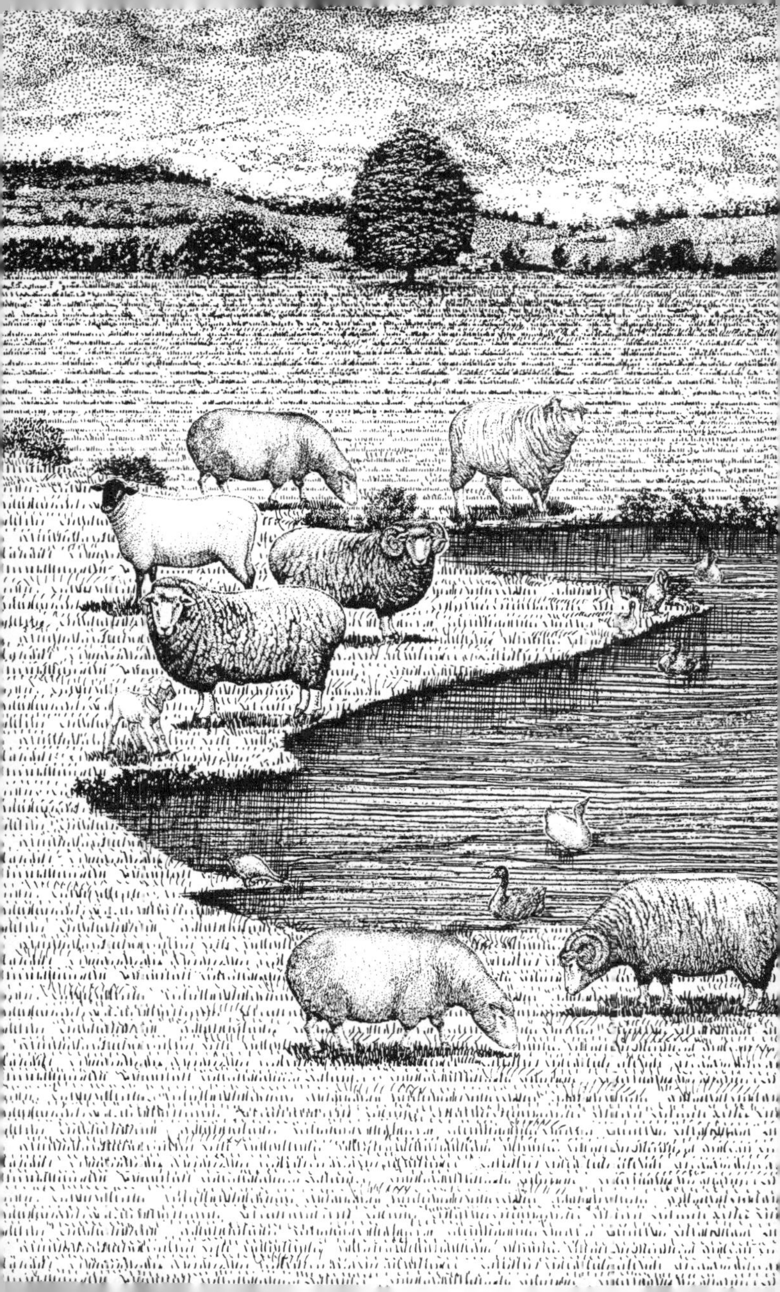

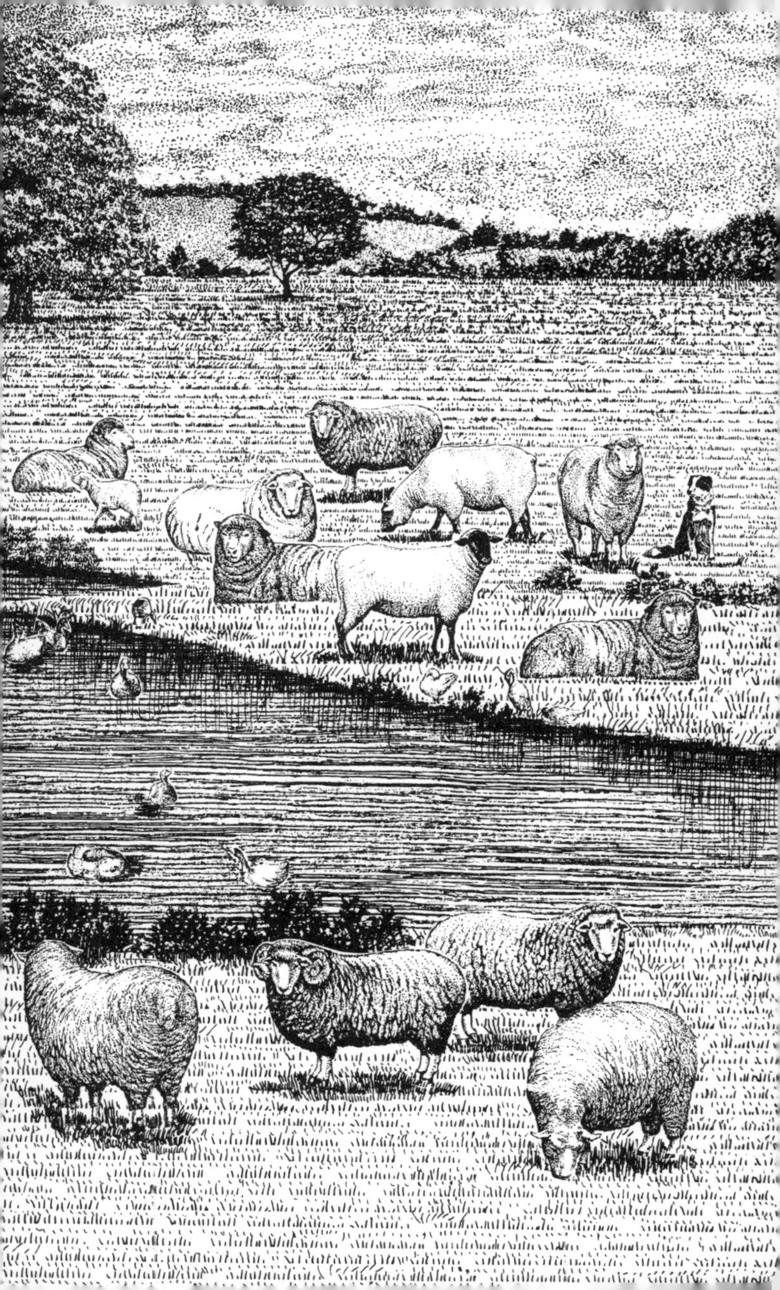

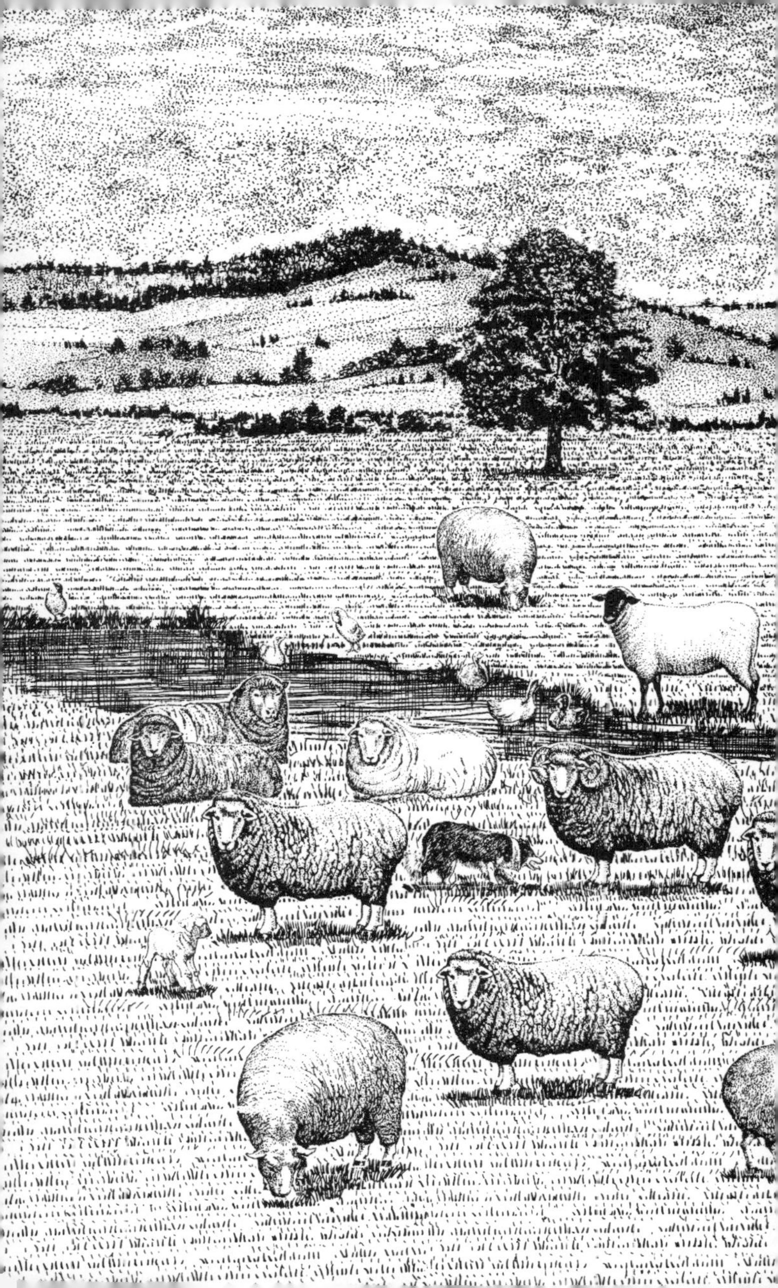

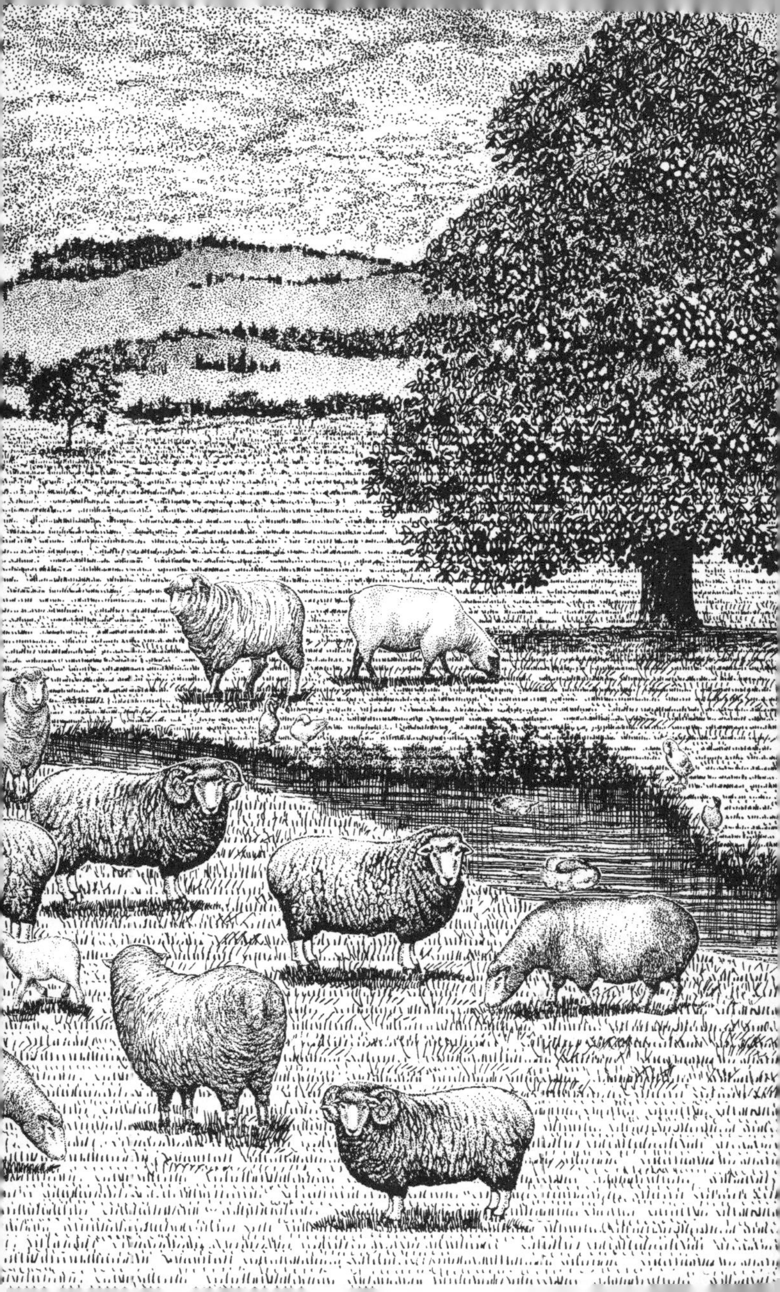

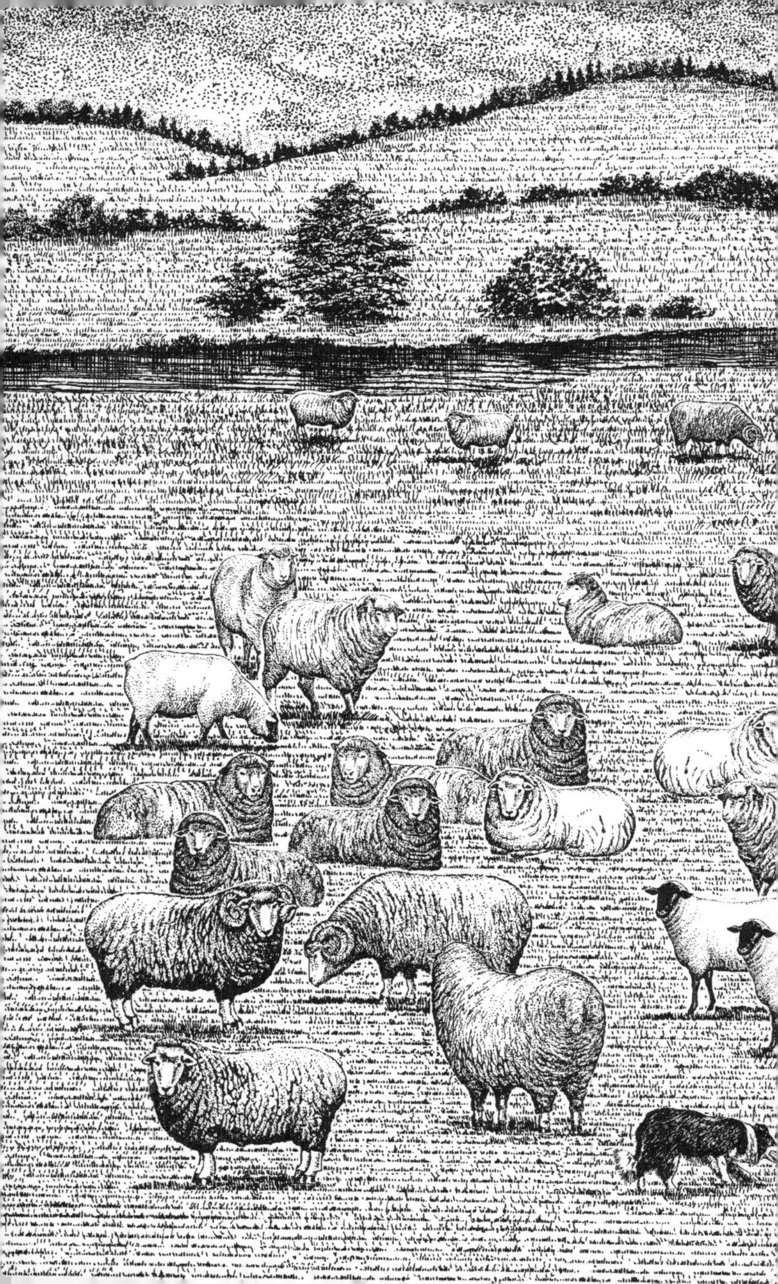

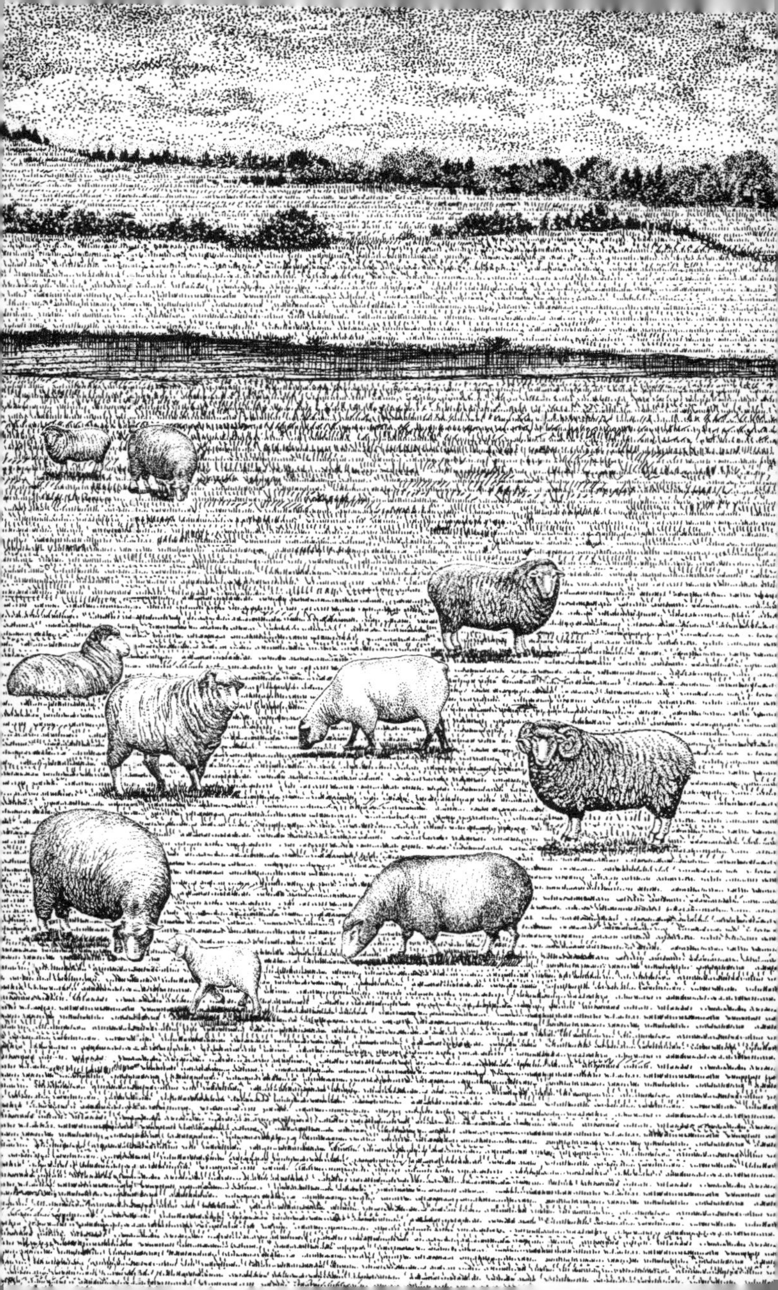

Wie viele Schafe haben Sie bislang gezählt?

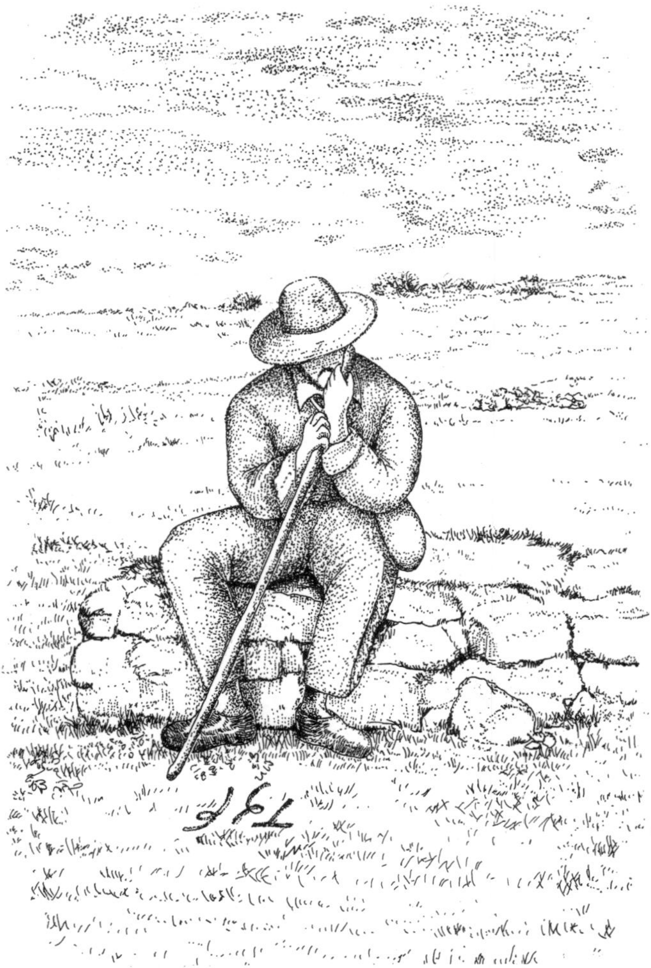

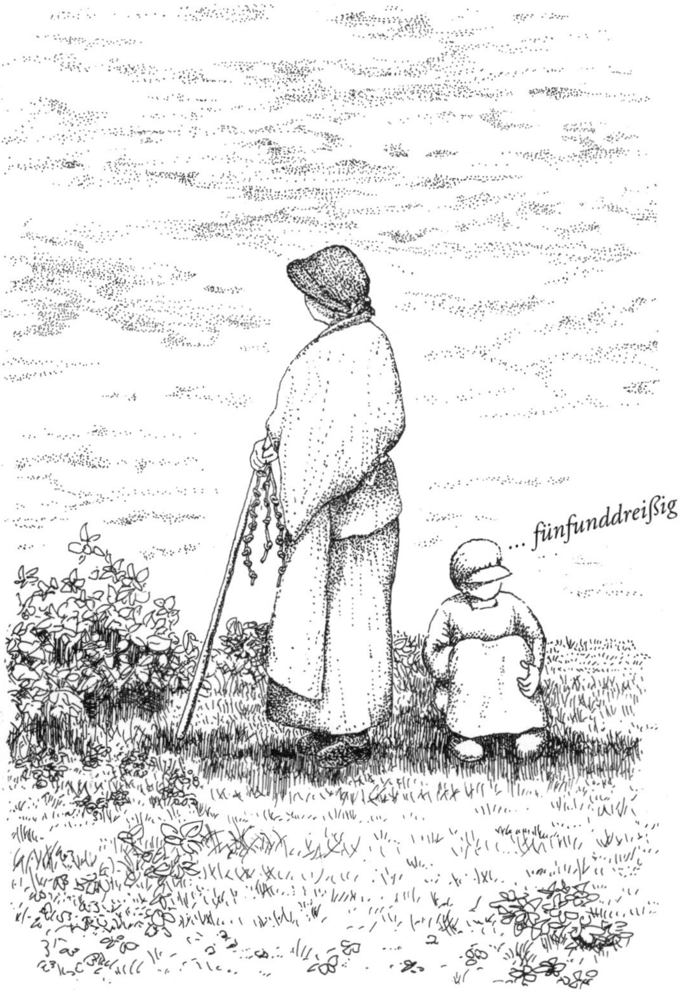

Langsam beginnt die Sonne unterzugehen.

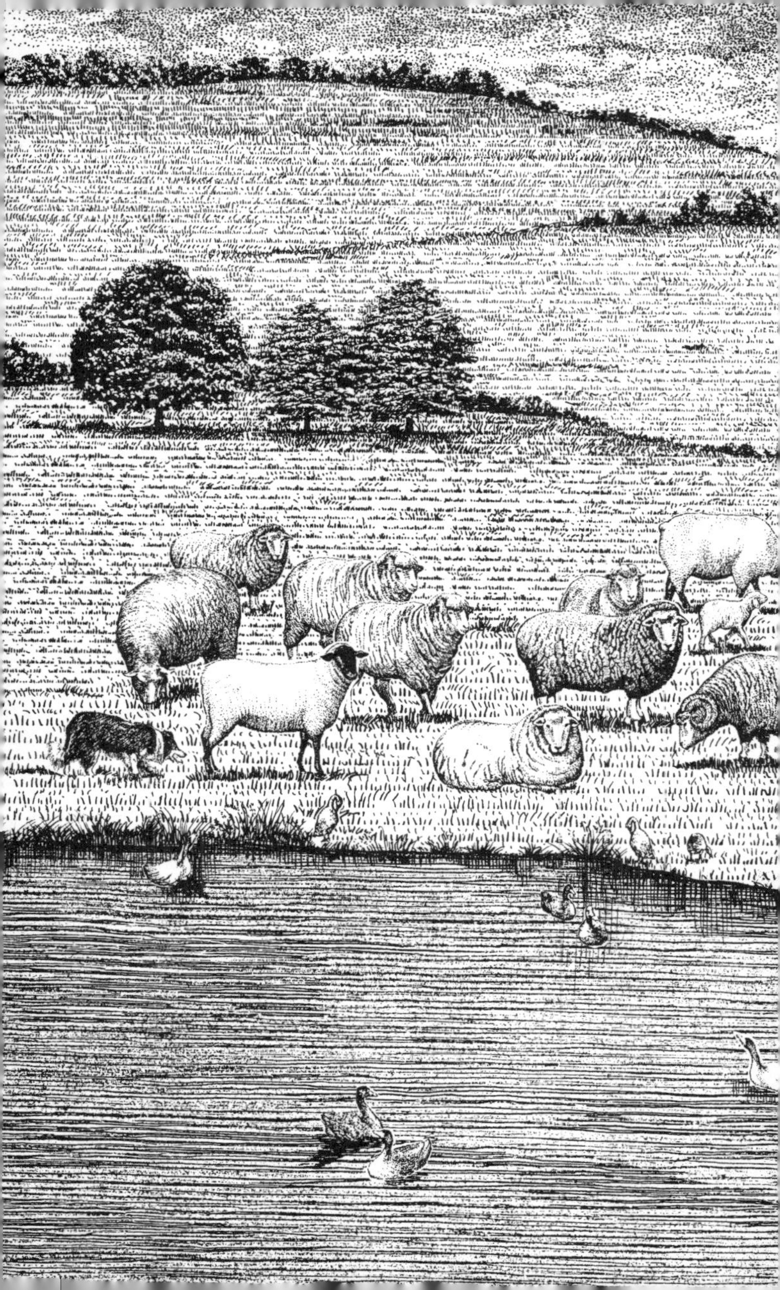

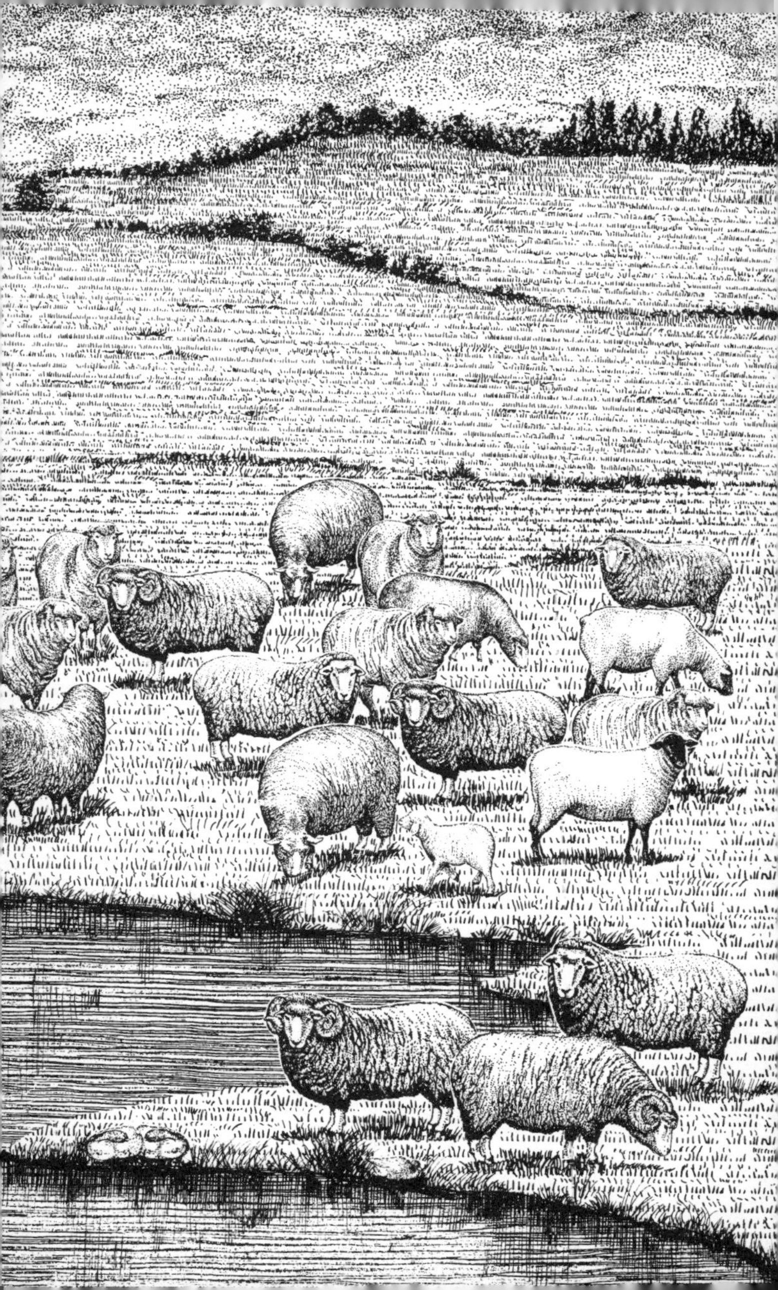

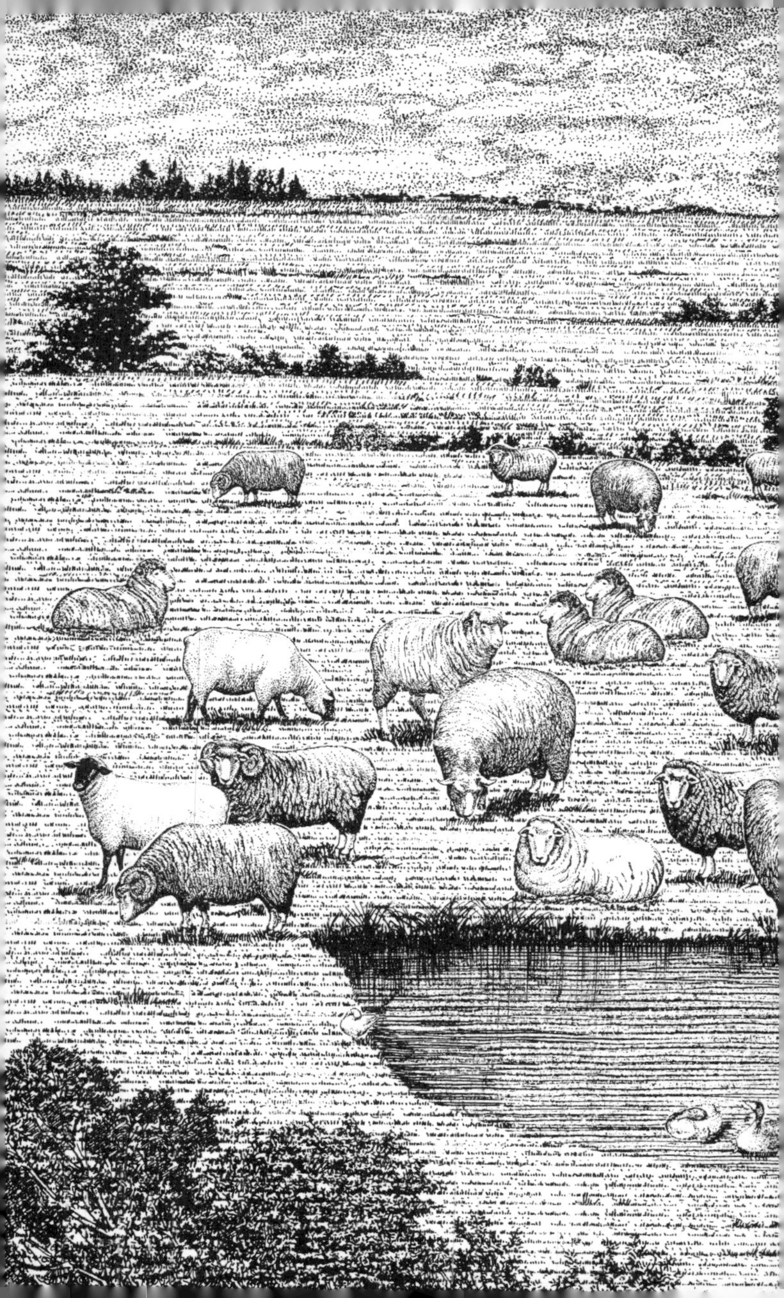

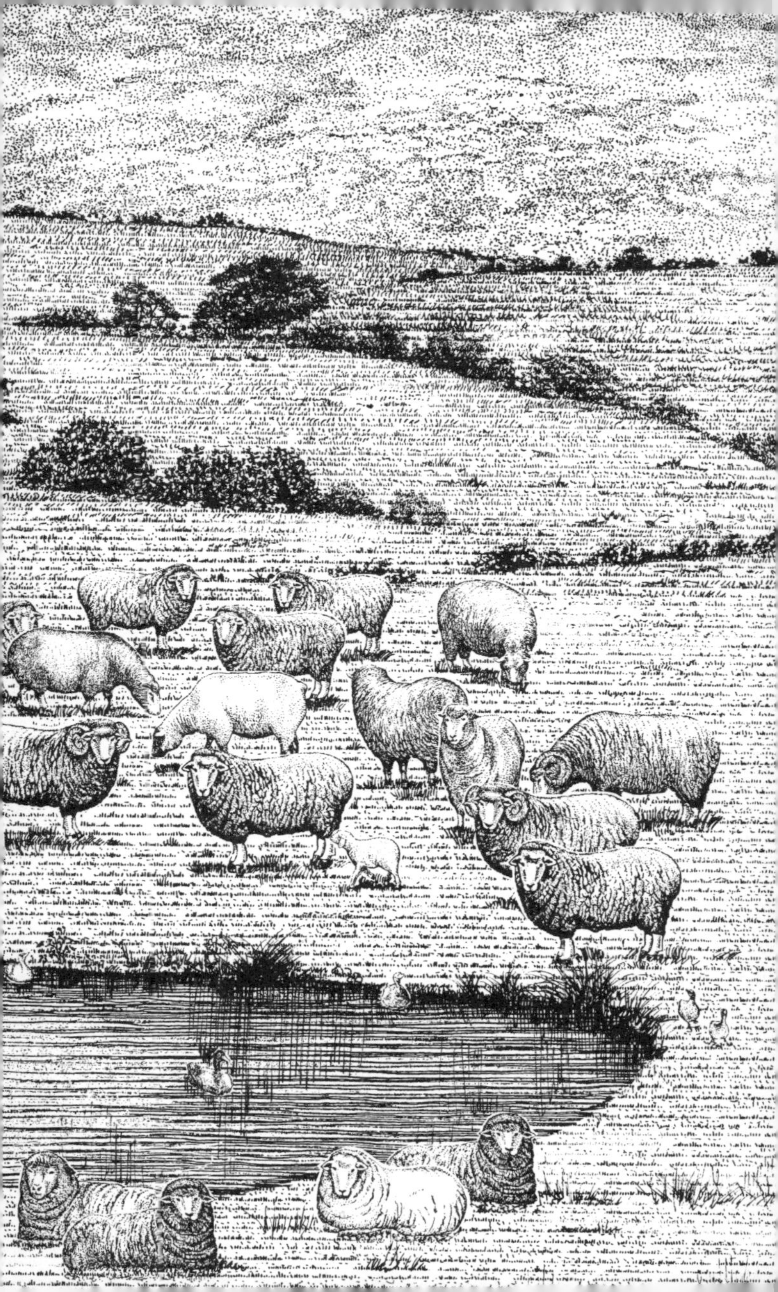

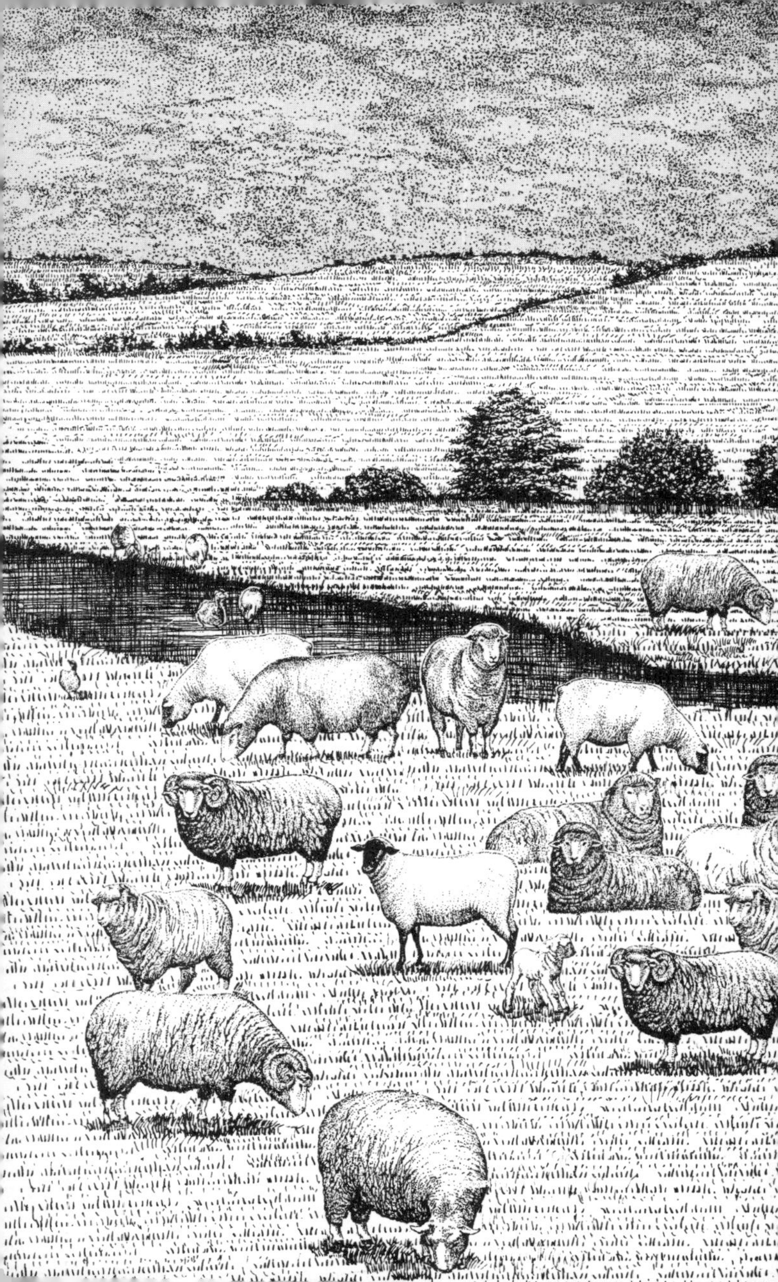

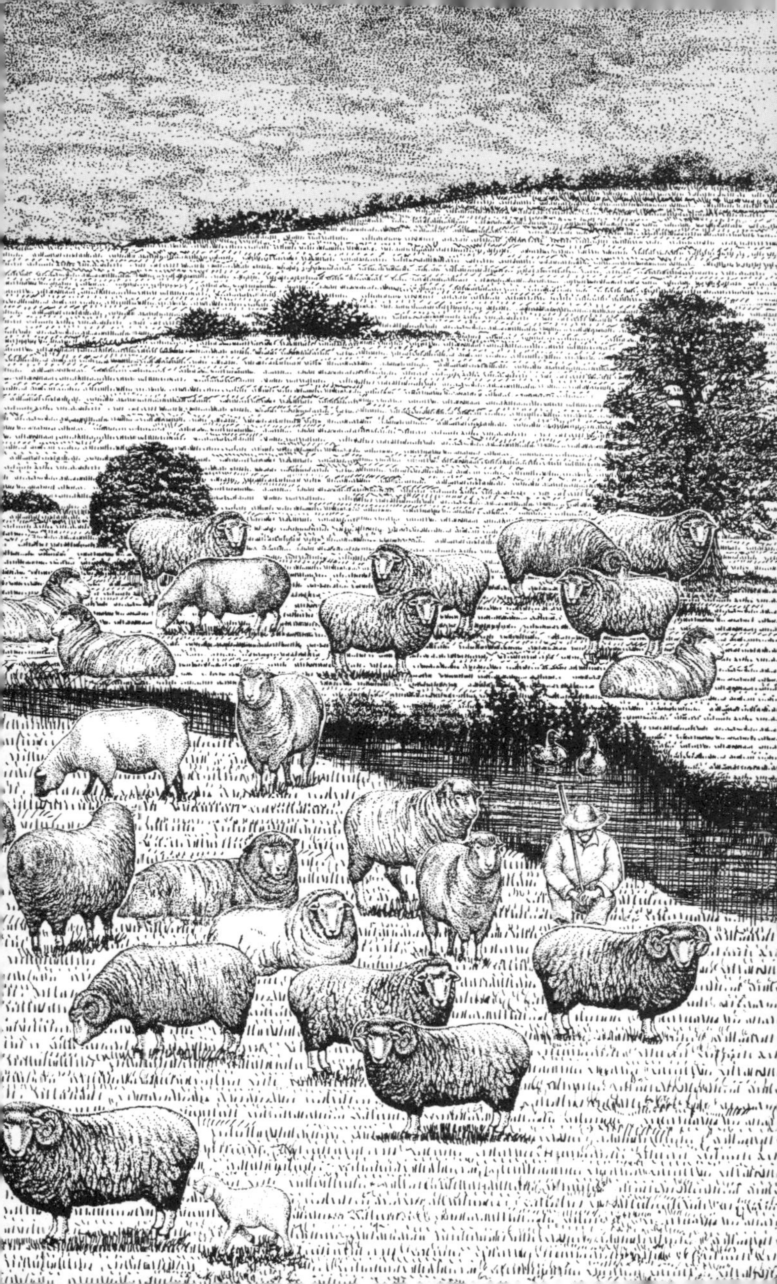

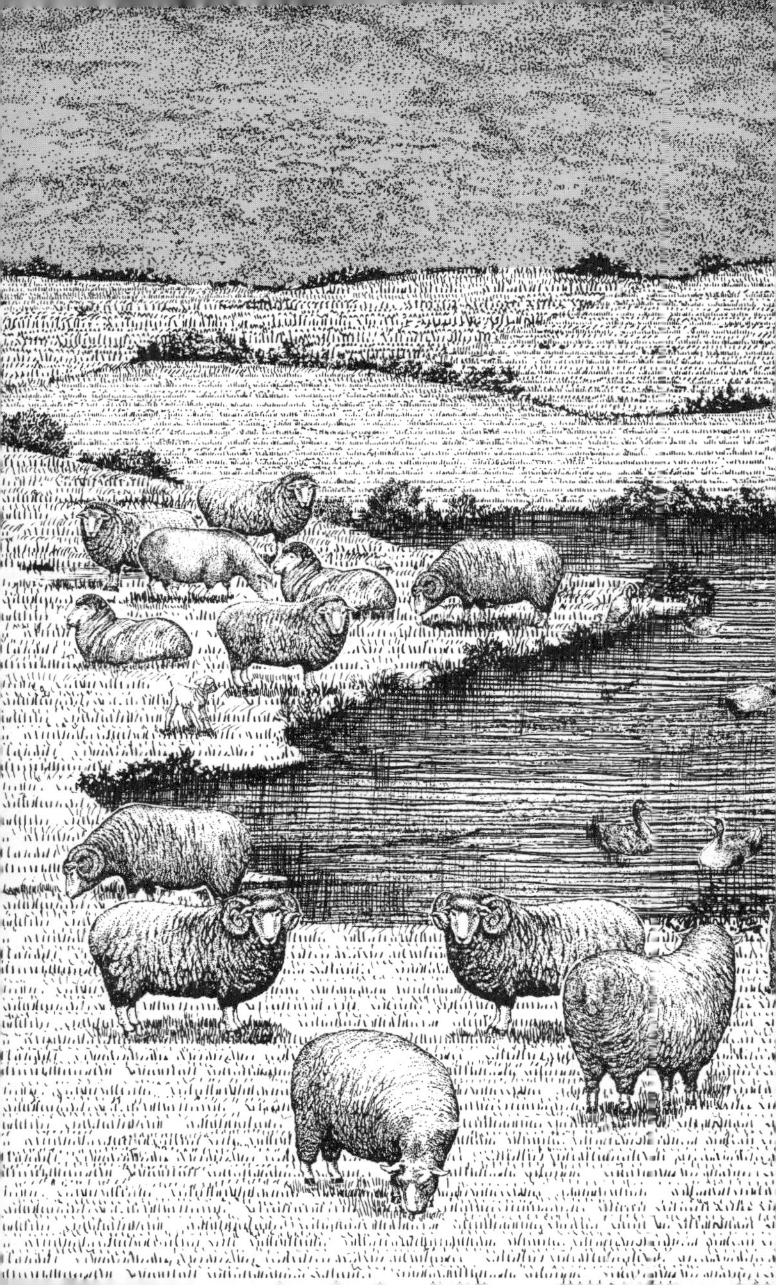

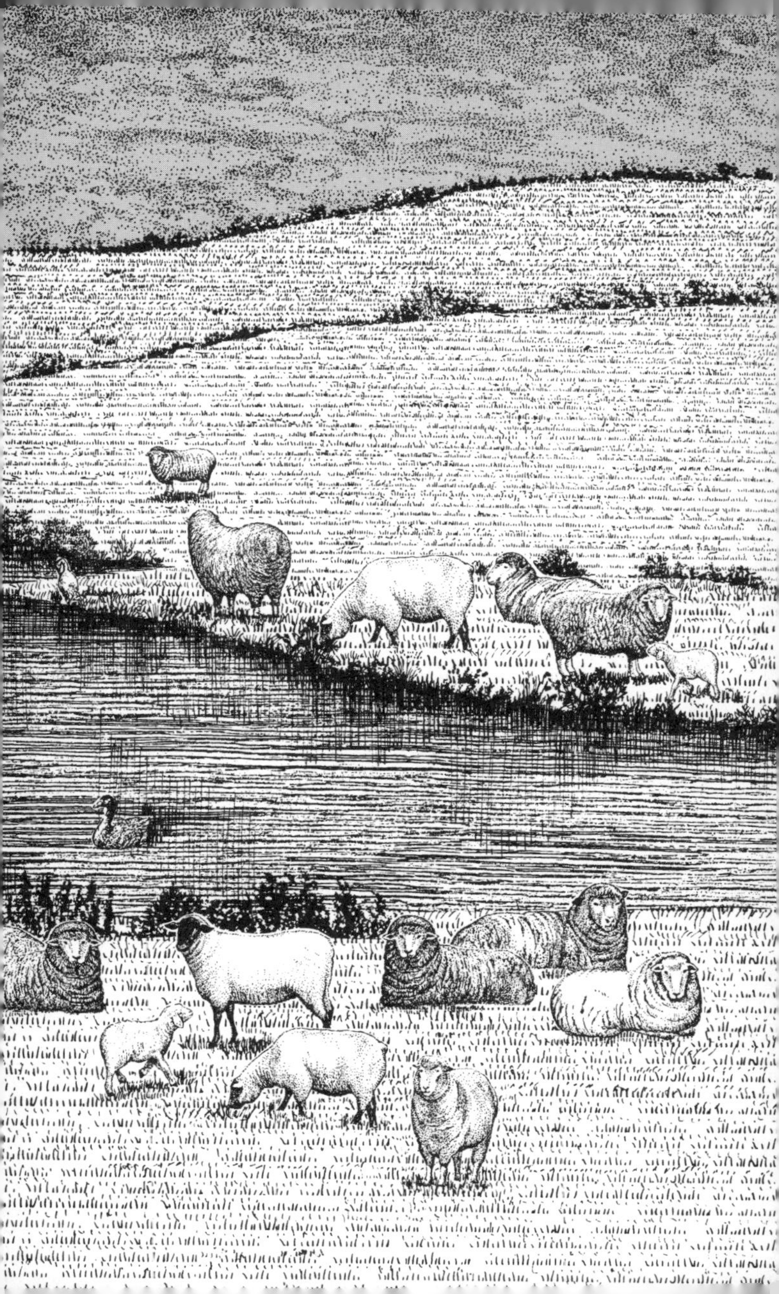

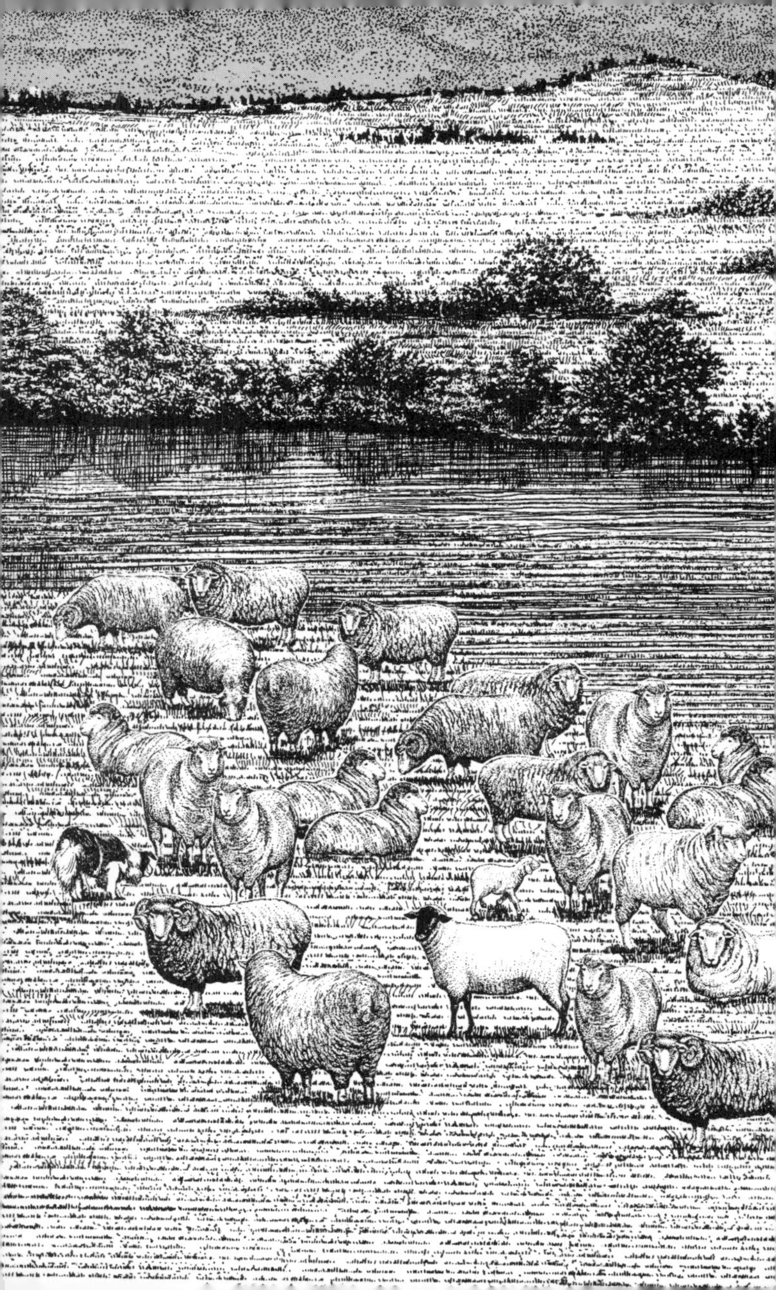

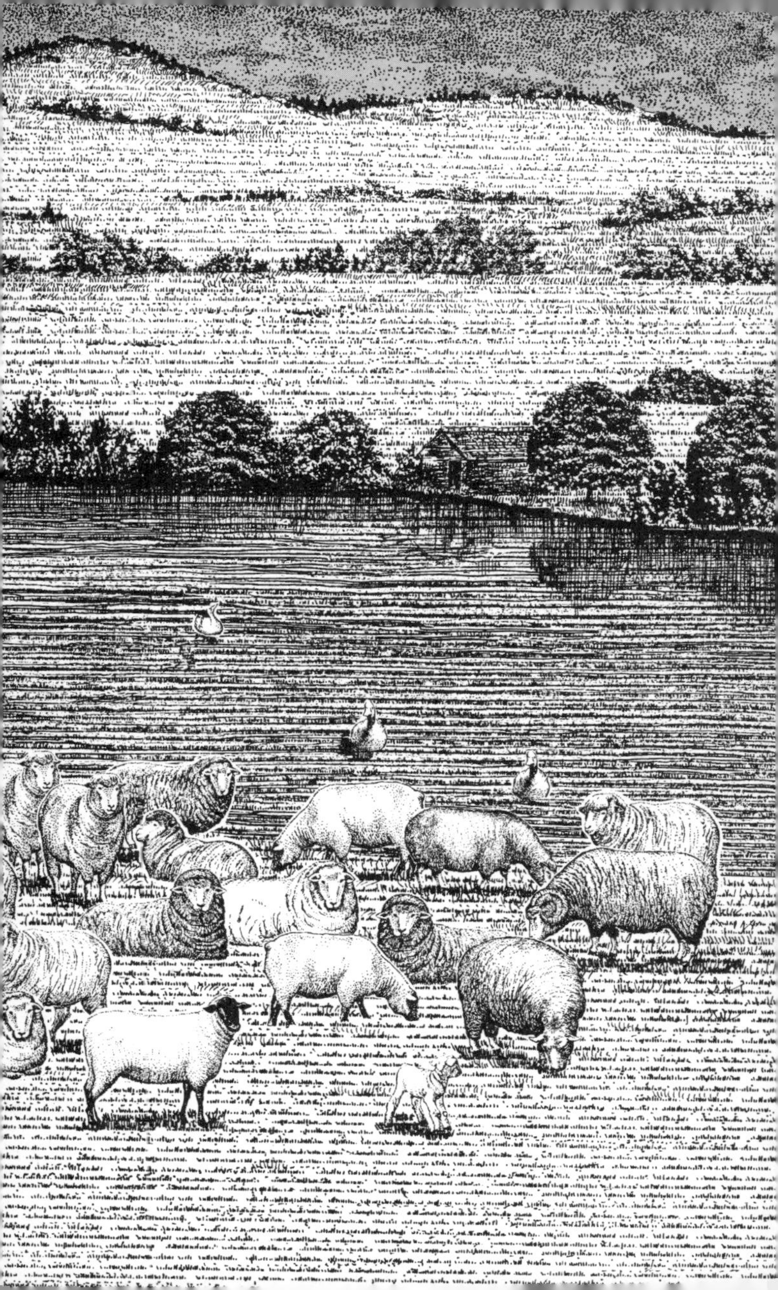

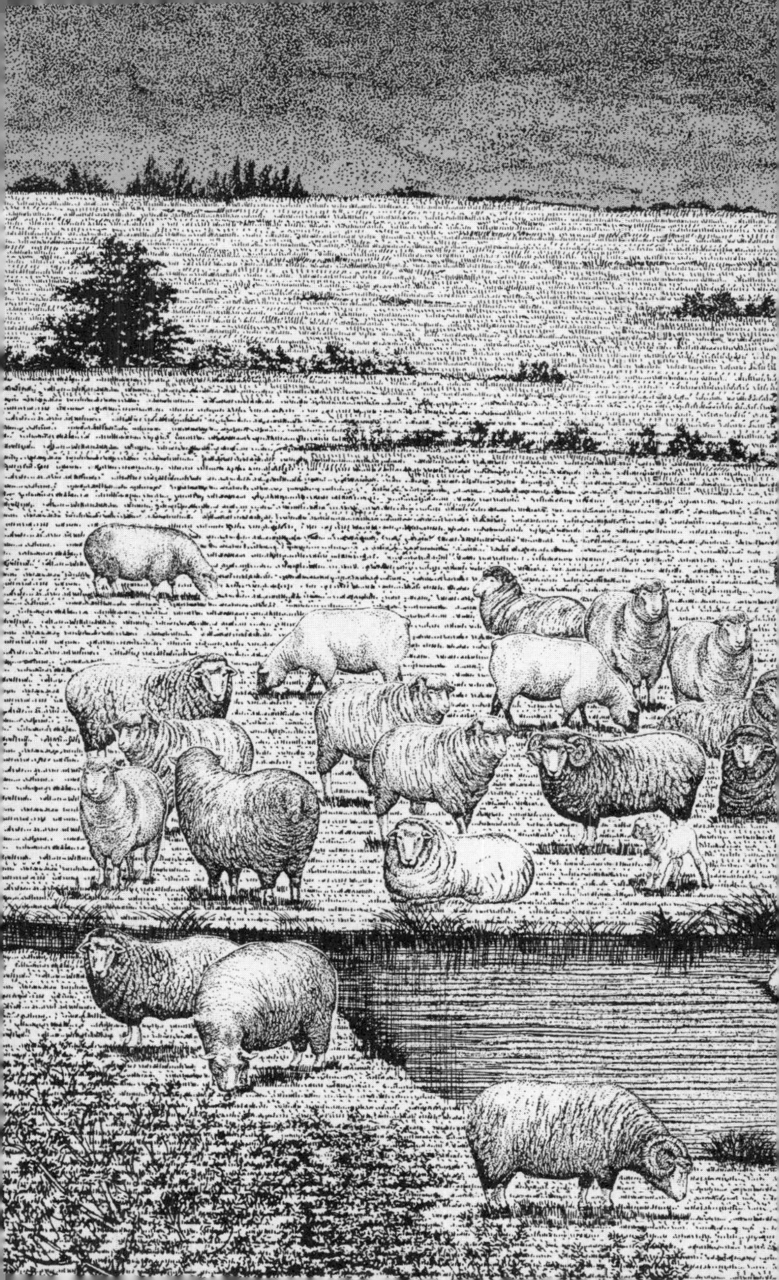

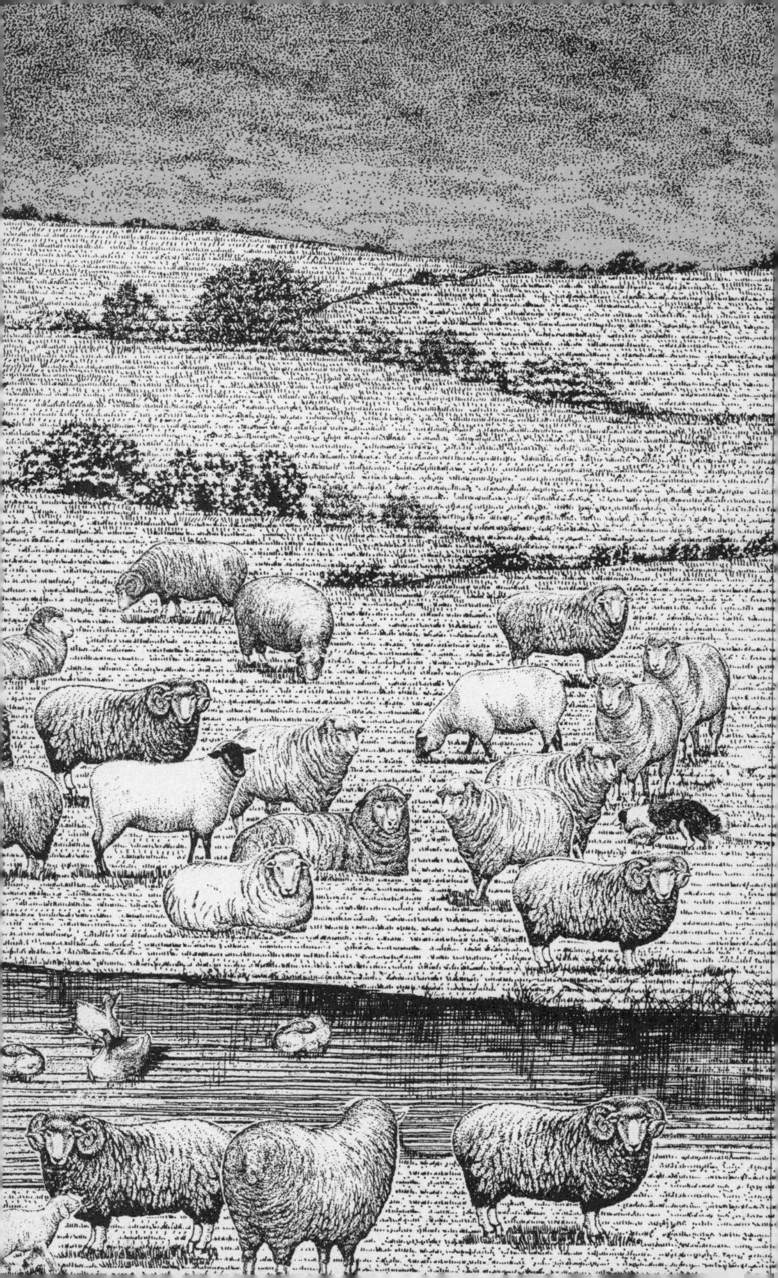

FRAGEN
— 2 —

Noch immer nicht eingeschlafen? Nun denn ...

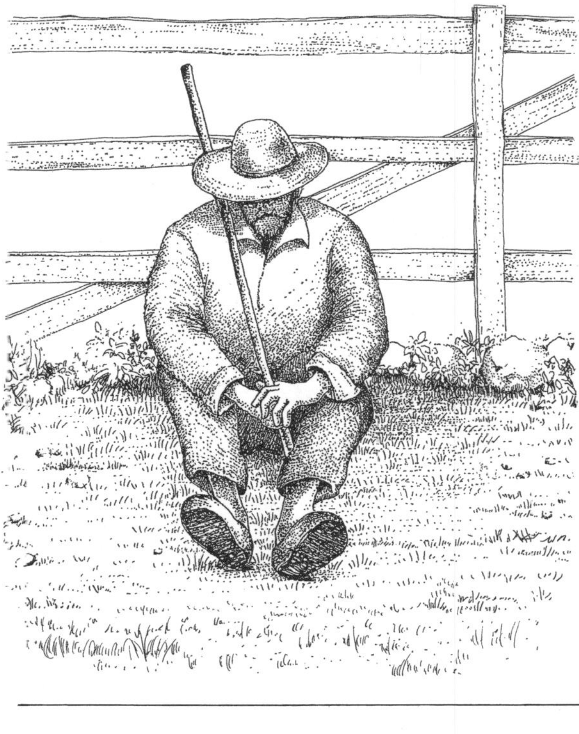

FRAGE 1: Wie viele Schafe gibt es auf der Weide Ost?

FRAGE 2: Welche Zählmethoden haben Anton und Martha benutzt?

FRAGE 3: Und was hat Emily wohl gezählt?

Wenn Sie wissen wollen, ob Ihre Zahl richtig ist, können Sie jetzt das Blatt WEIDE OST ganz hinten in diesem Buch aufschneiden.

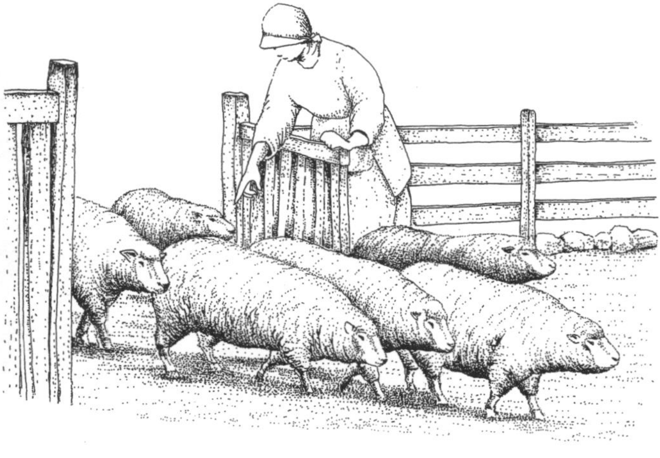

Nach Sonnenuntergang

Nachdem sie alle Schafe auf eine umzäunte Wiese getrieben haben, ist das Tagwerk der Logwoods endlich beendet.

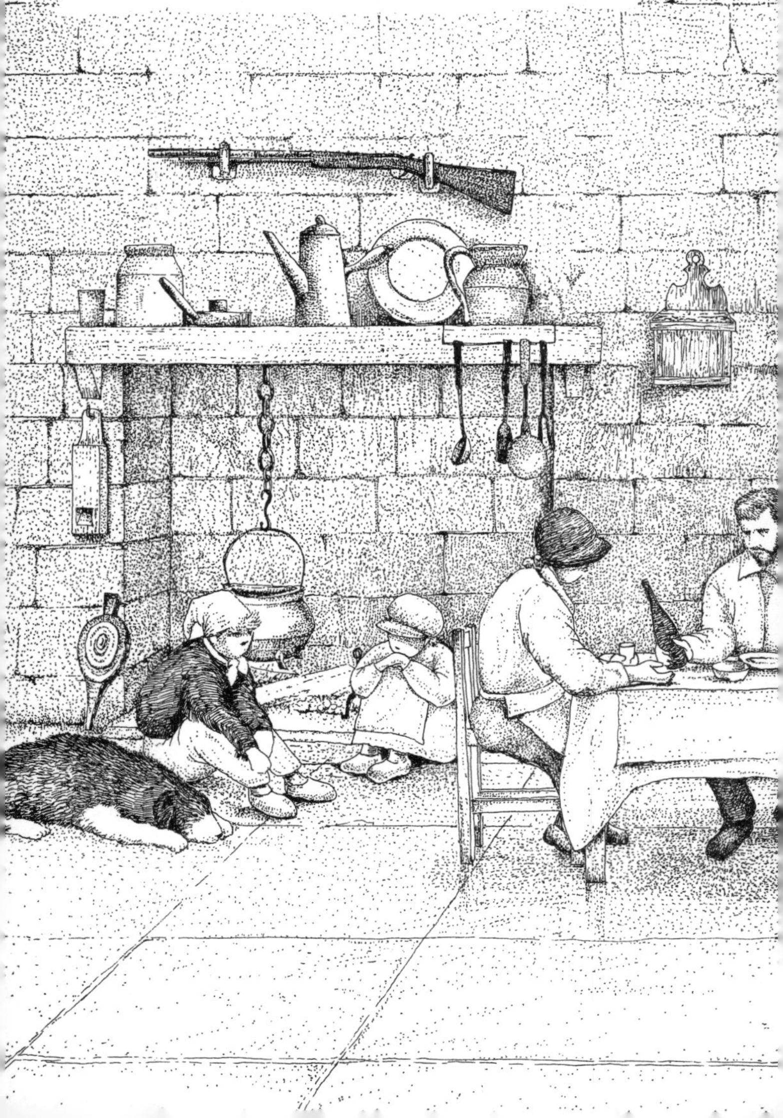

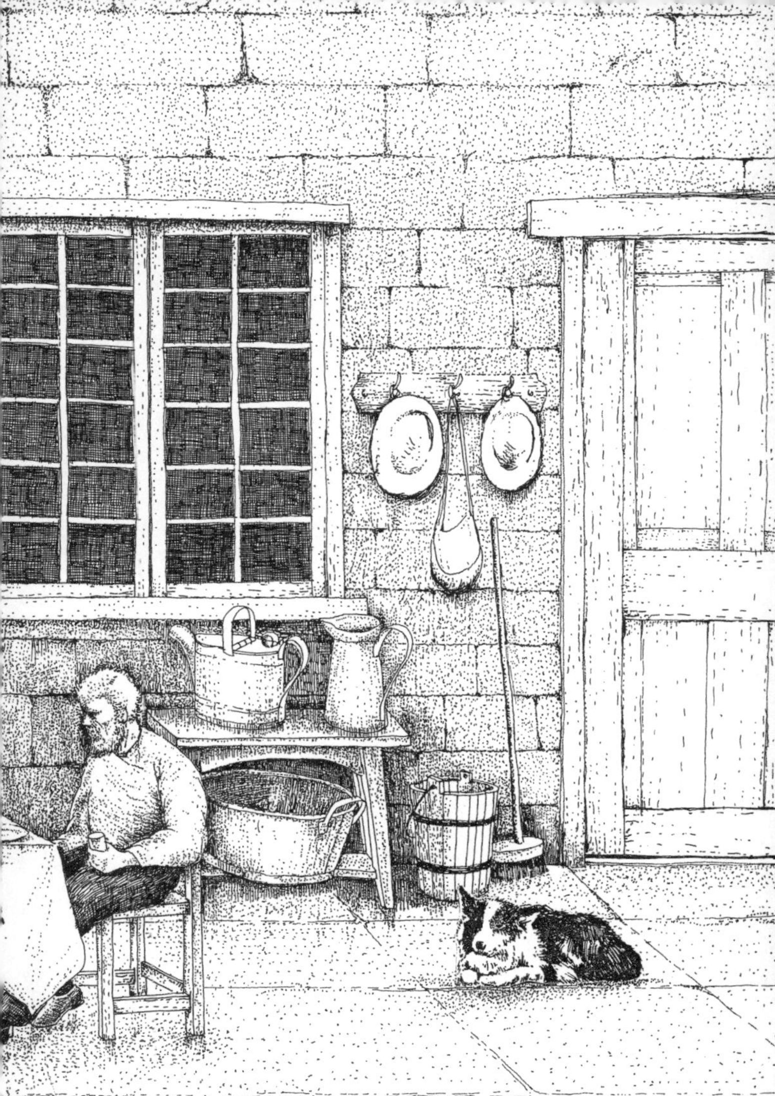

Die Erwachsenen sitzen noch beim Abendbrot, als Anton plötzlich aufspringt und zum Kamin läuft, um sich das Gewehr zu greifen: Er hat das ferne Heulen eines Wolfs gehört.

Das Heulen des Wolfes kommt aus Richtung der Weide Ost. Es hört sich an, als hätte er es auf die eingezäunten Schafe abgesehen.

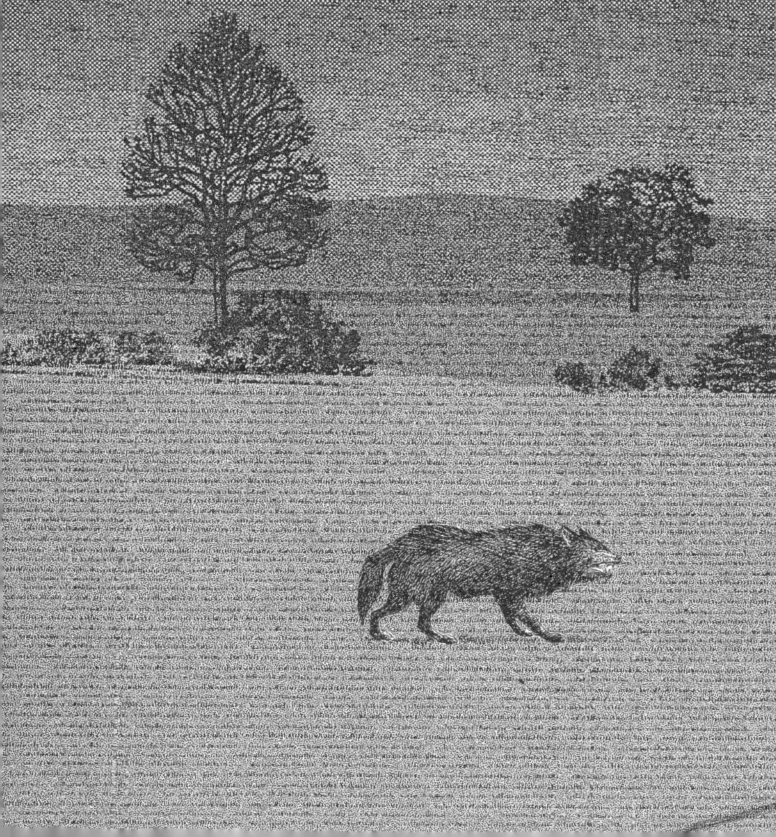

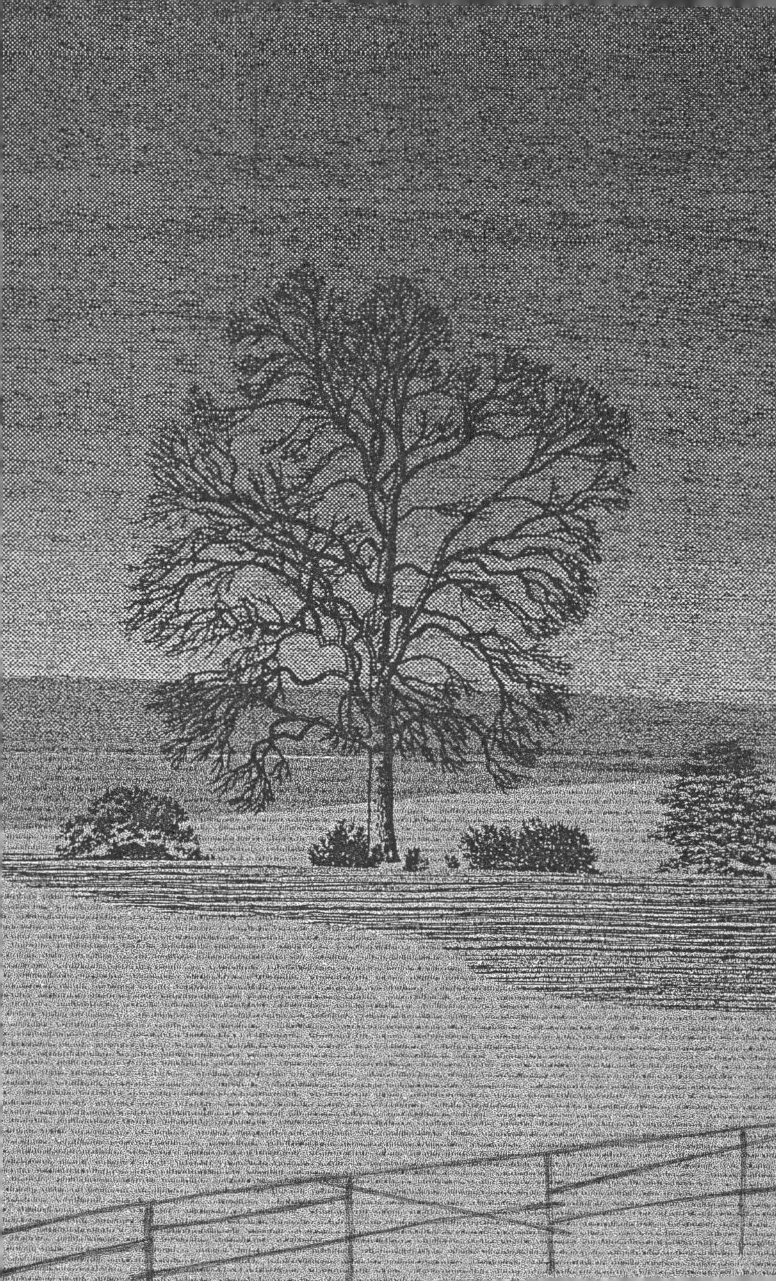

Anton, Oliver und Frank stürzen zur Tür hinaus und rennen zu der eingezäunten Wiese. Pluto geht mit. In der Ferne ist nun auch

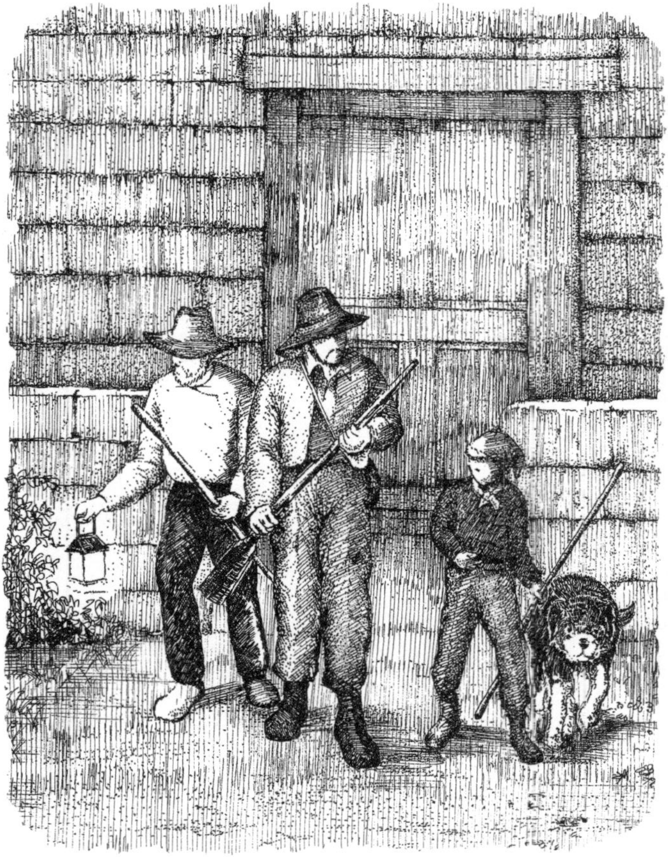

das Bellen von Bello zu hören. Die Schafe der Weide Ost müssen nachgezählt werden: Vielleicht hat der Wolf Schafe gerissen.

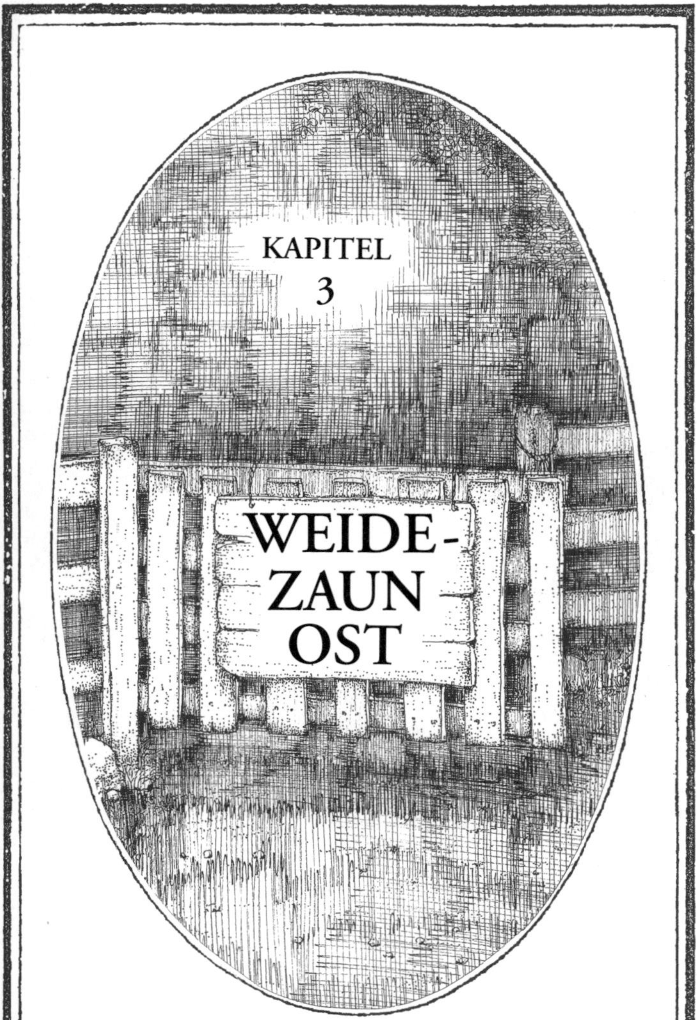
KAPITEL
3
WEIDE-
ZAUN
OST

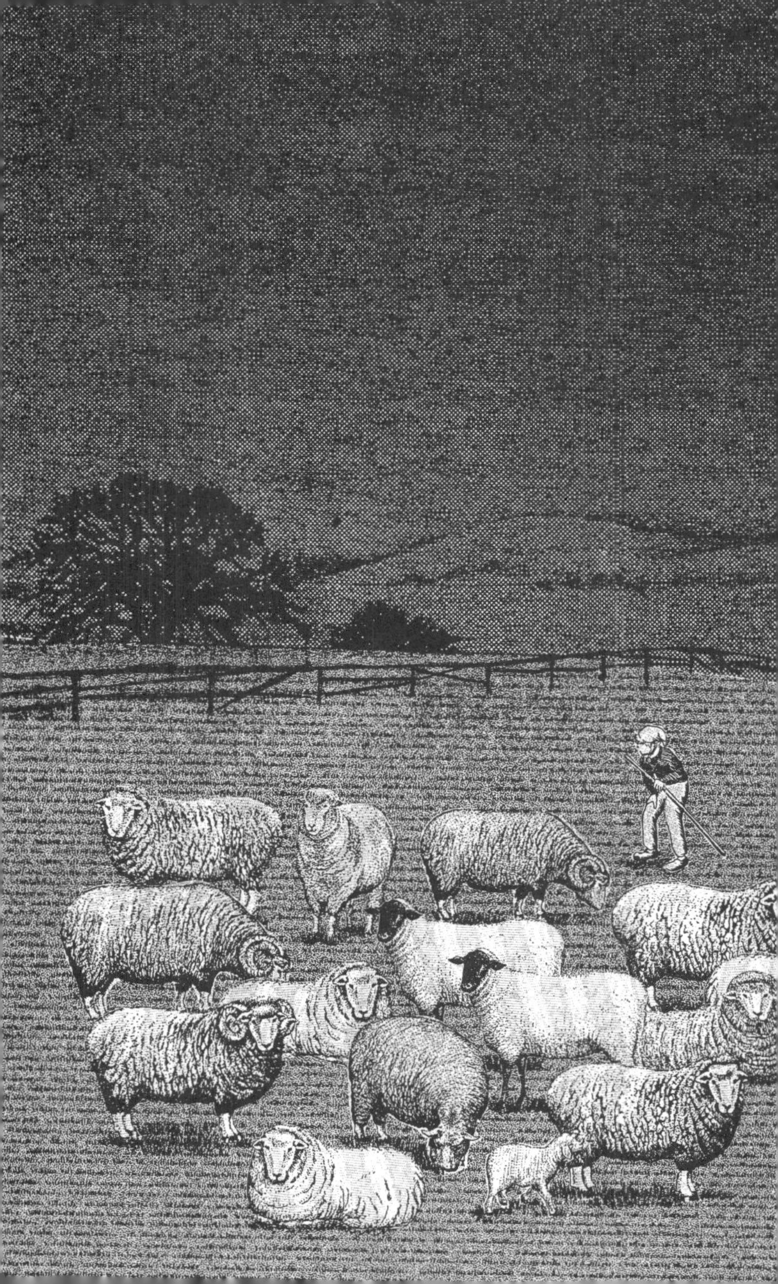

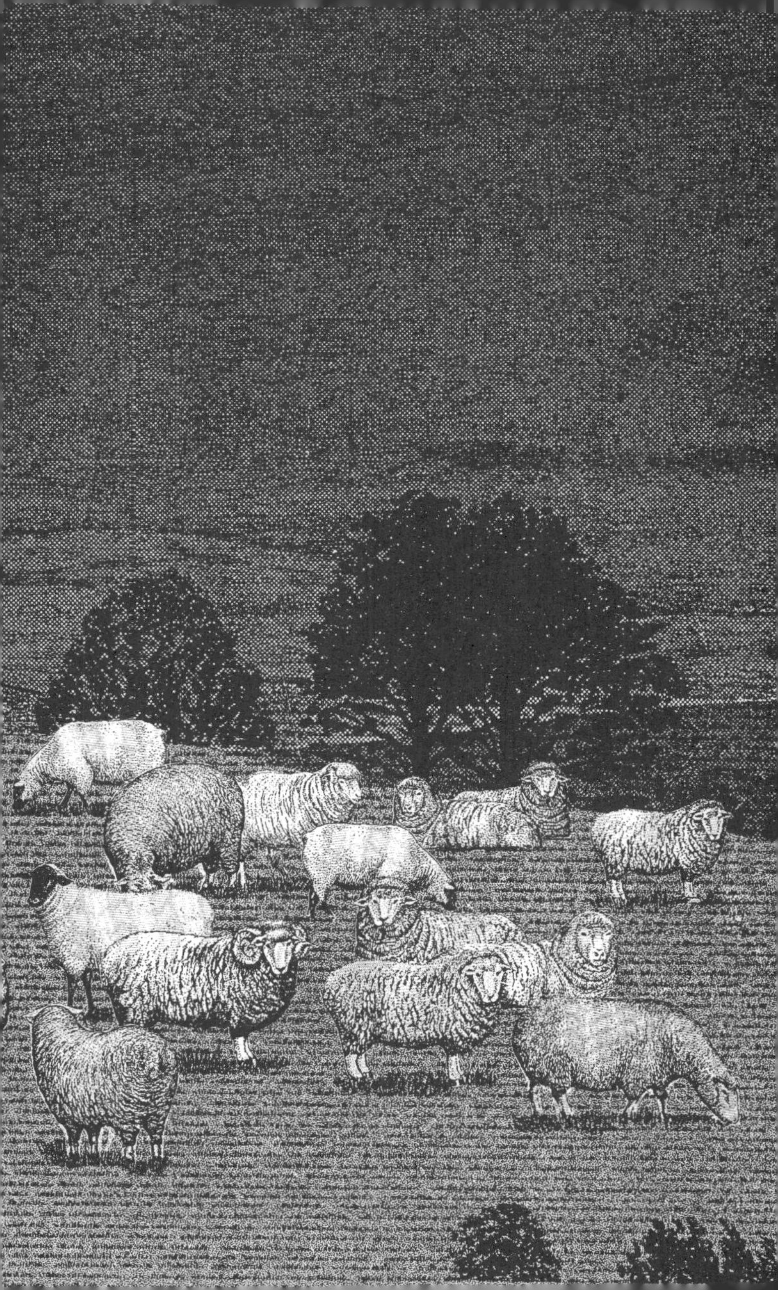

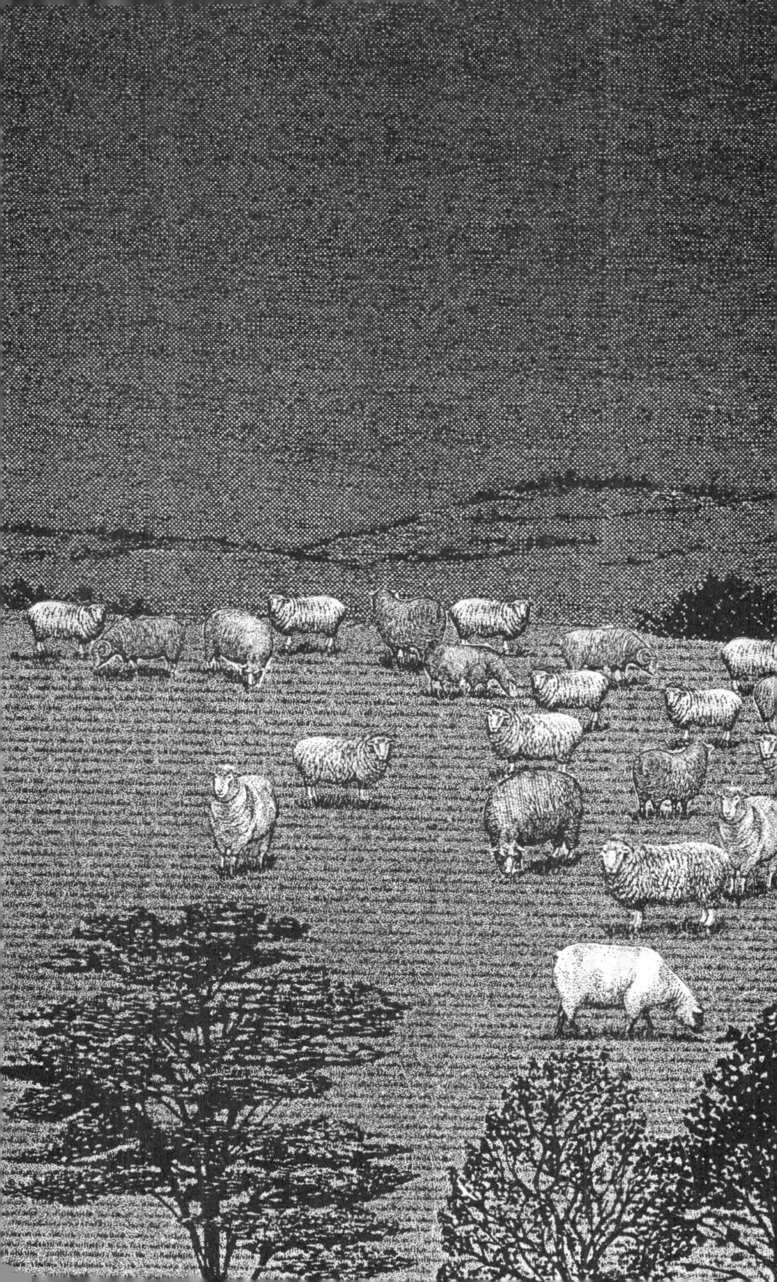

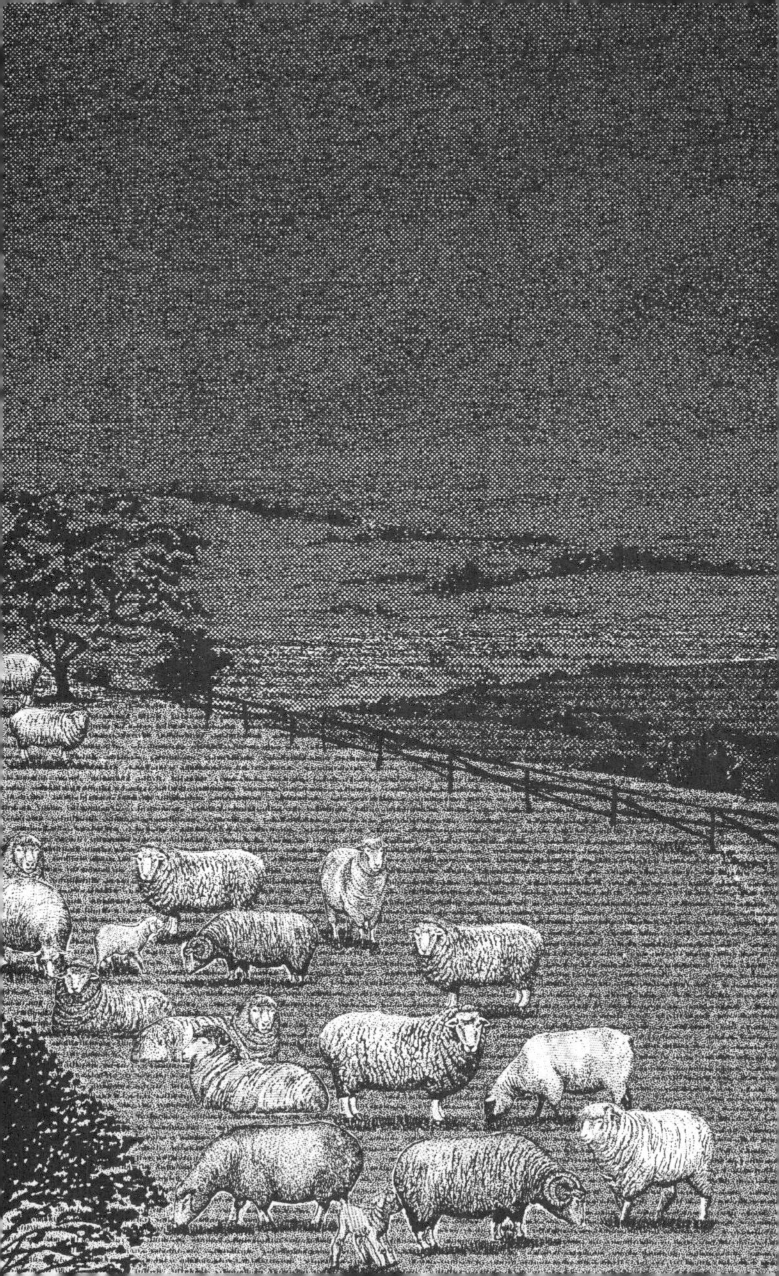

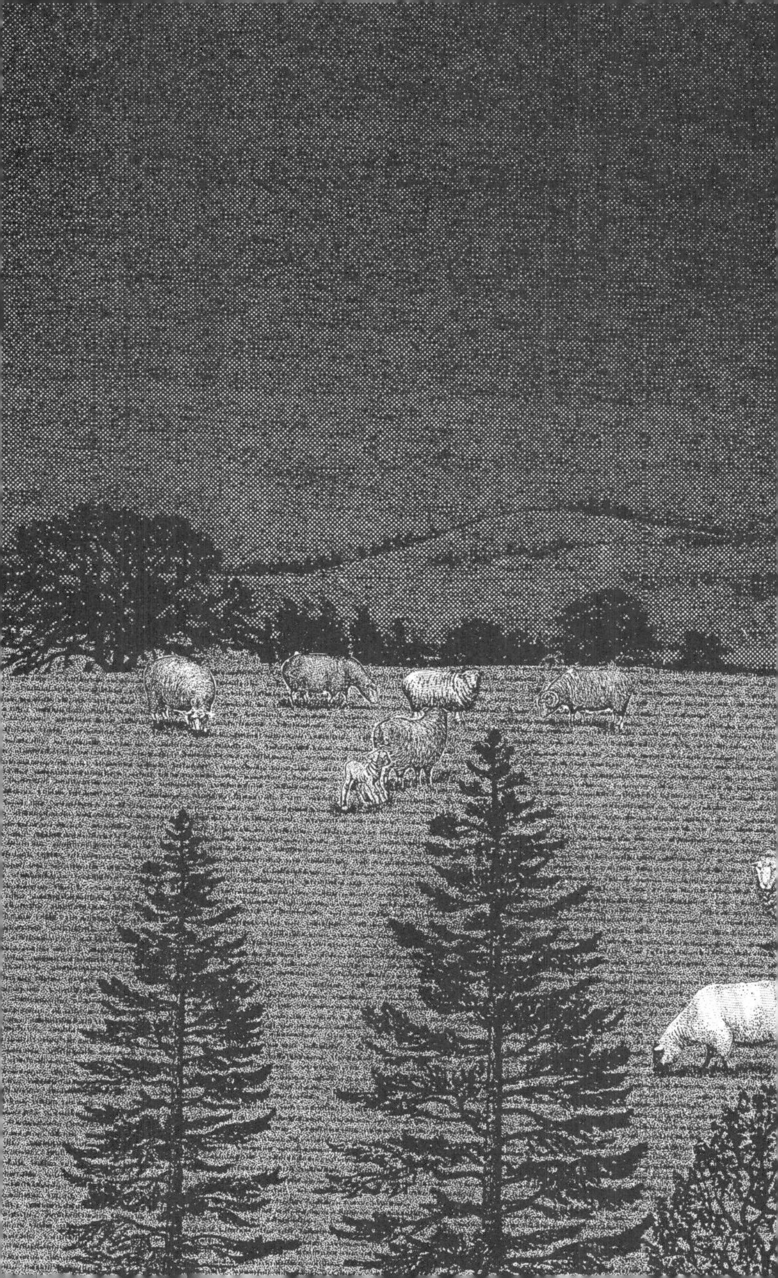

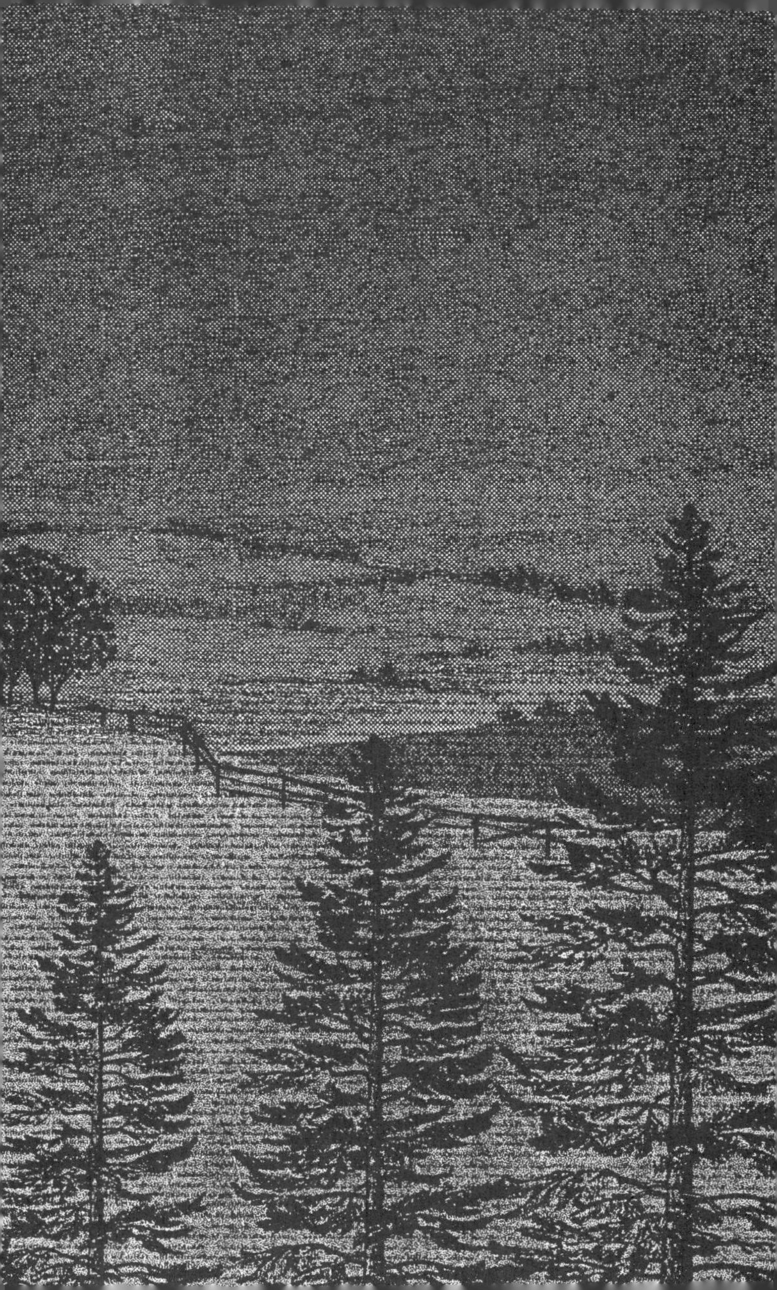

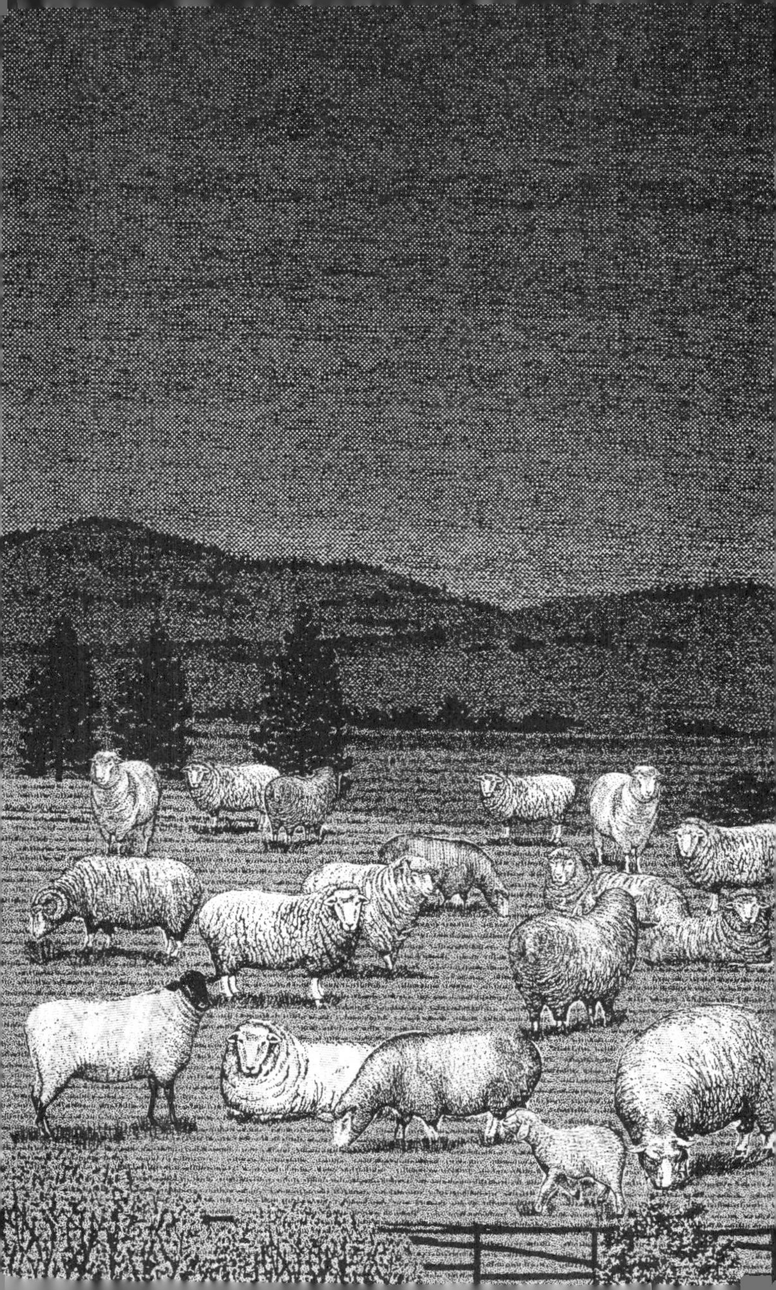

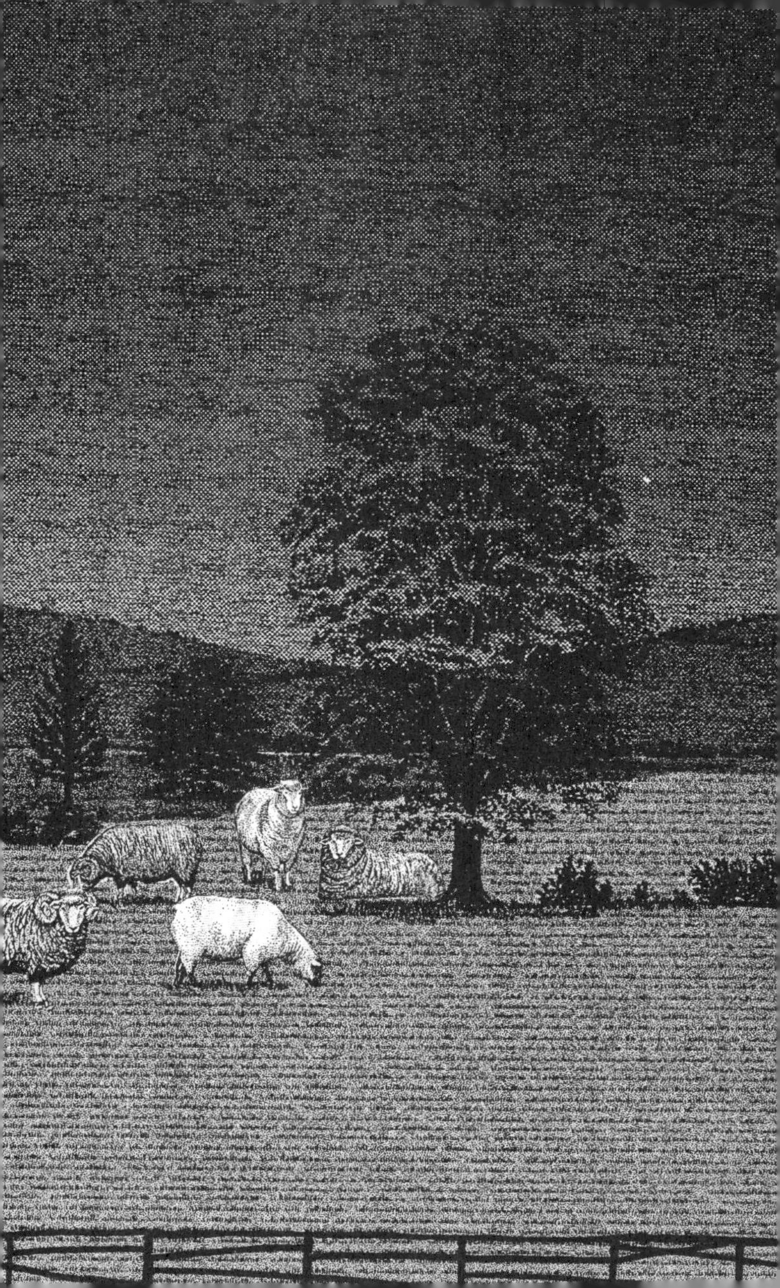

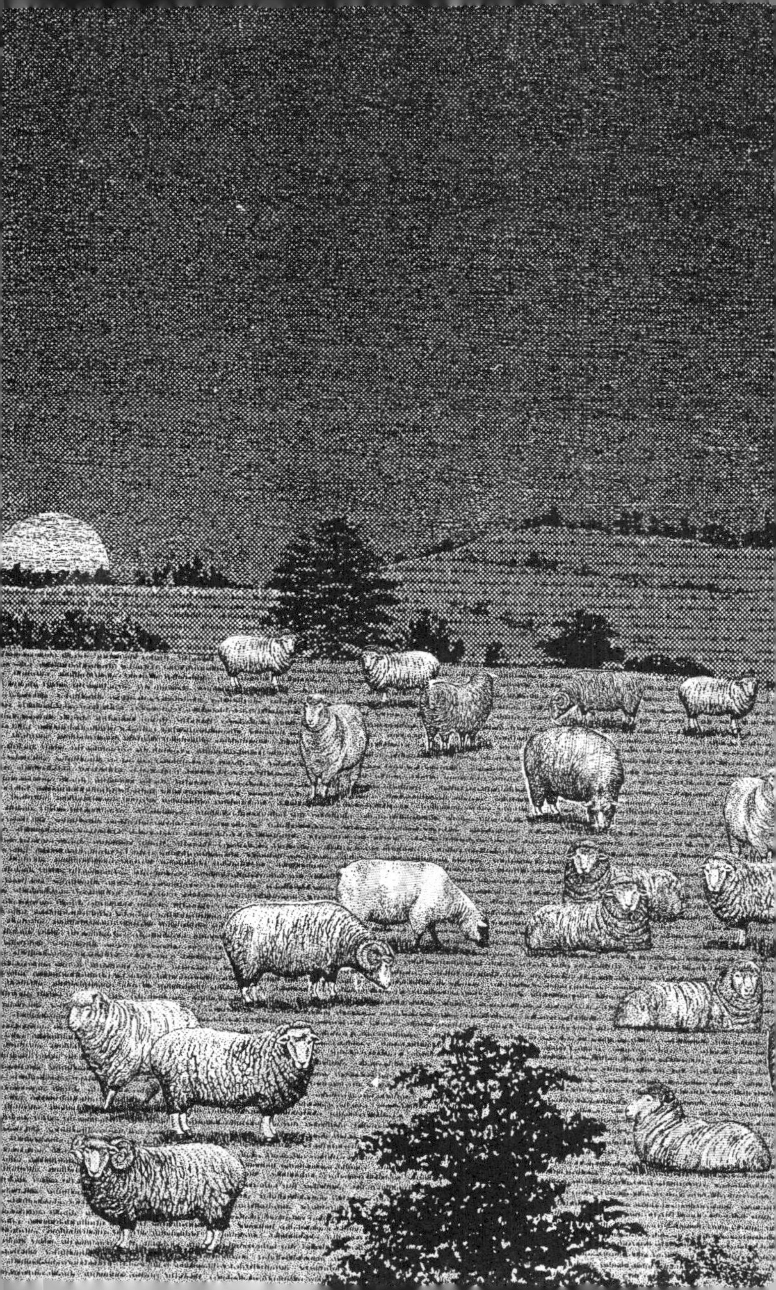

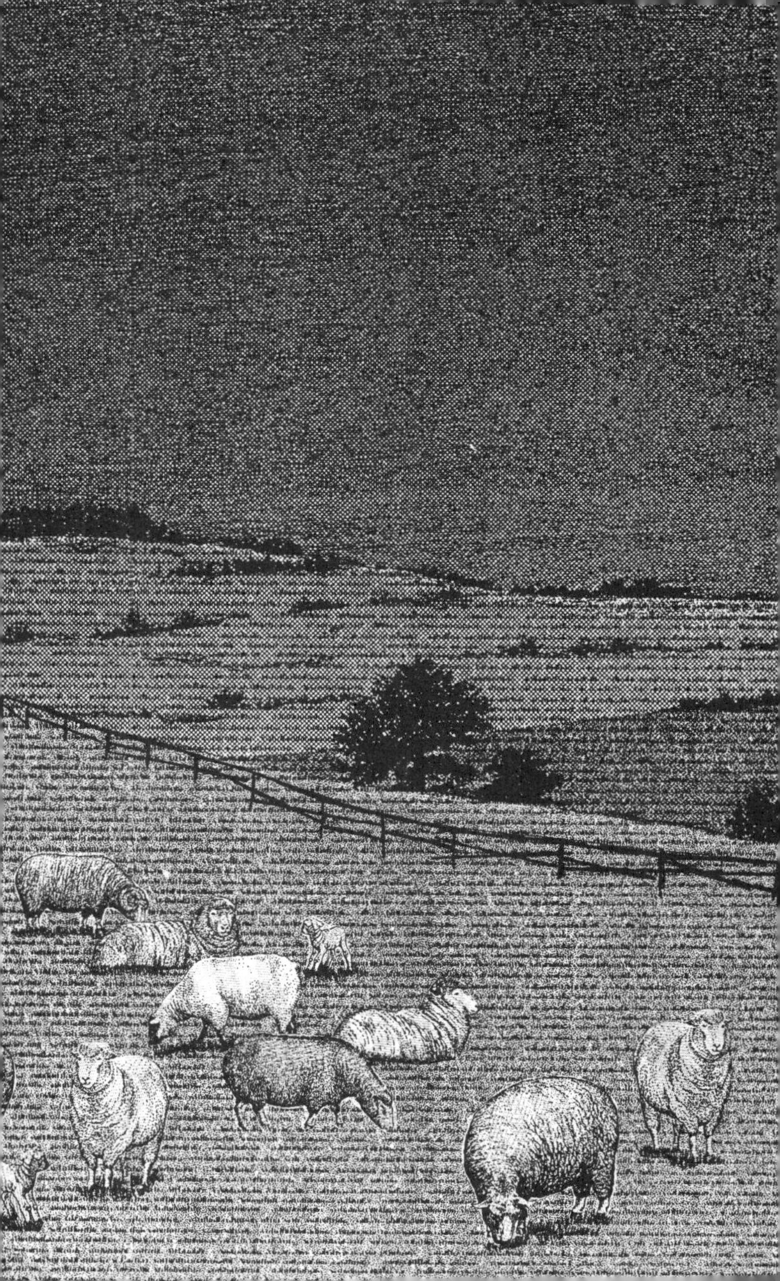

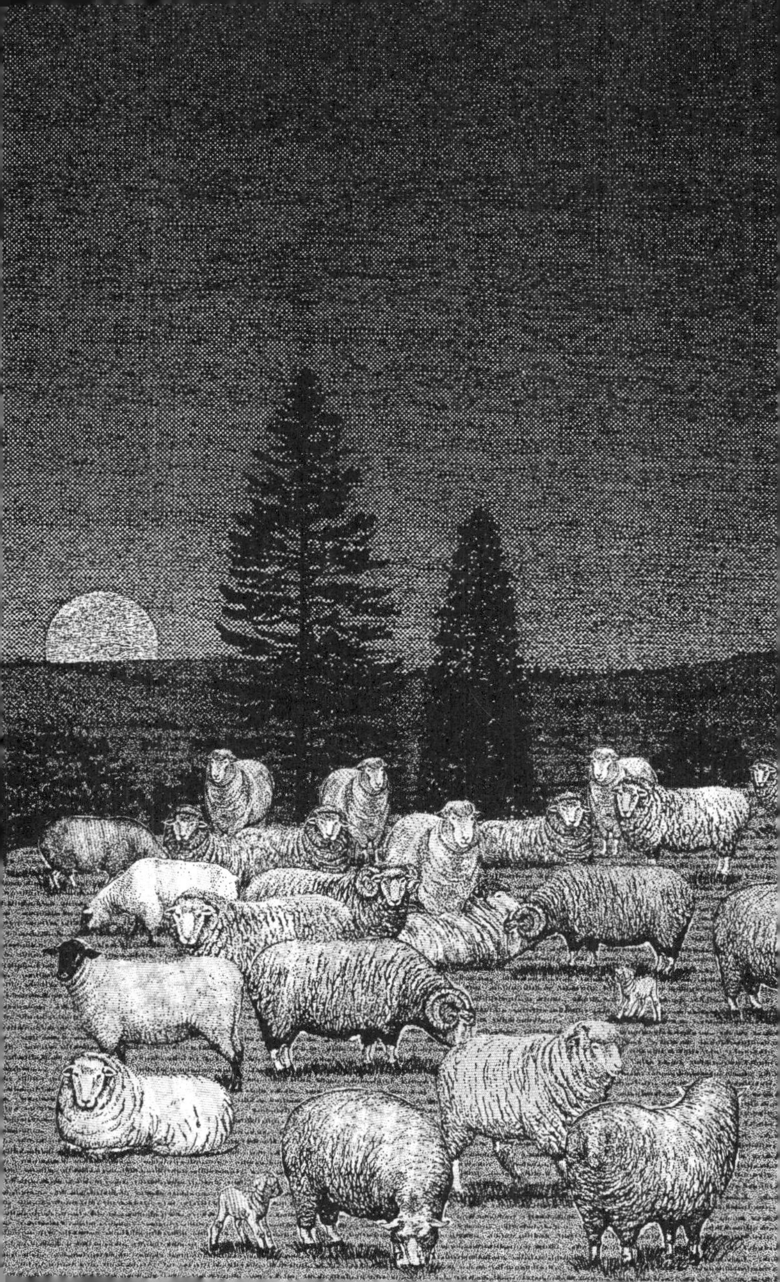

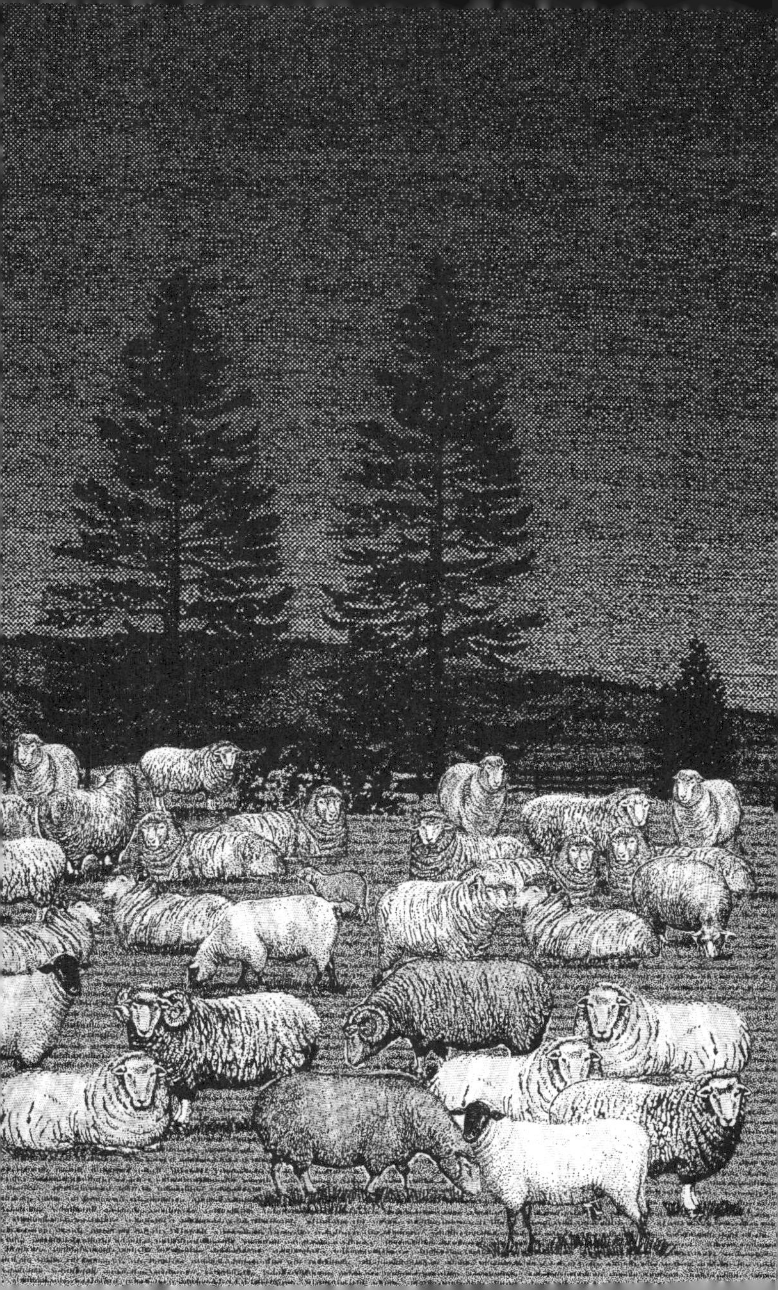

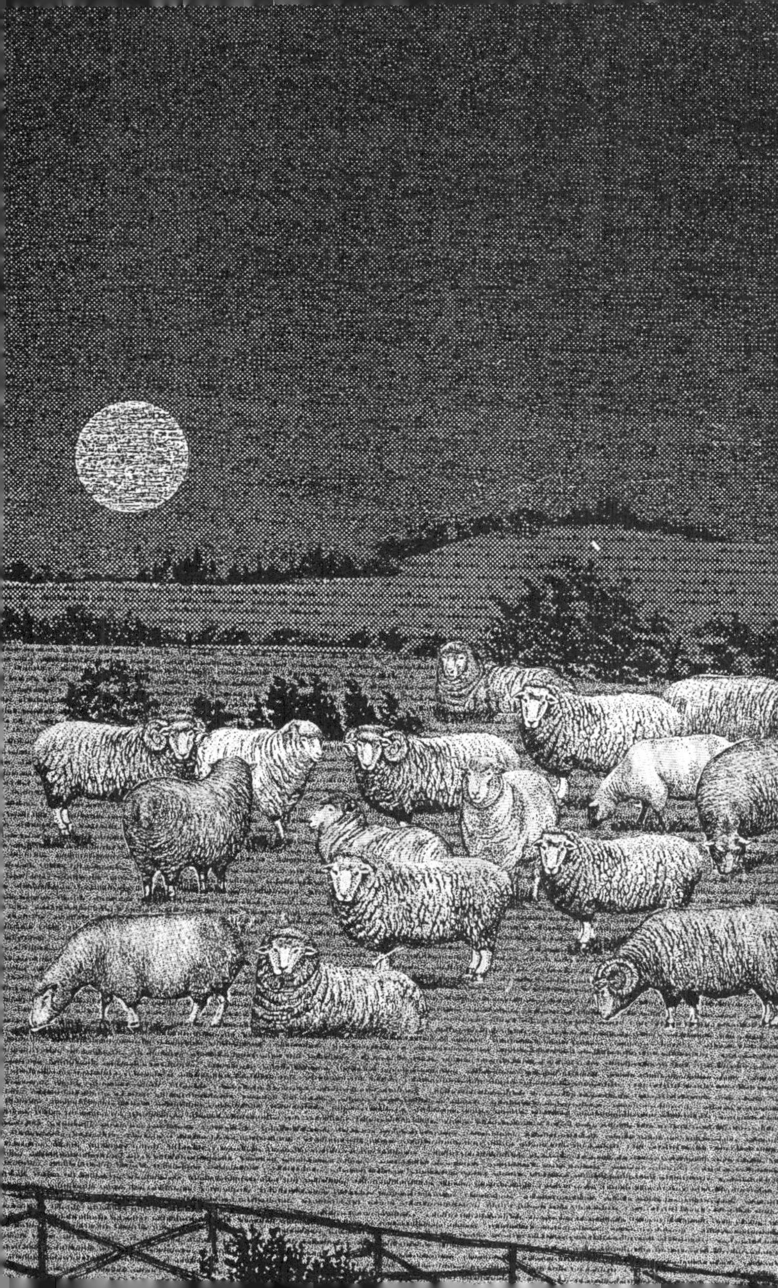

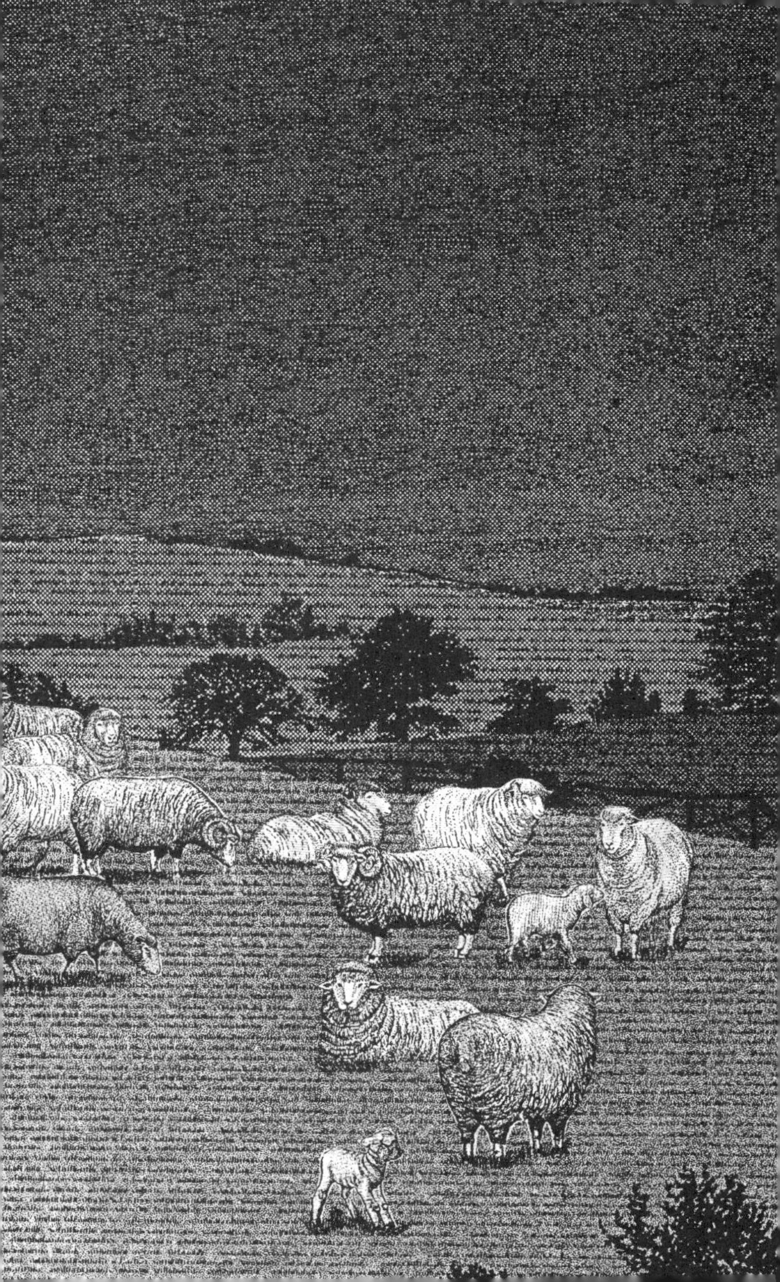

Wie viele Schafe haben Sie bislang gezählt?

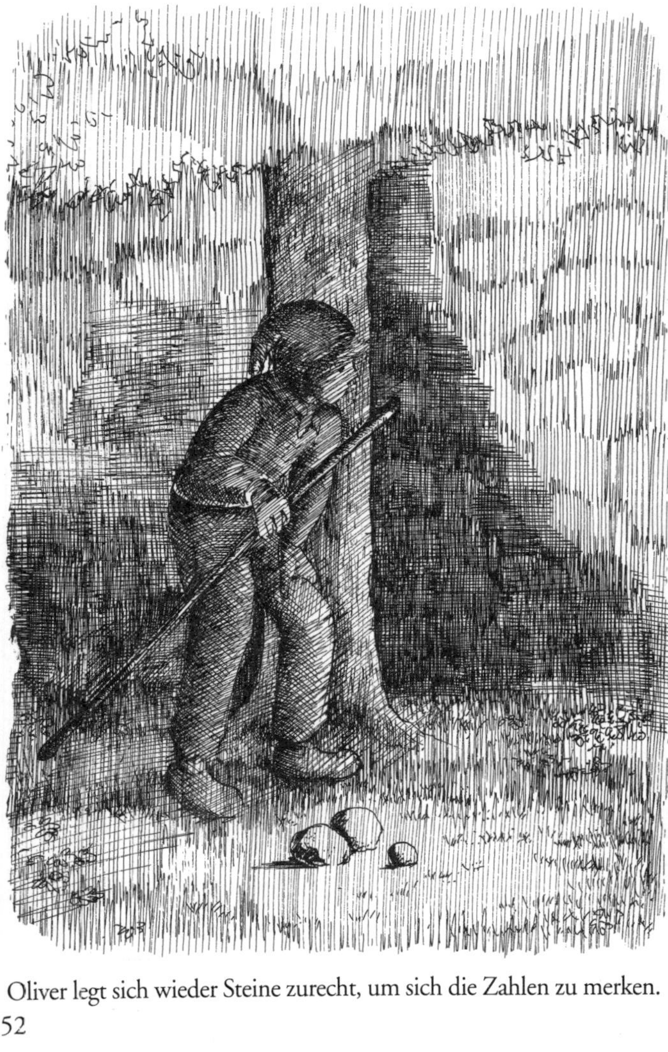

Oliver legt sich wieder Steine zurecht, um sich die Zahlen zu merken.

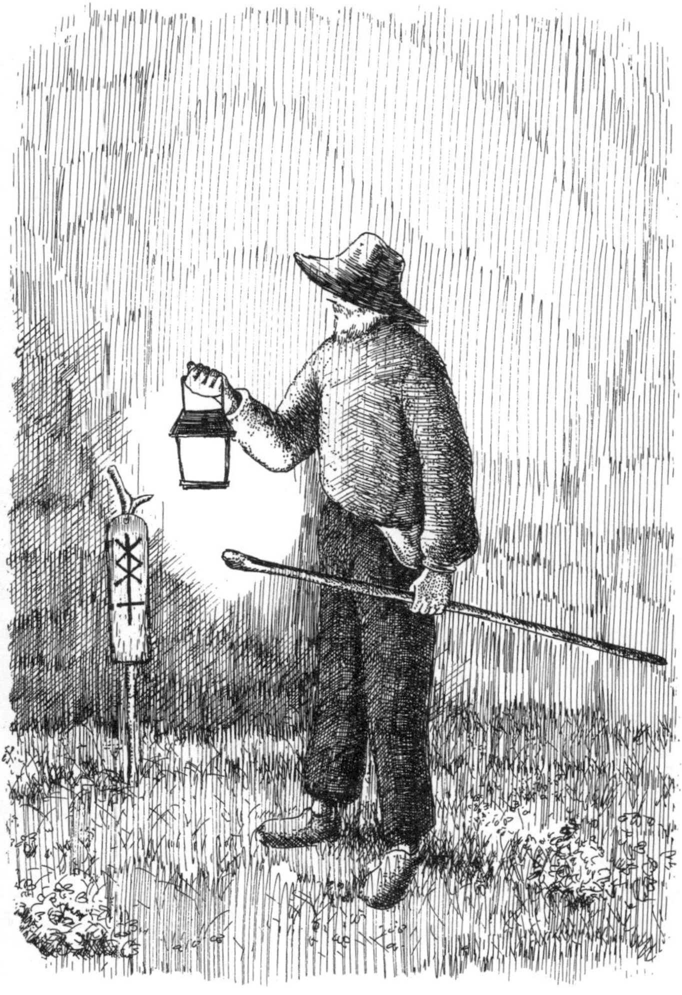

Frank benutzt zum Zählen erneut die alten Holzschilder.

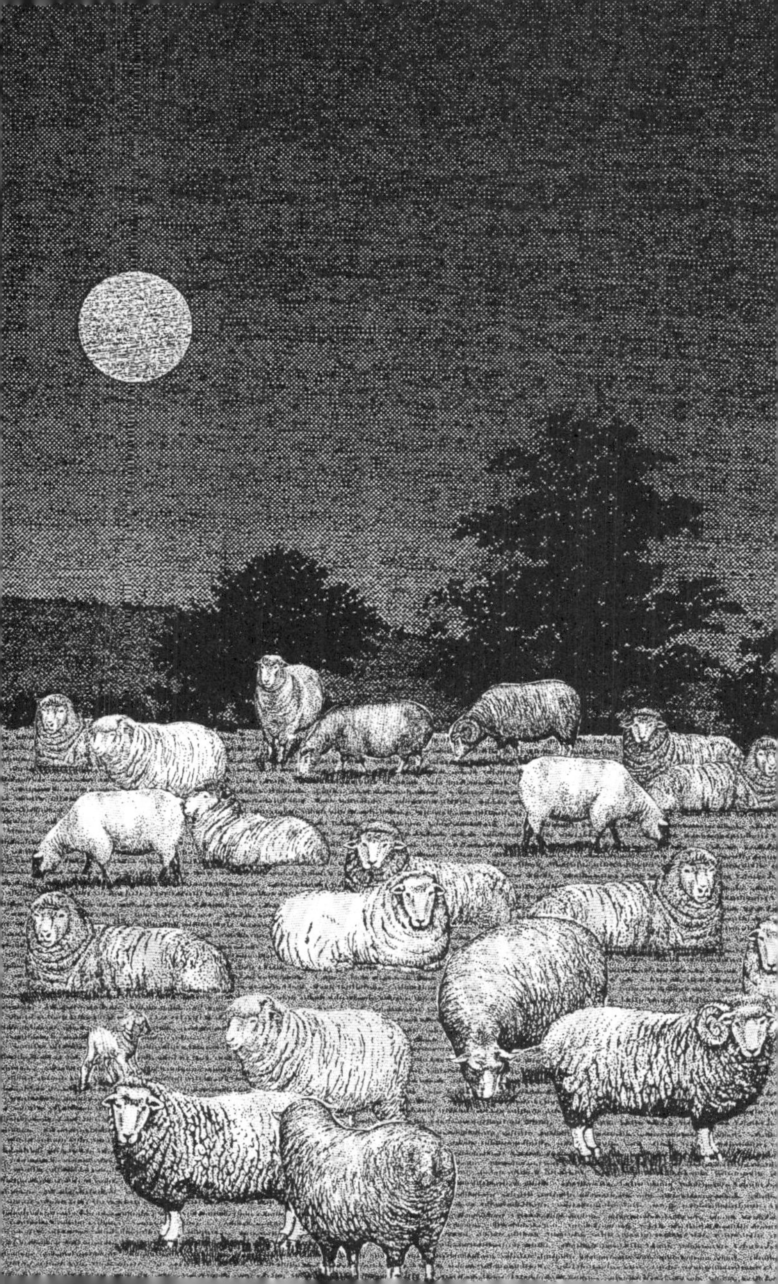

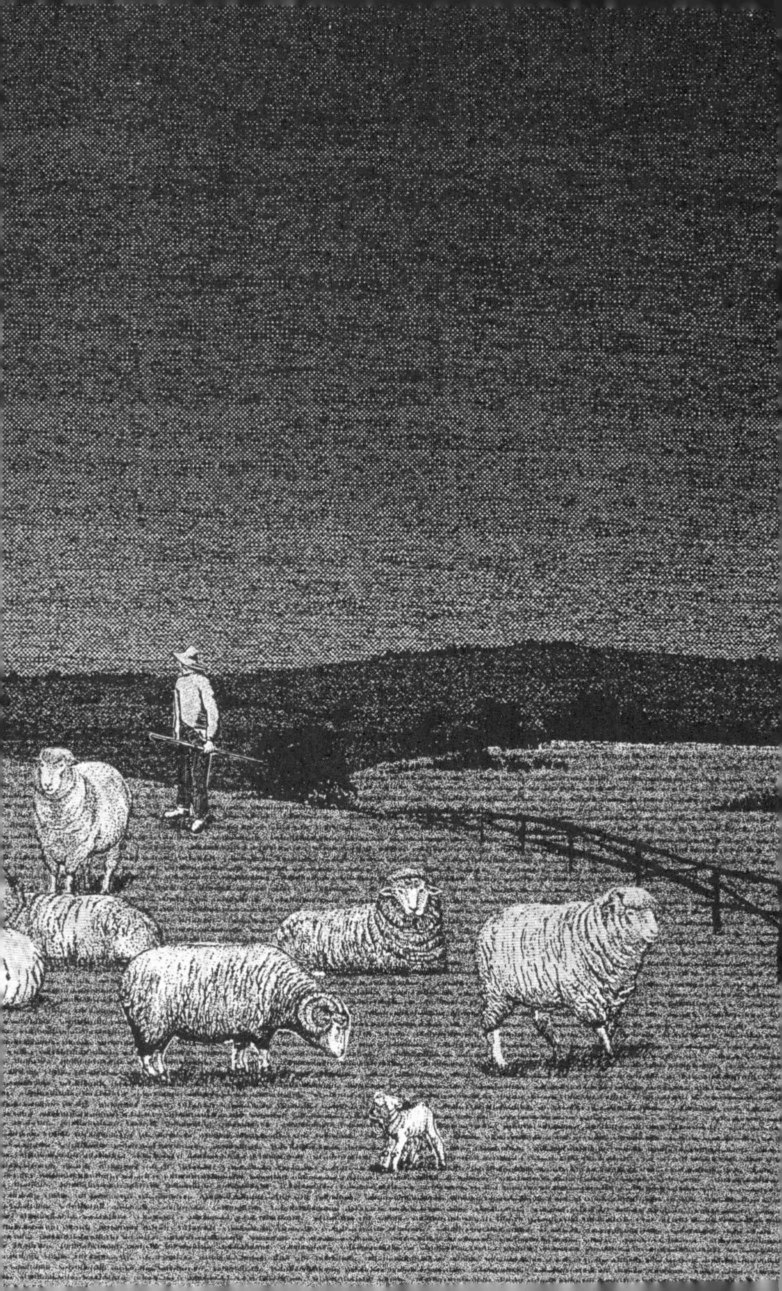

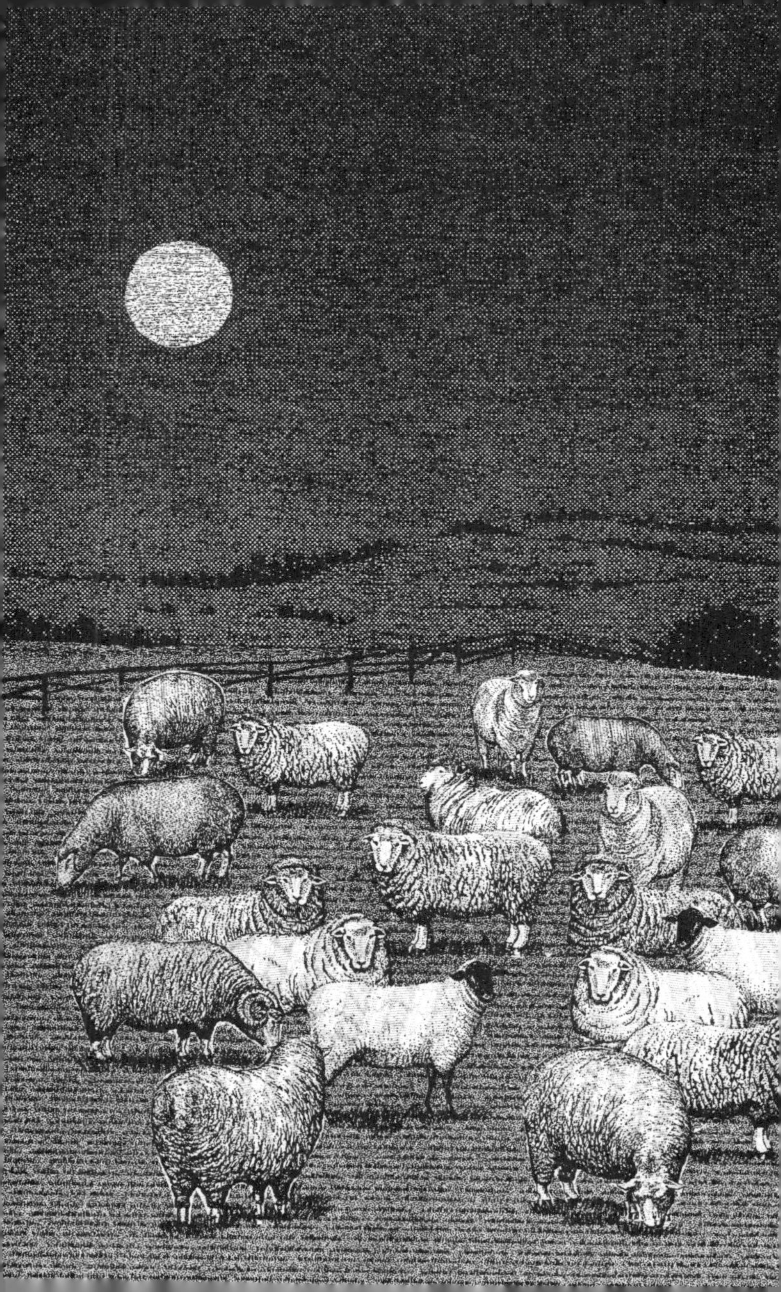

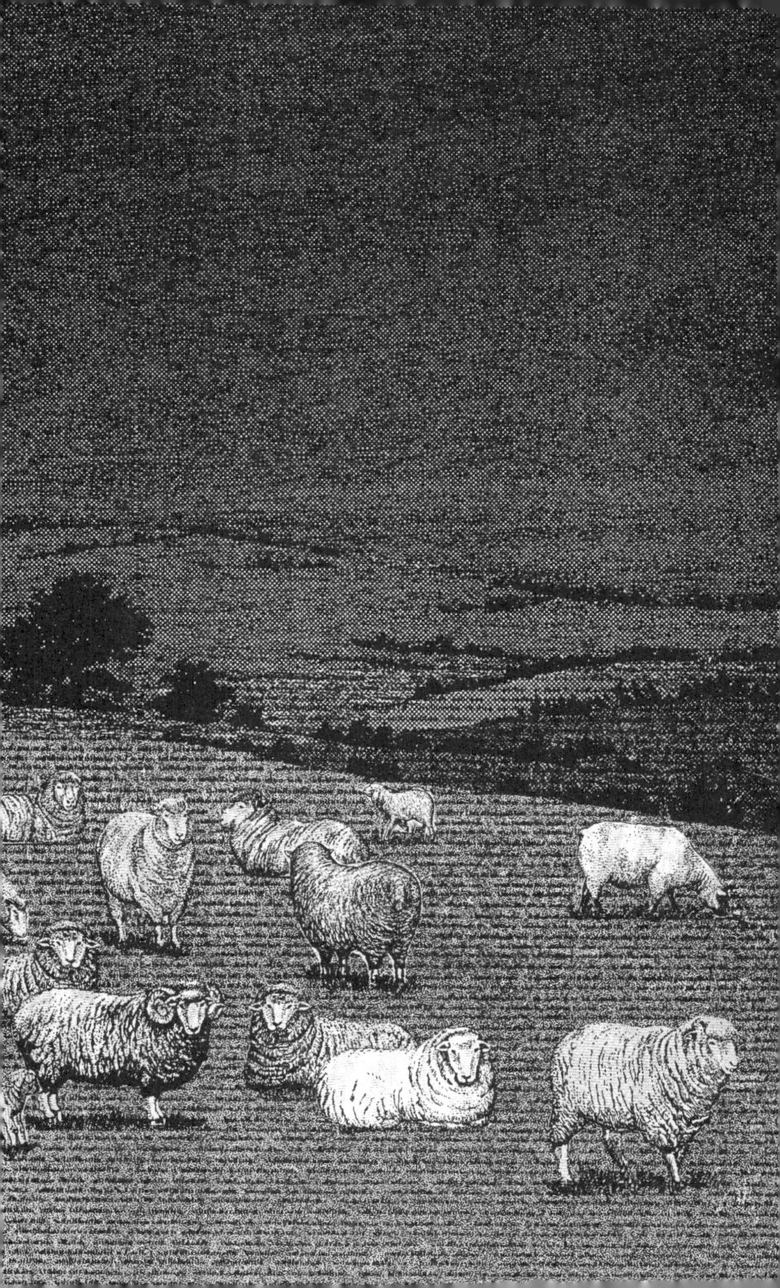

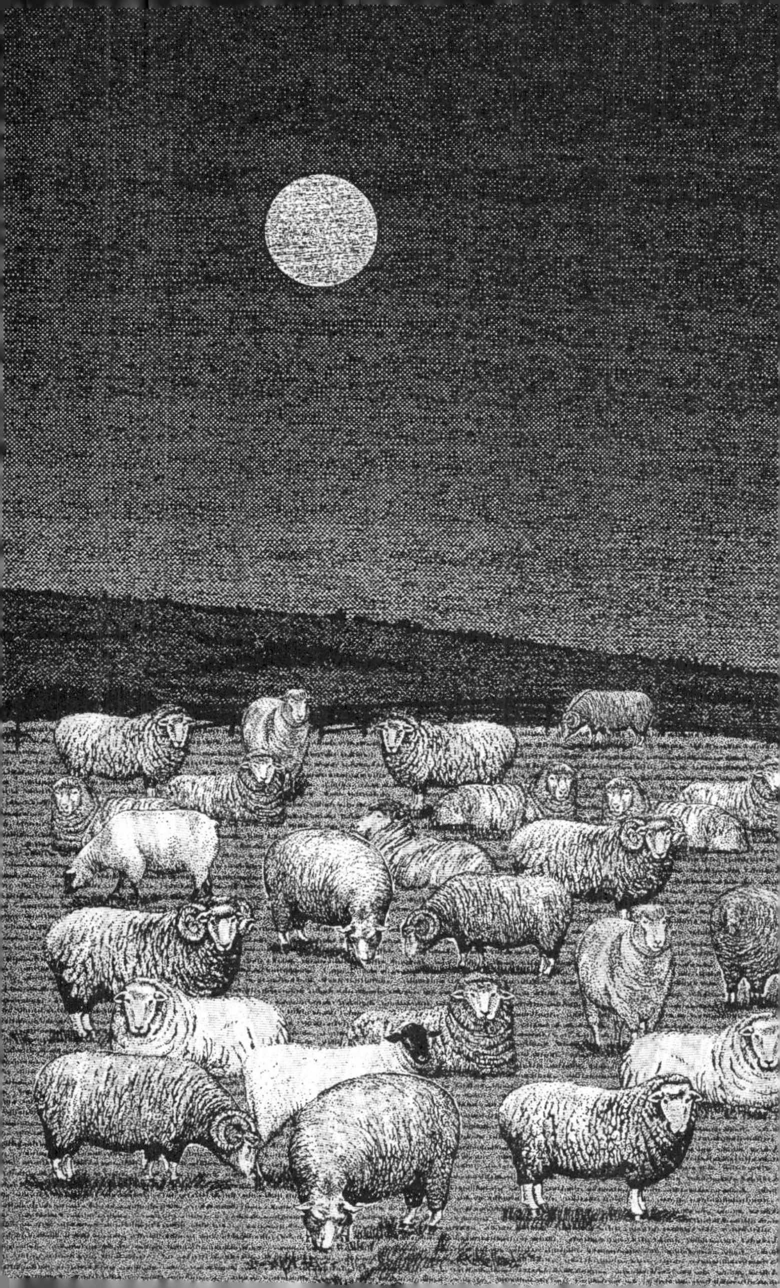

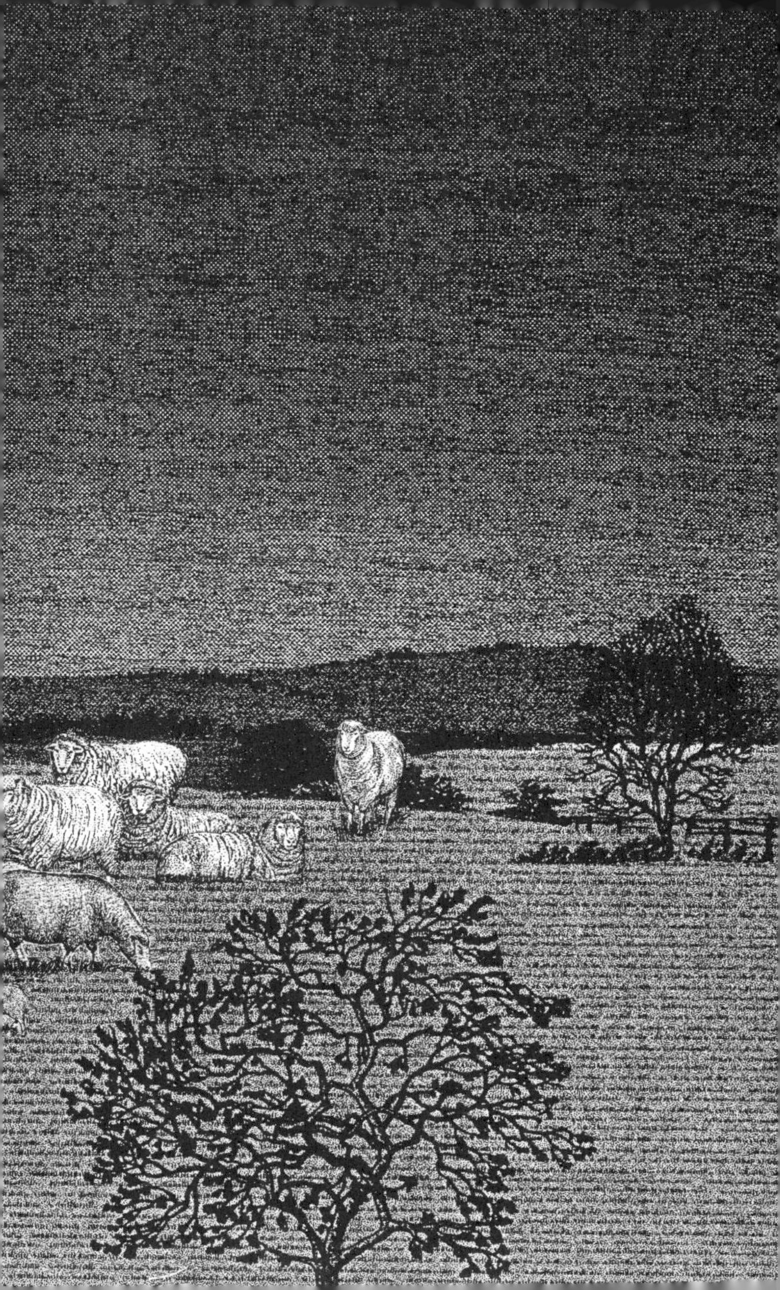

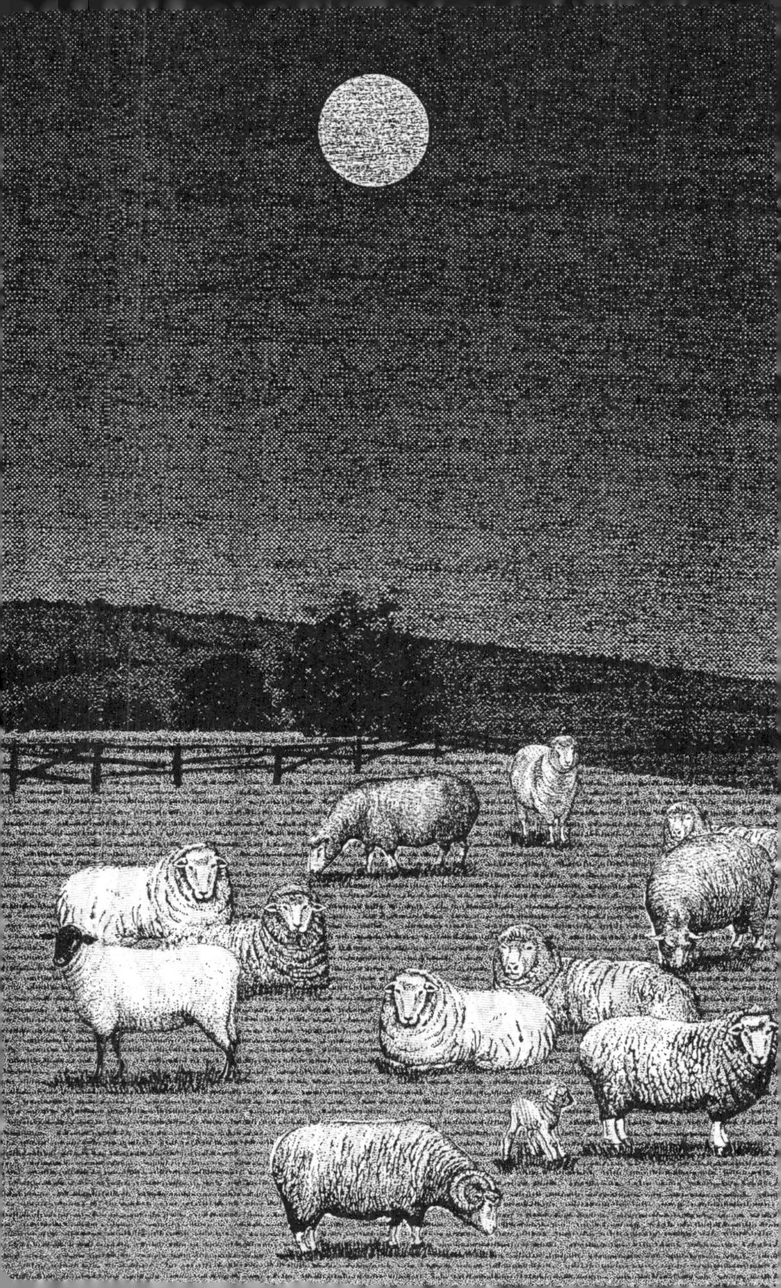

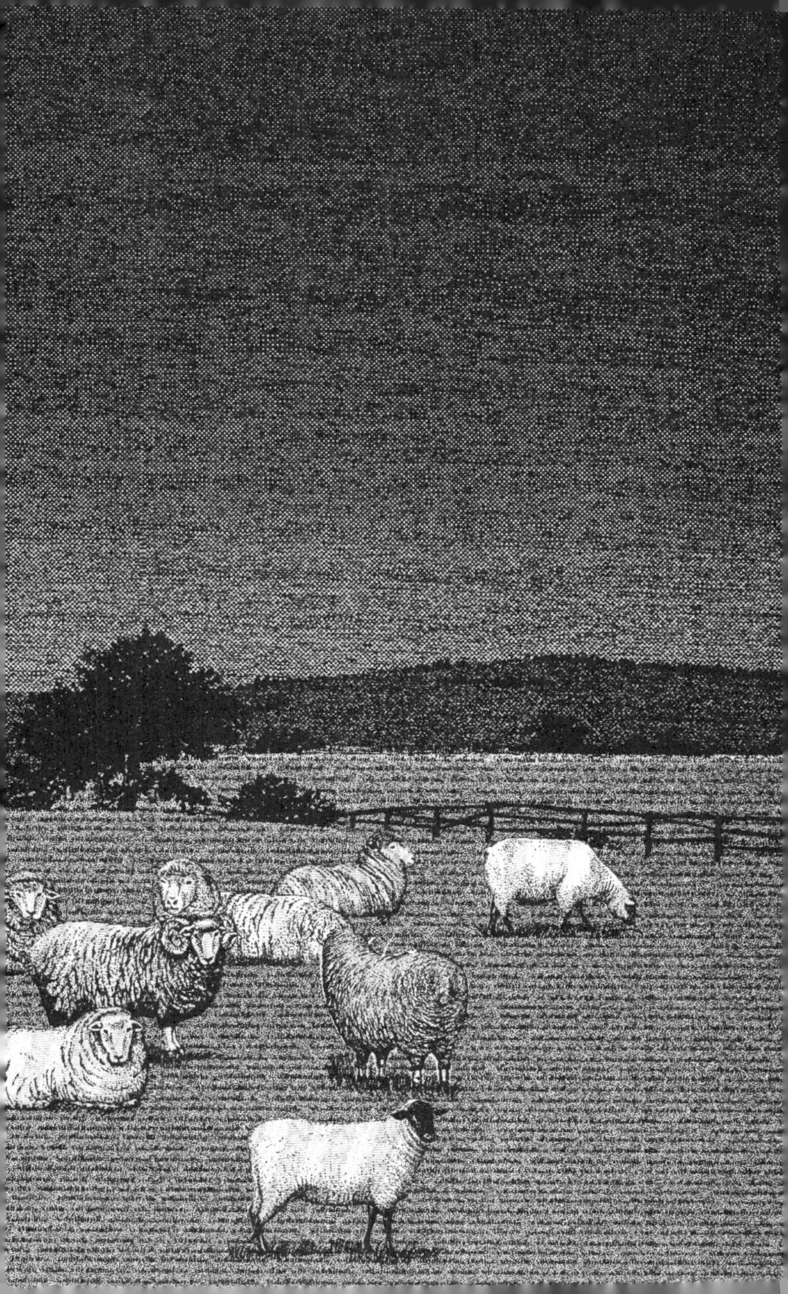

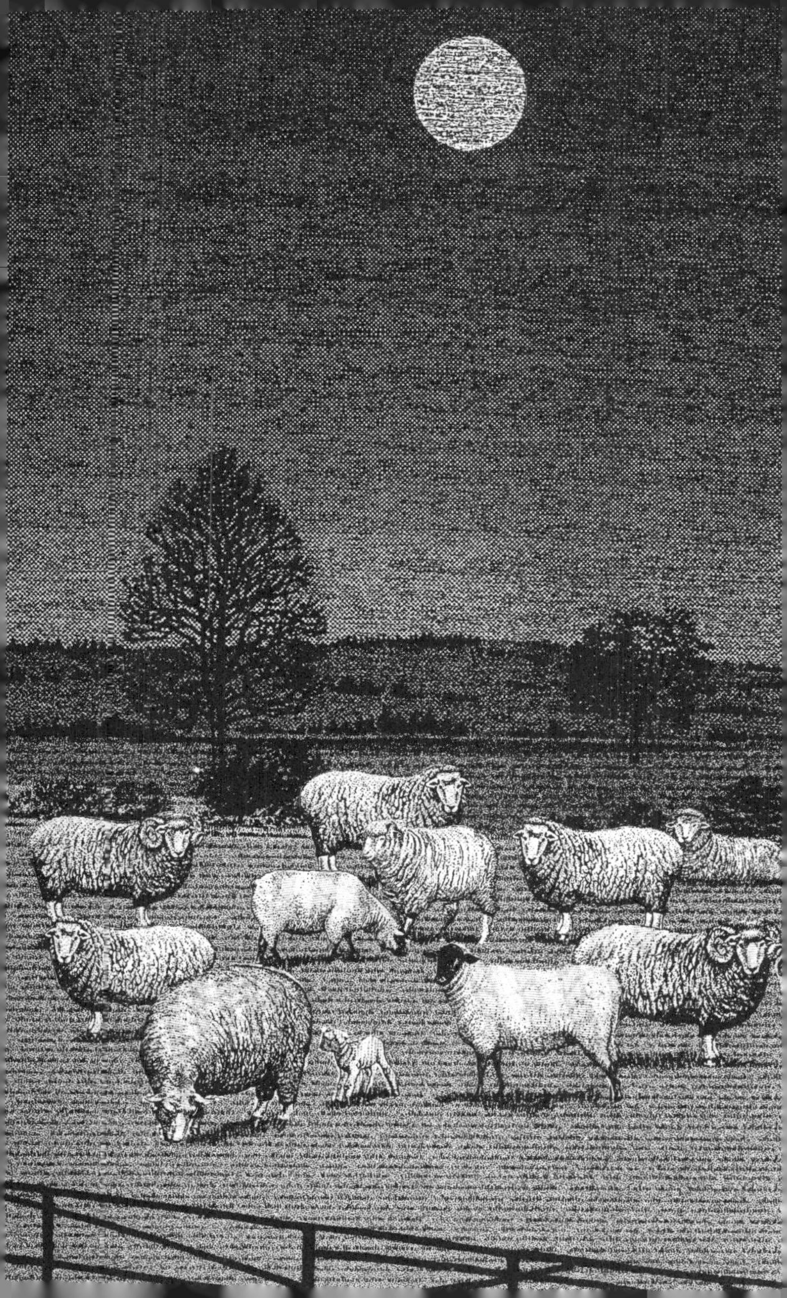

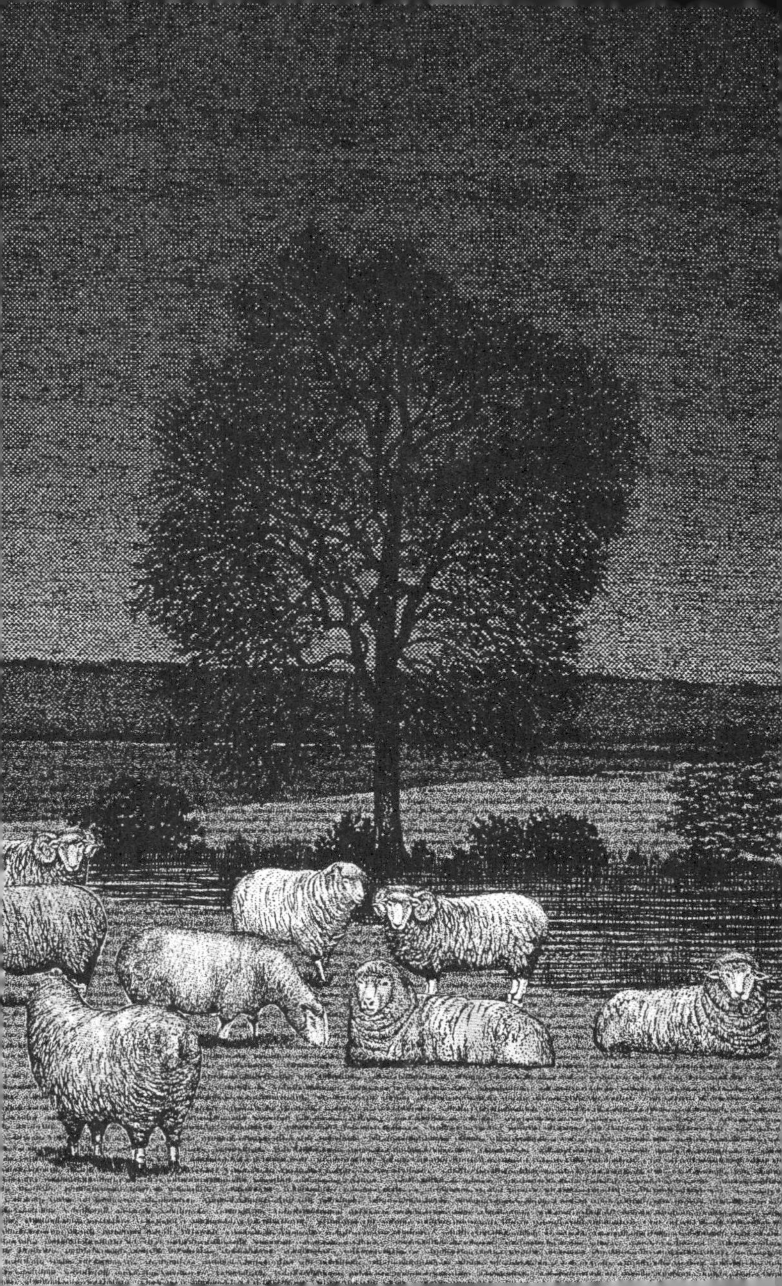

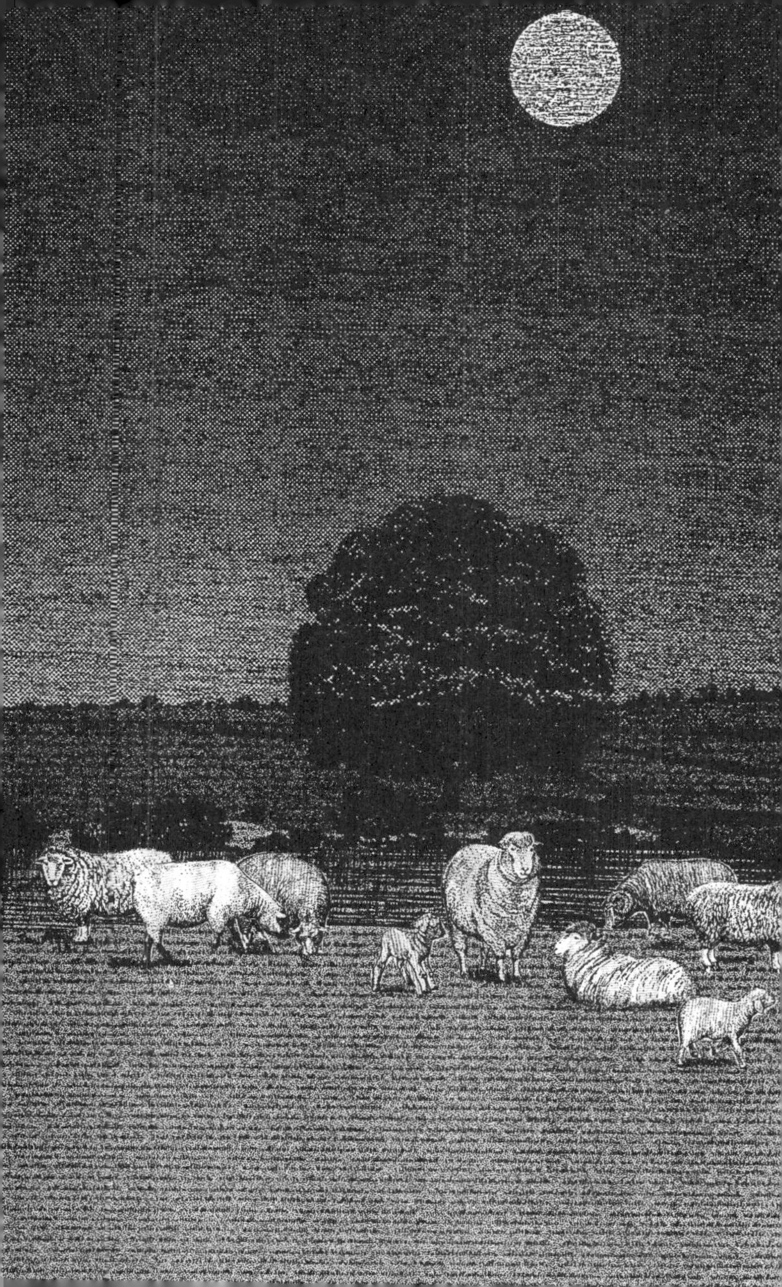

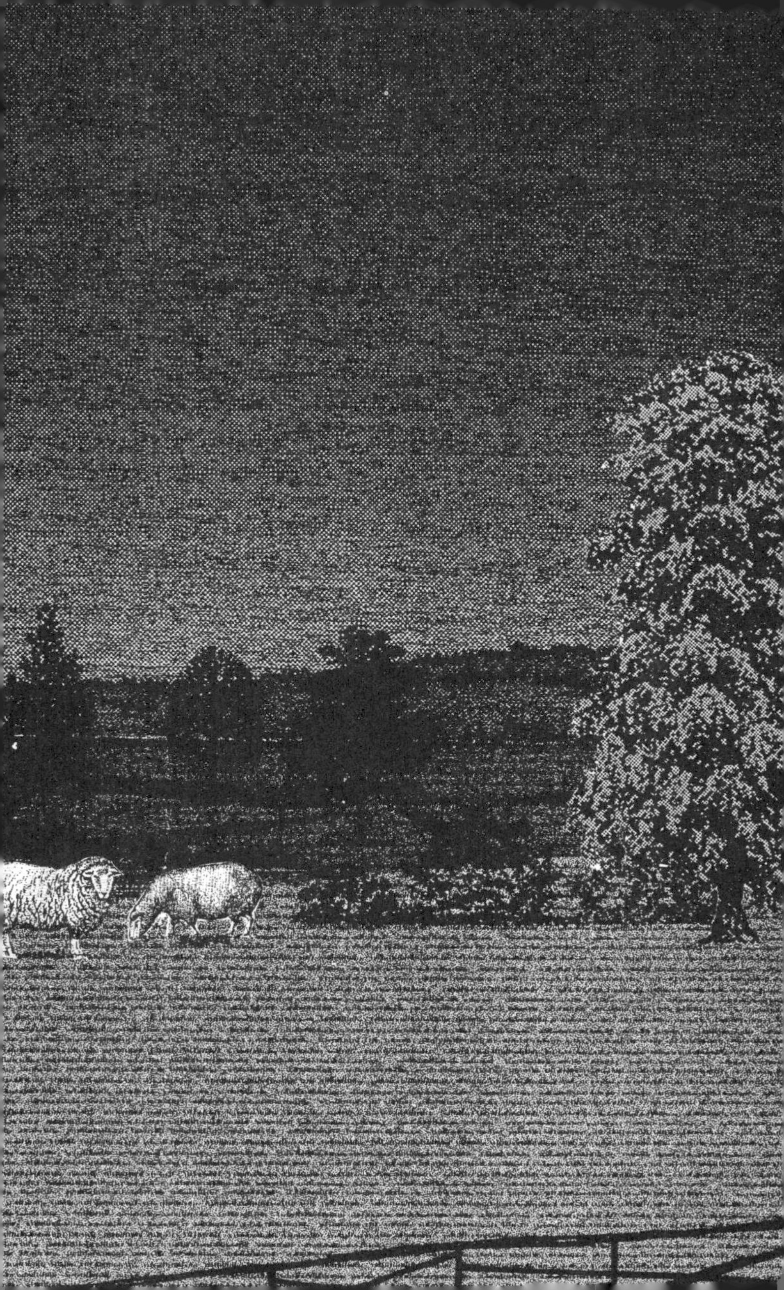

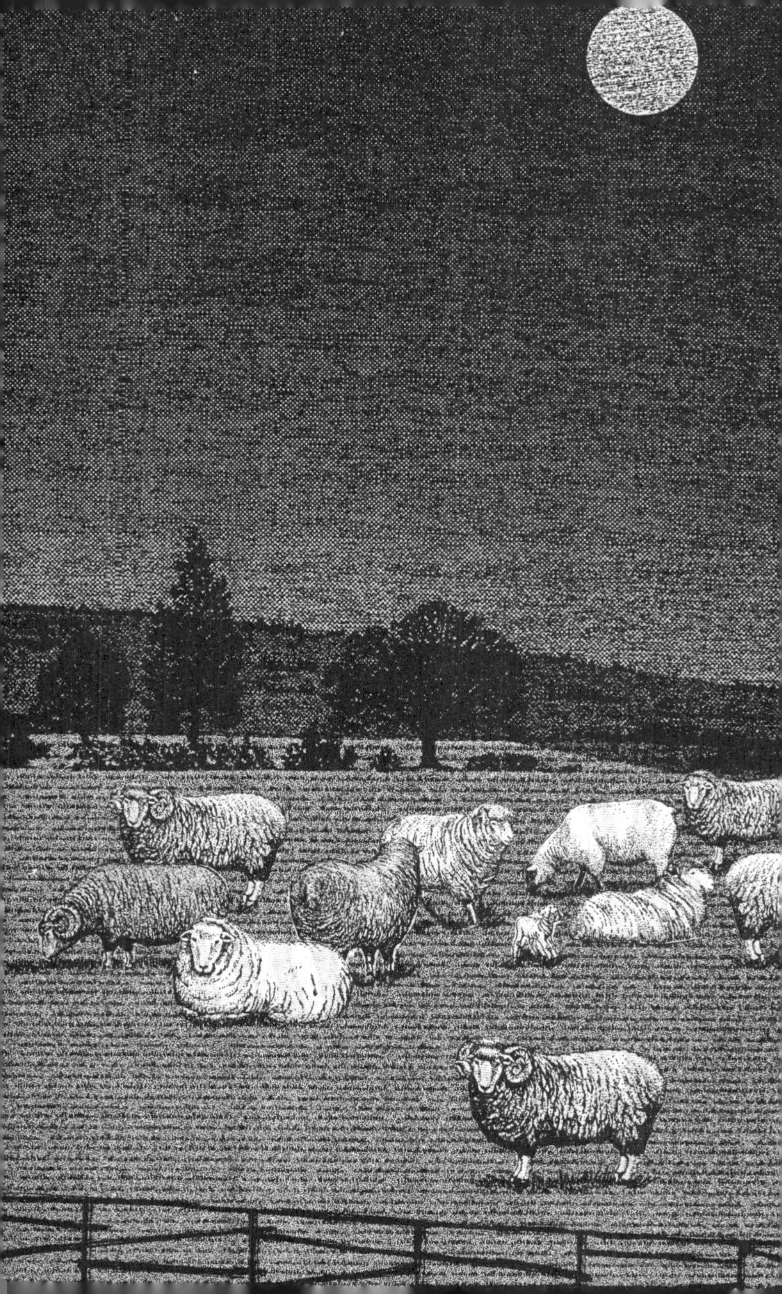

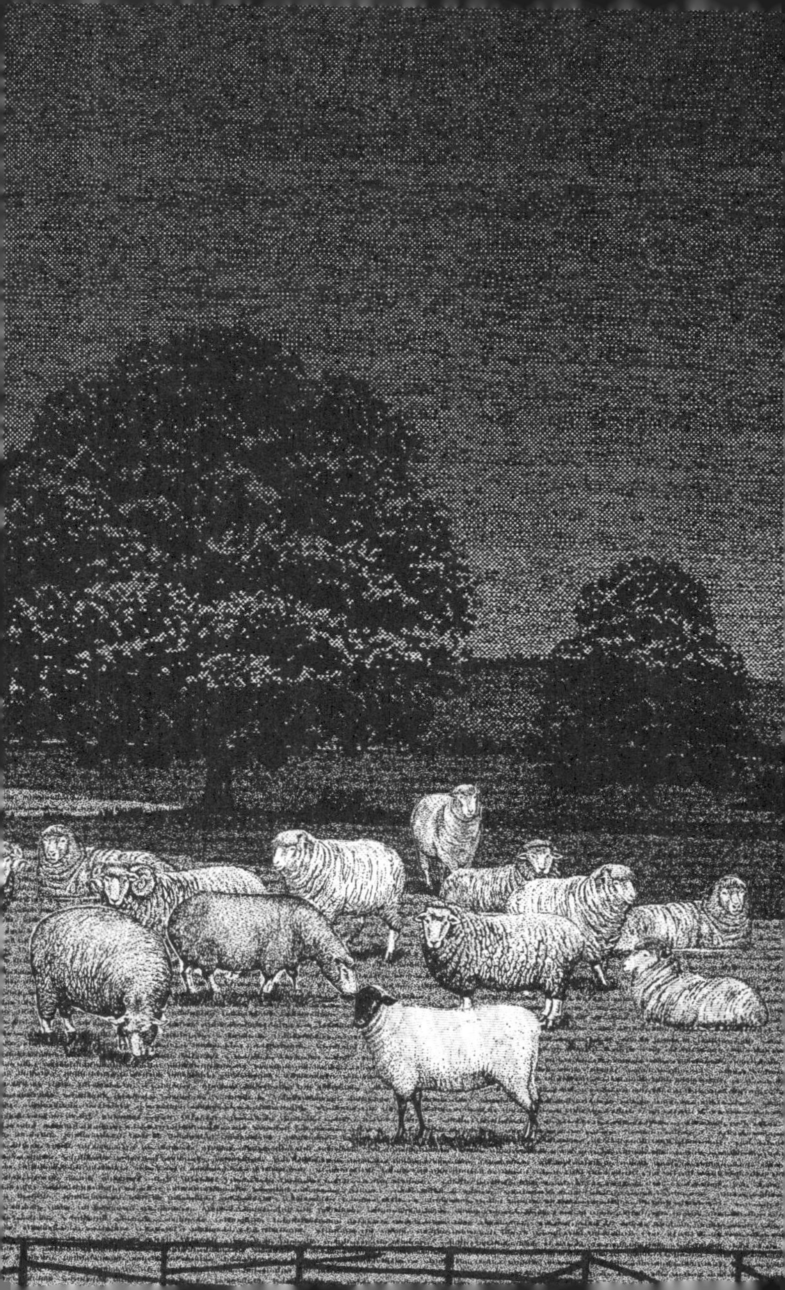

Wie viele Schafe haben Sie bislang gezählt?

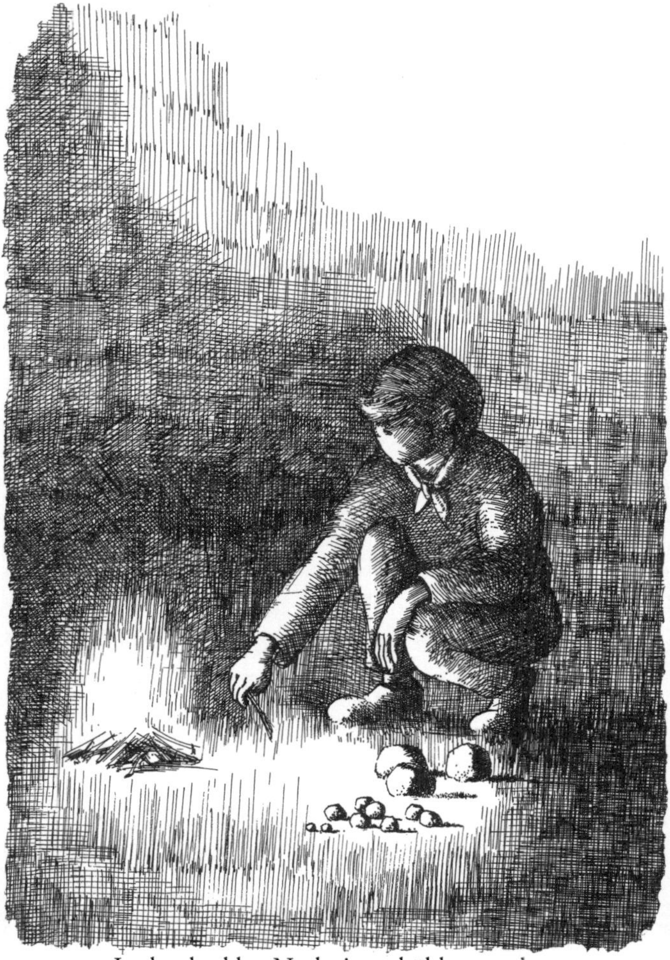

In der dunklen Nacht ist es kühl geworden.

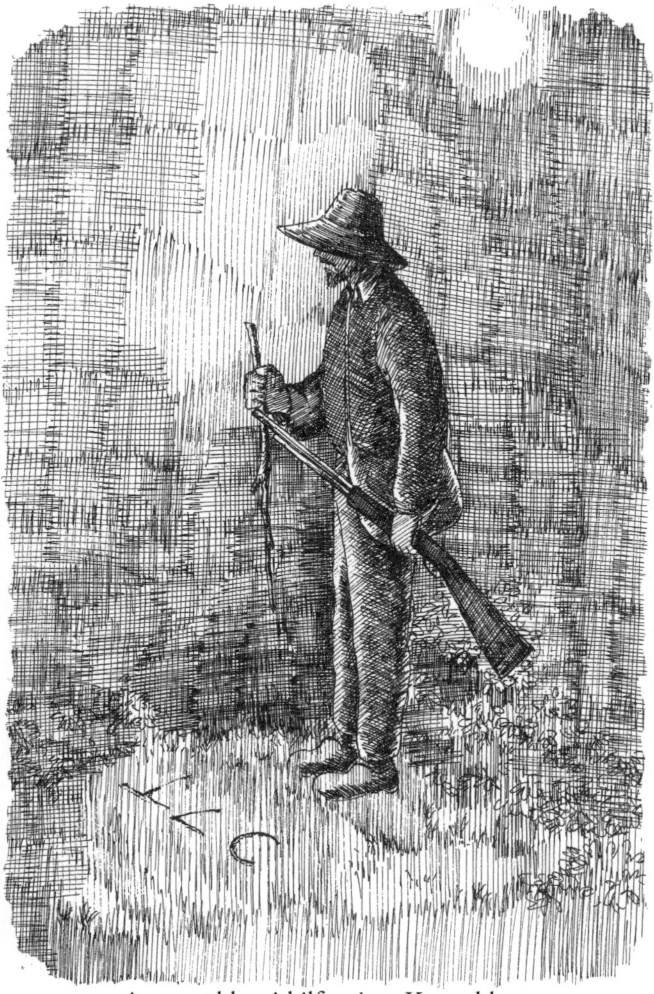

Anton zählt mithilfe seiner Kurzzahlen.

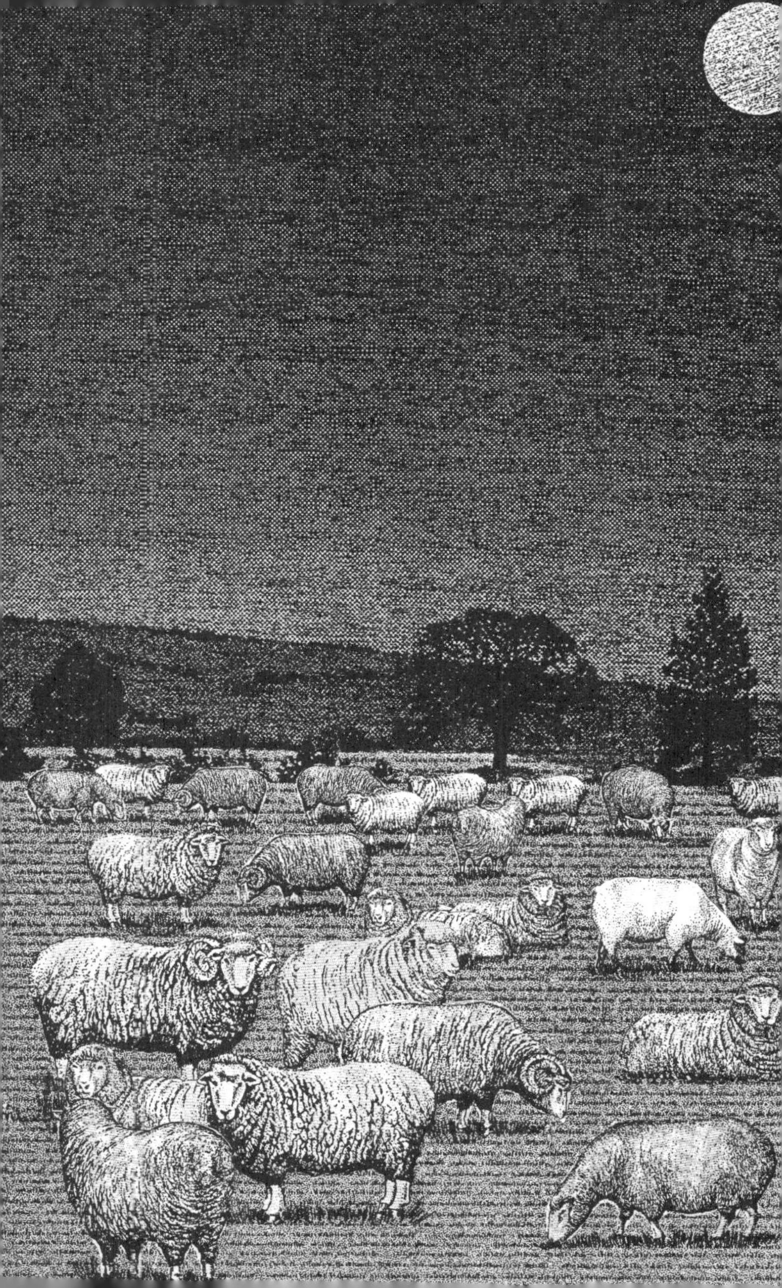

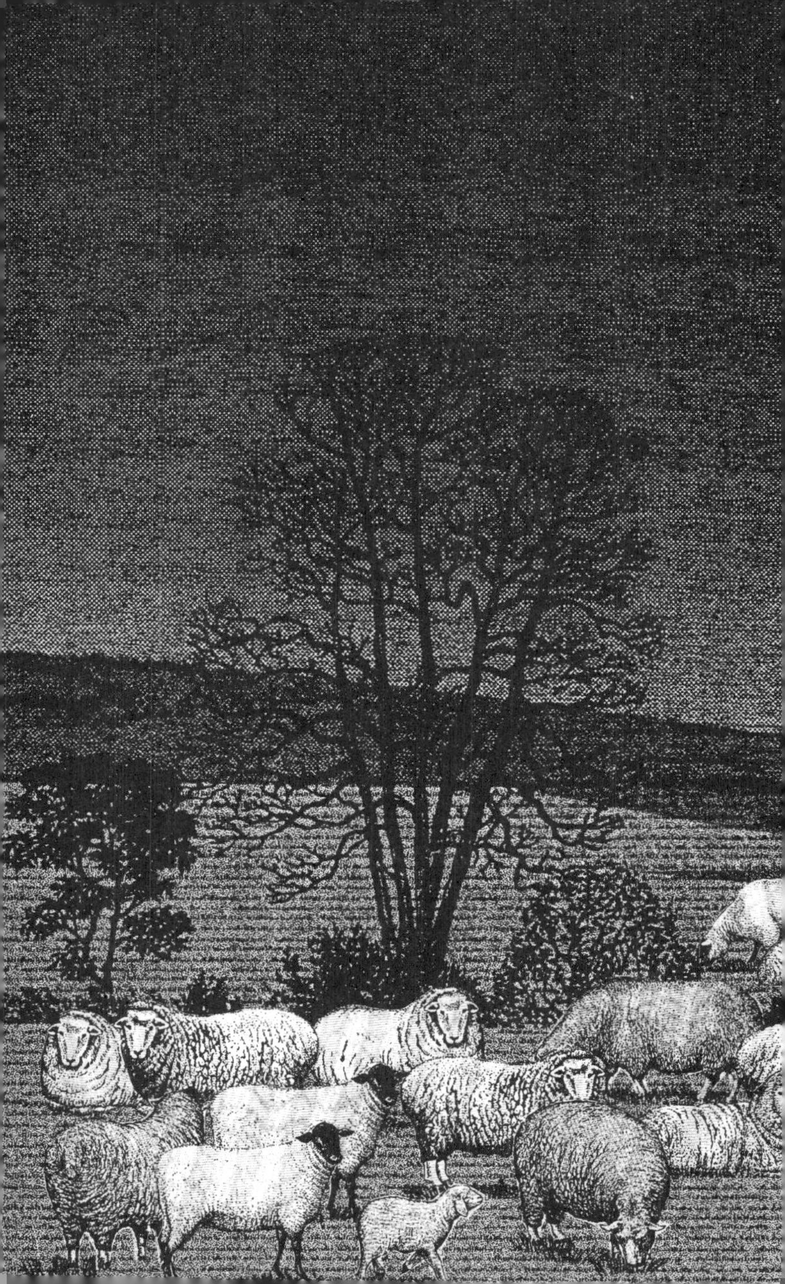

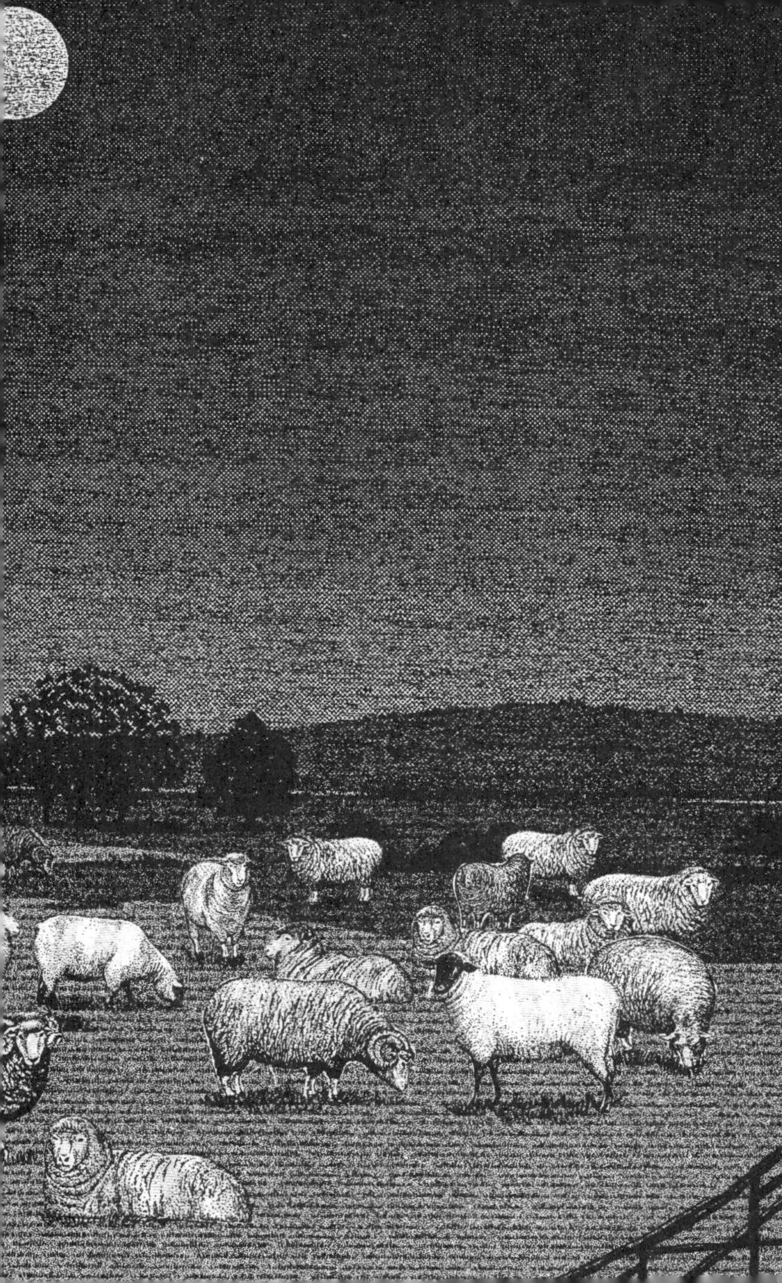

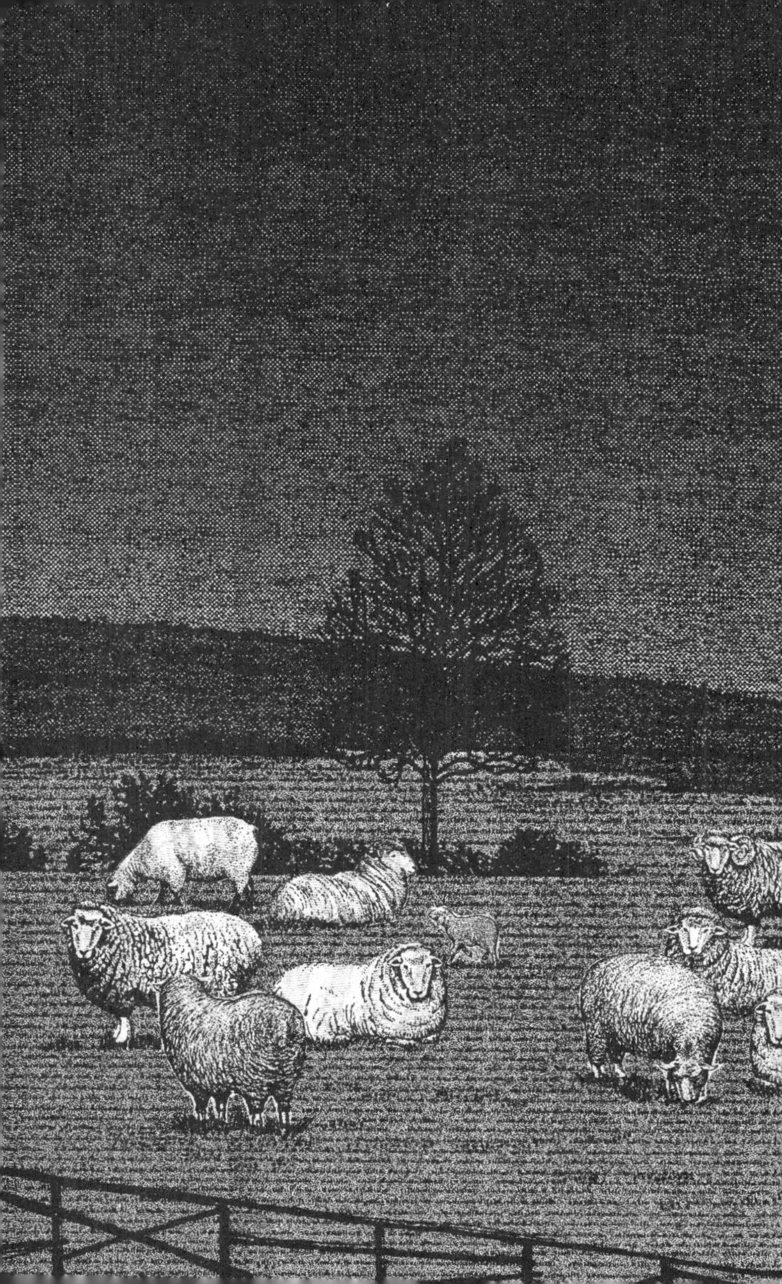

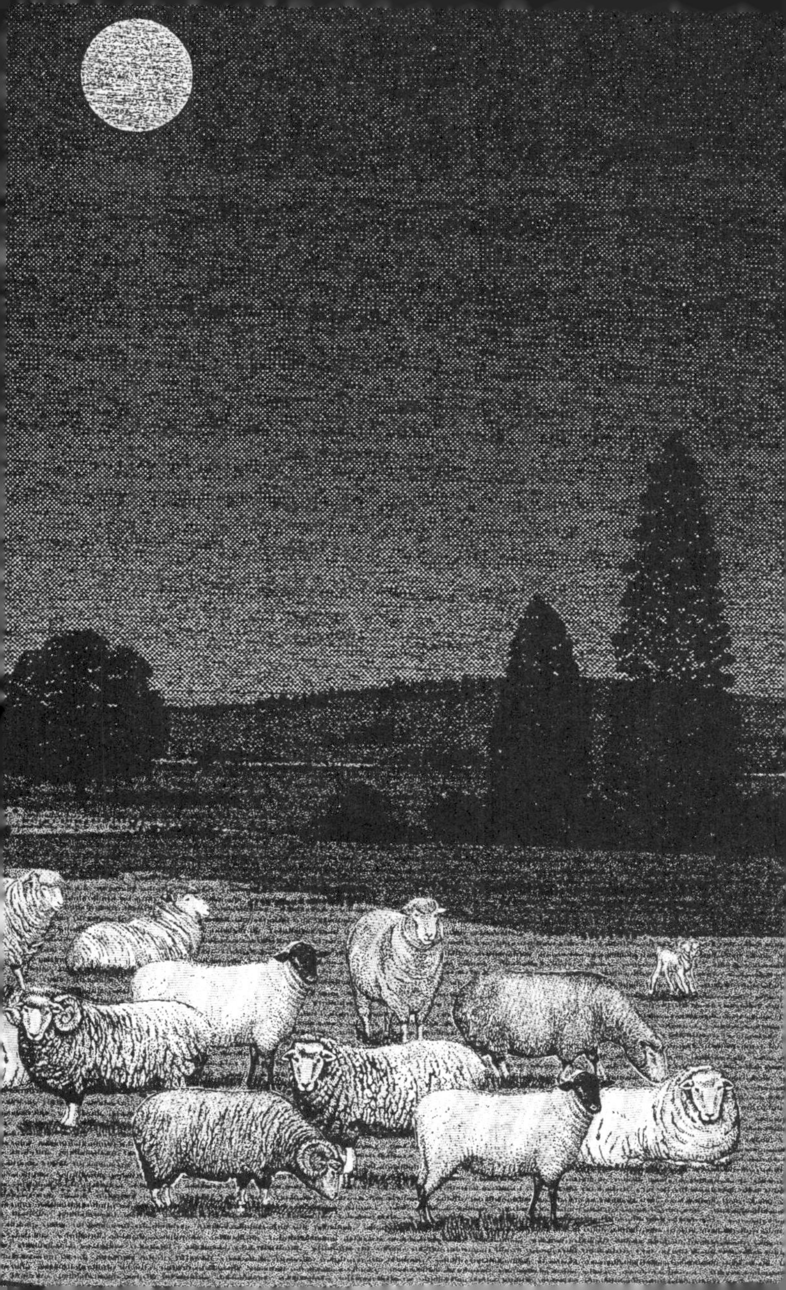

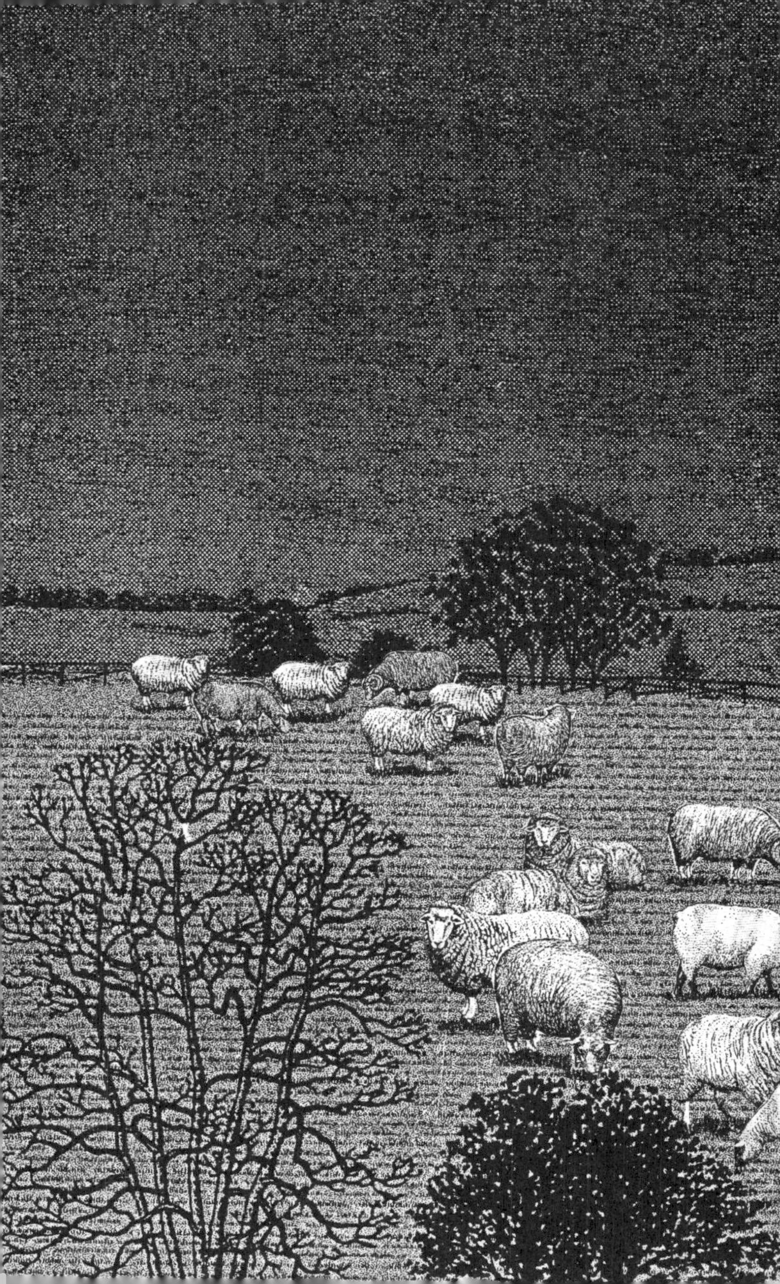

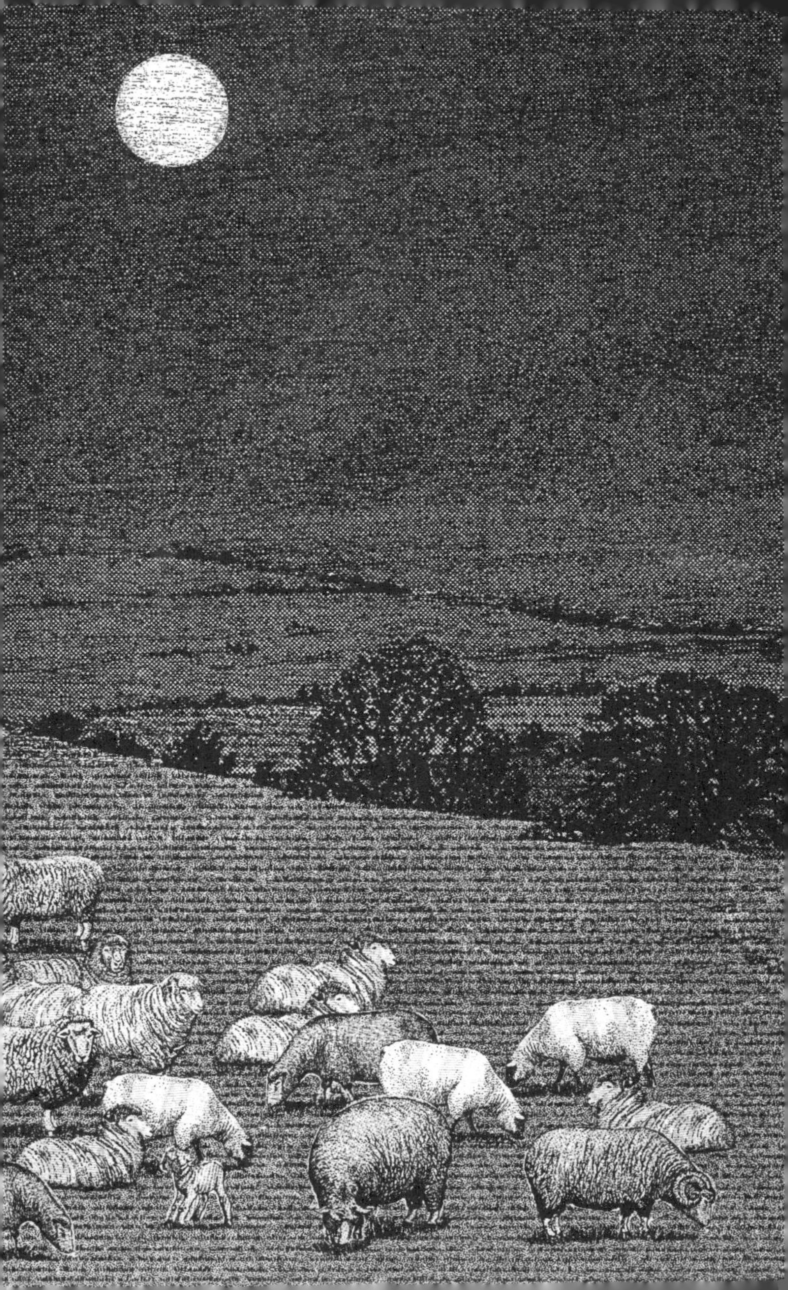

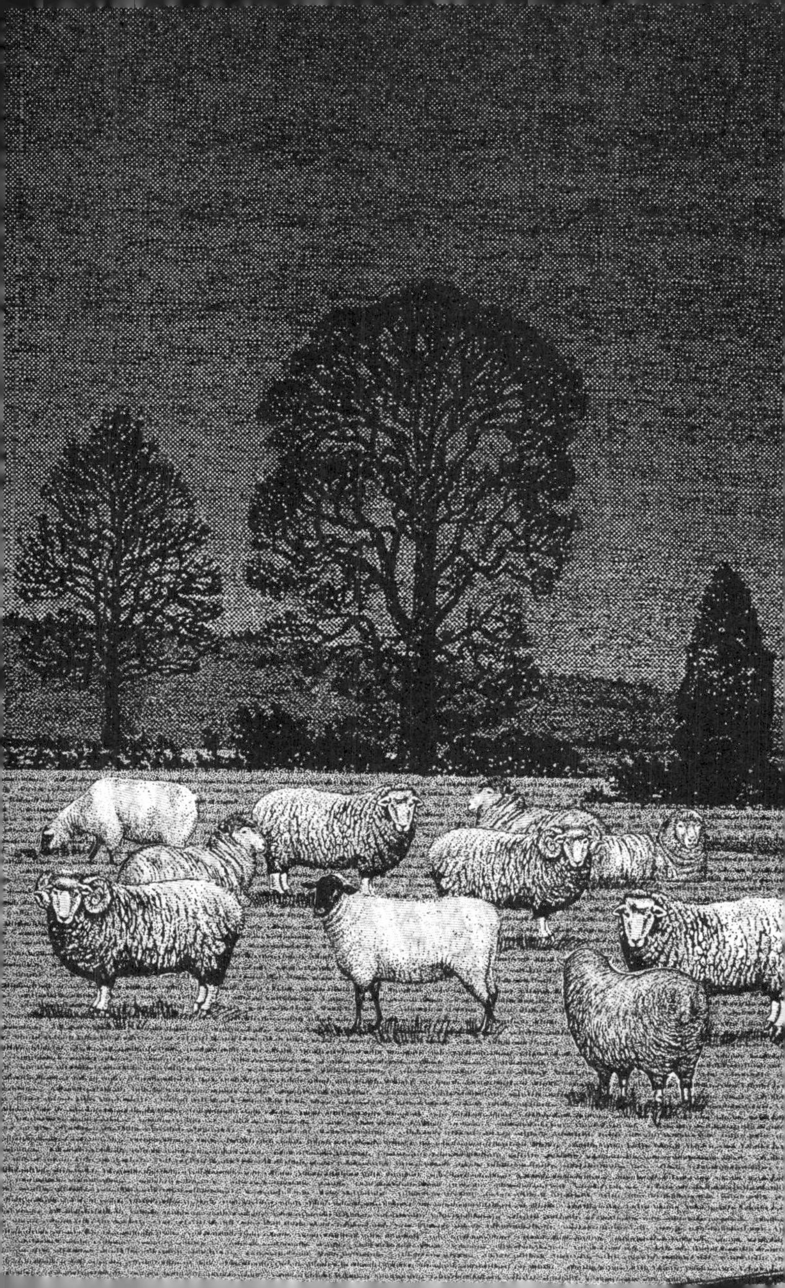

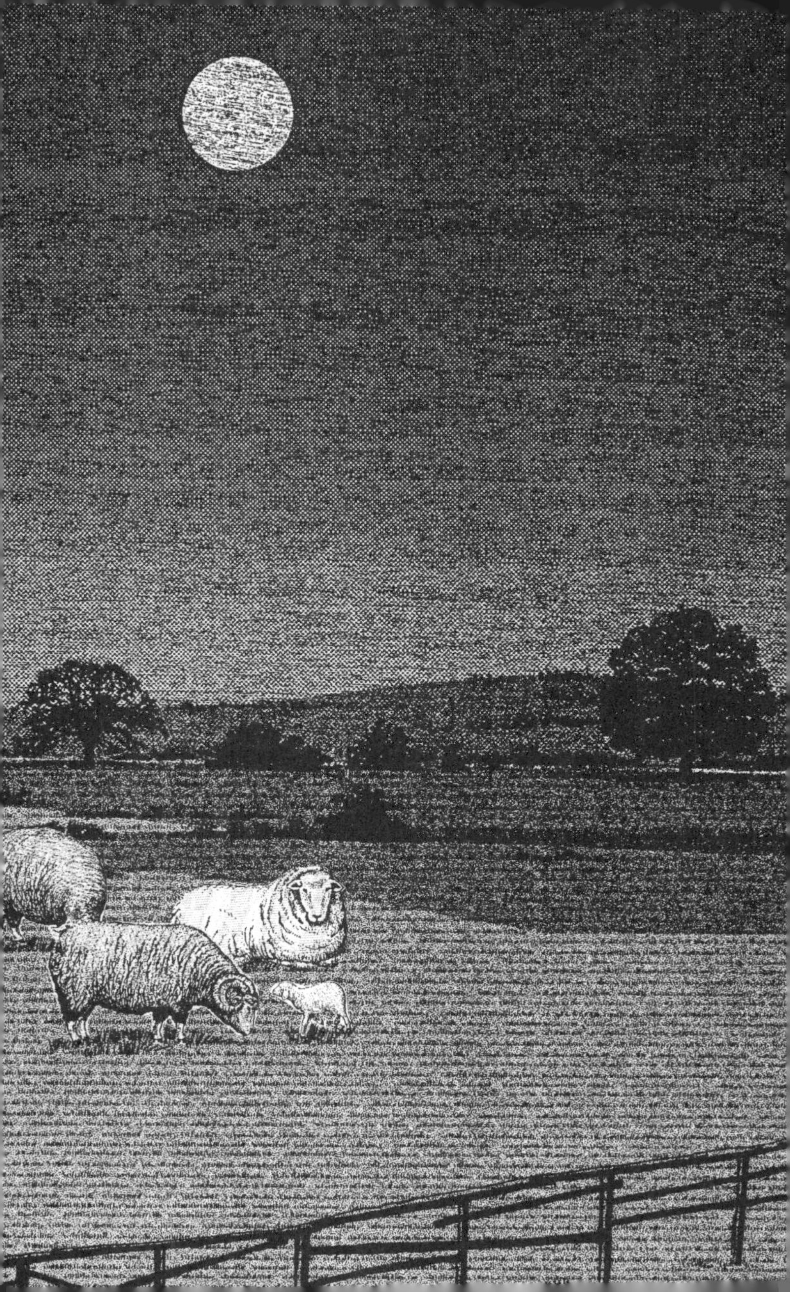

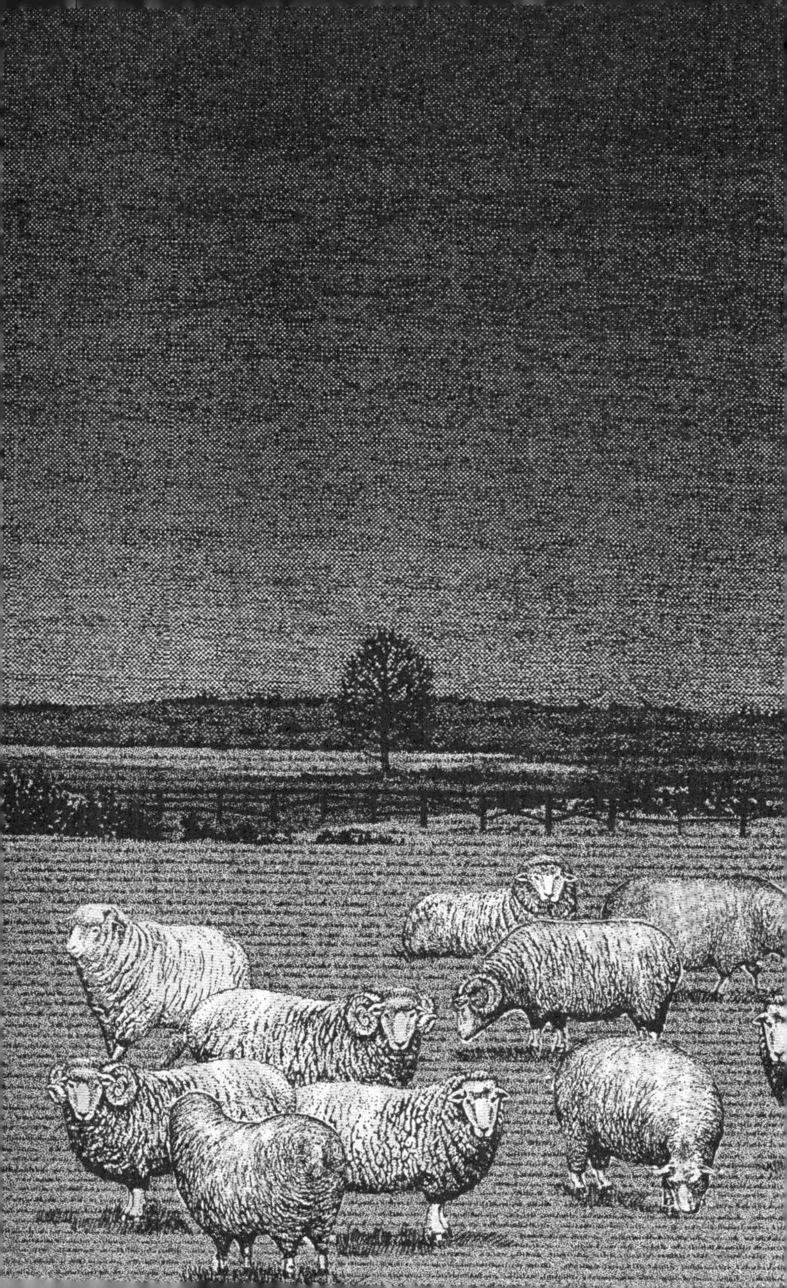

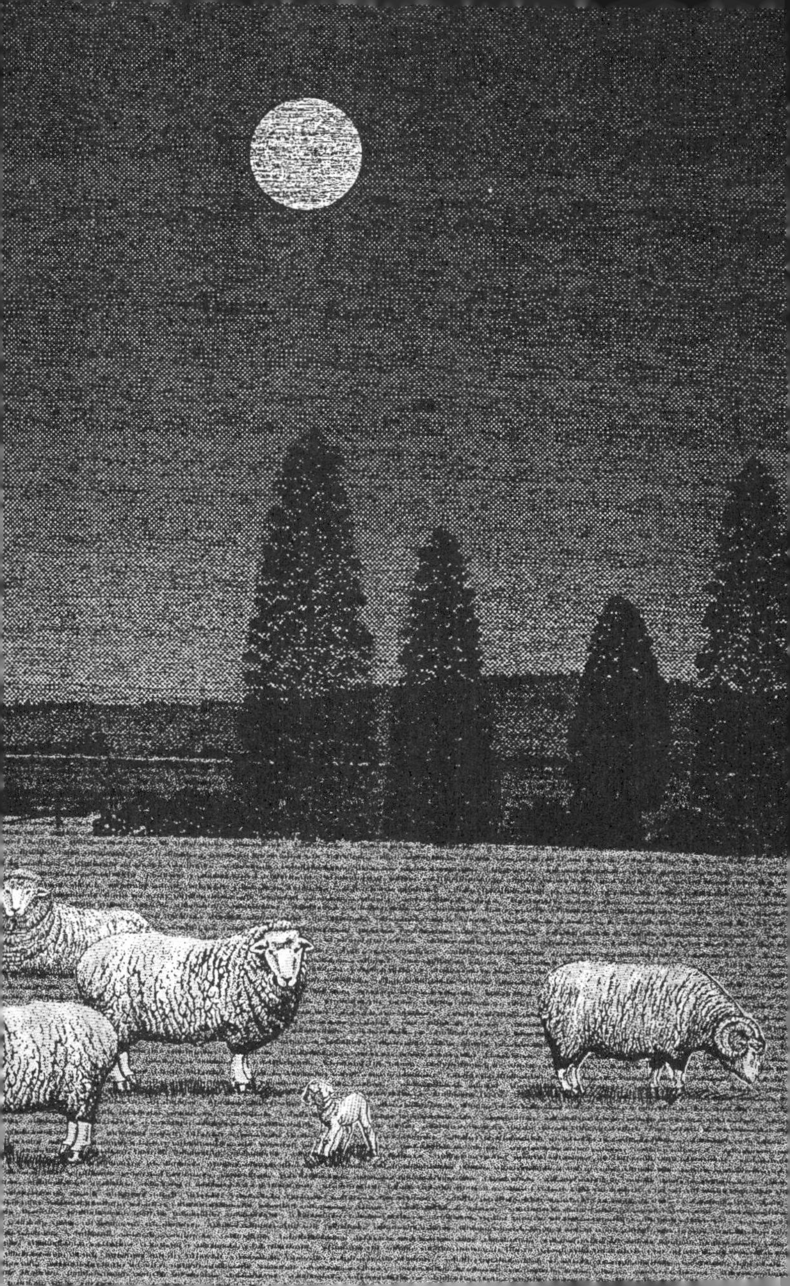

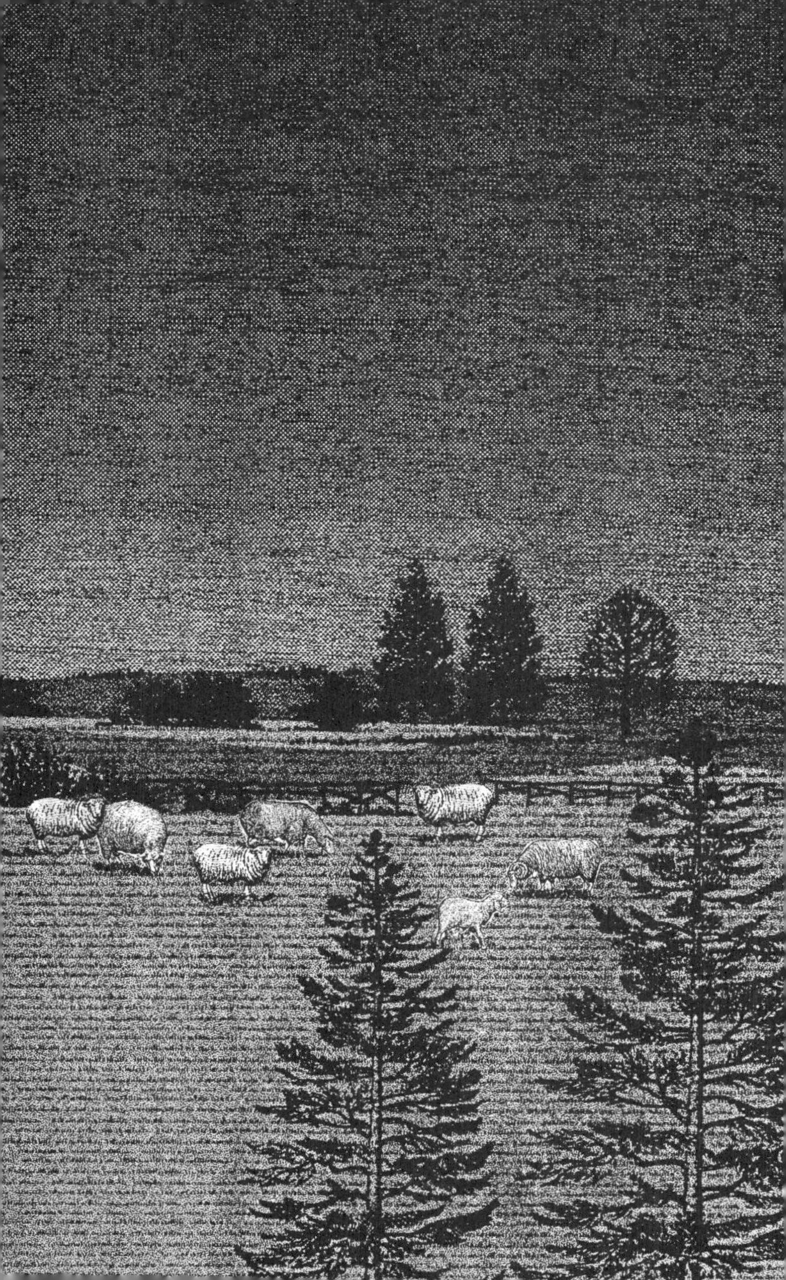

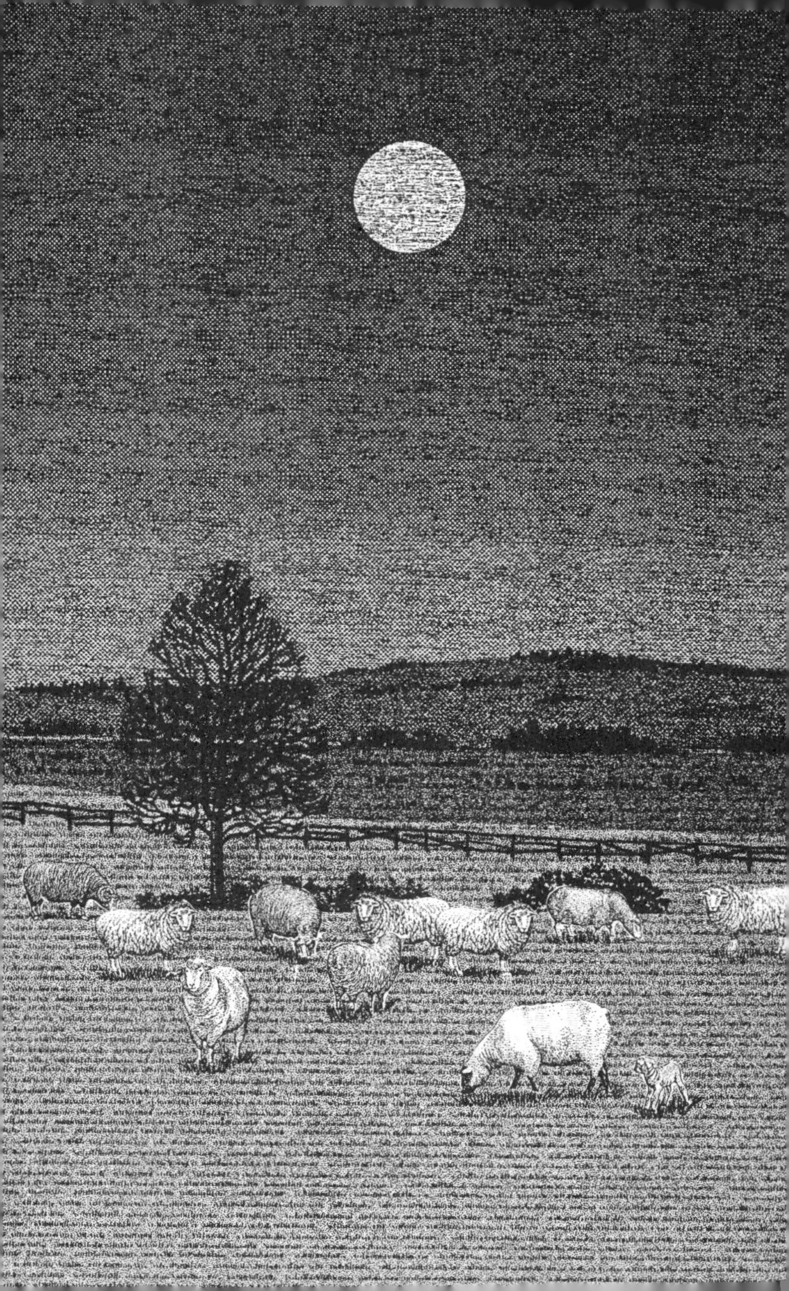

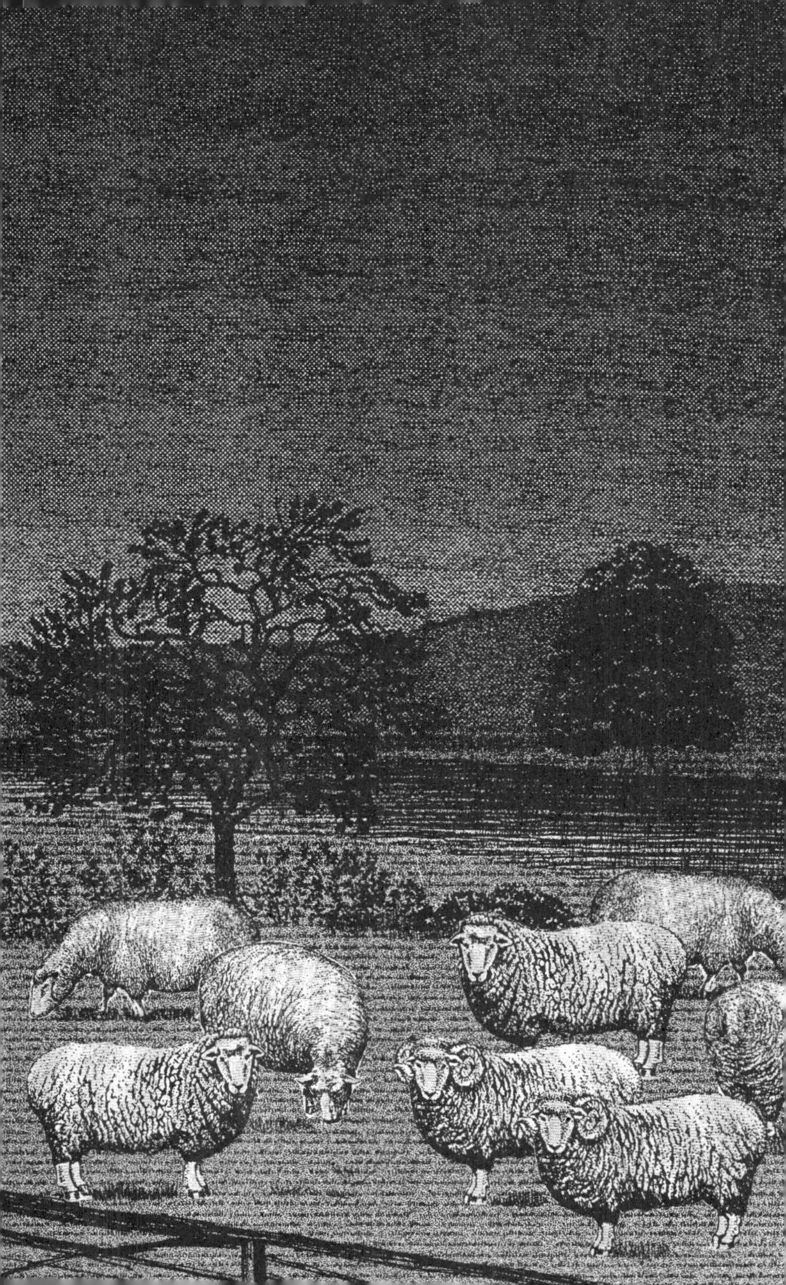

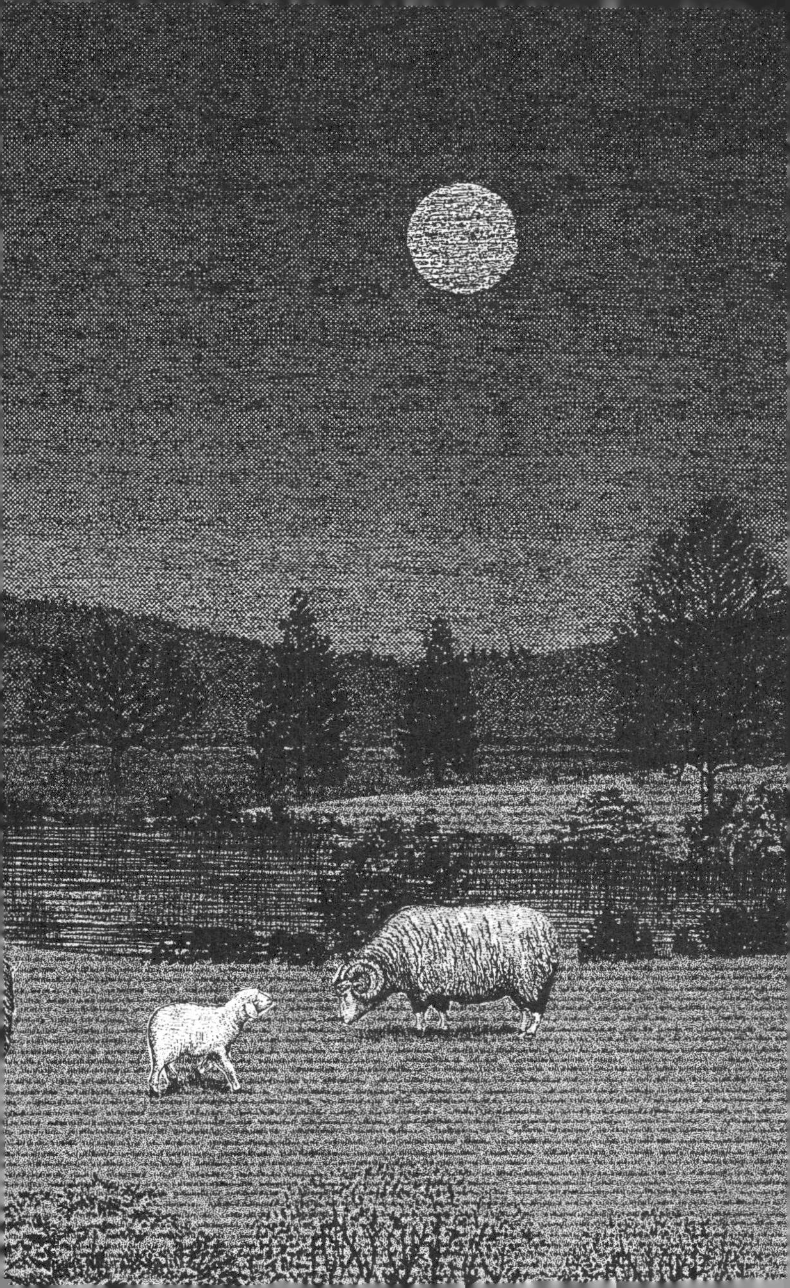

Wie viele Schafe haben Sie bislang gezählt?

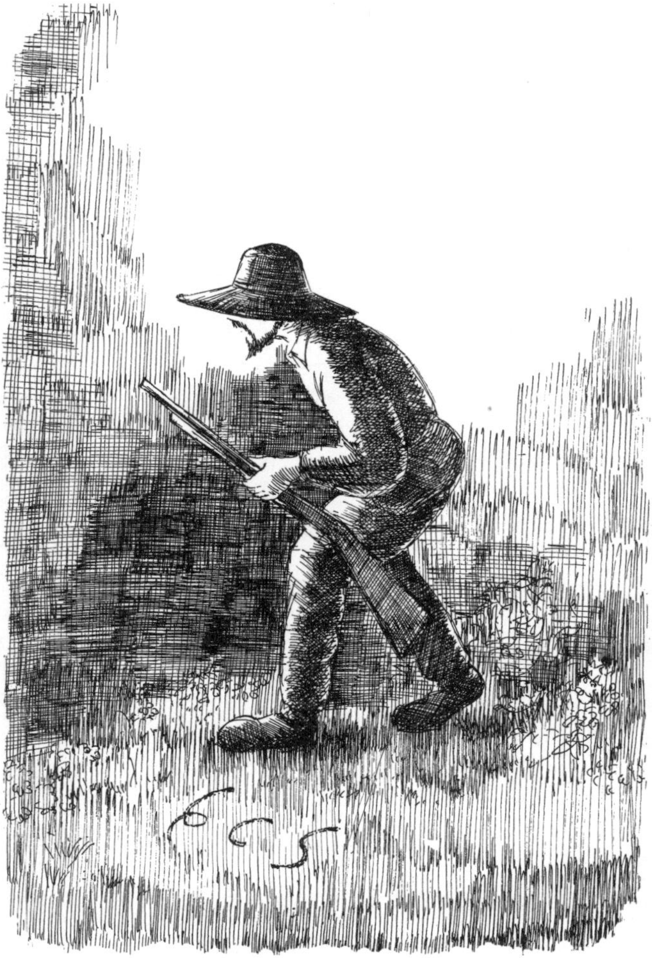

Irgendwo im Dunkeln könnte der Wolf lauern.

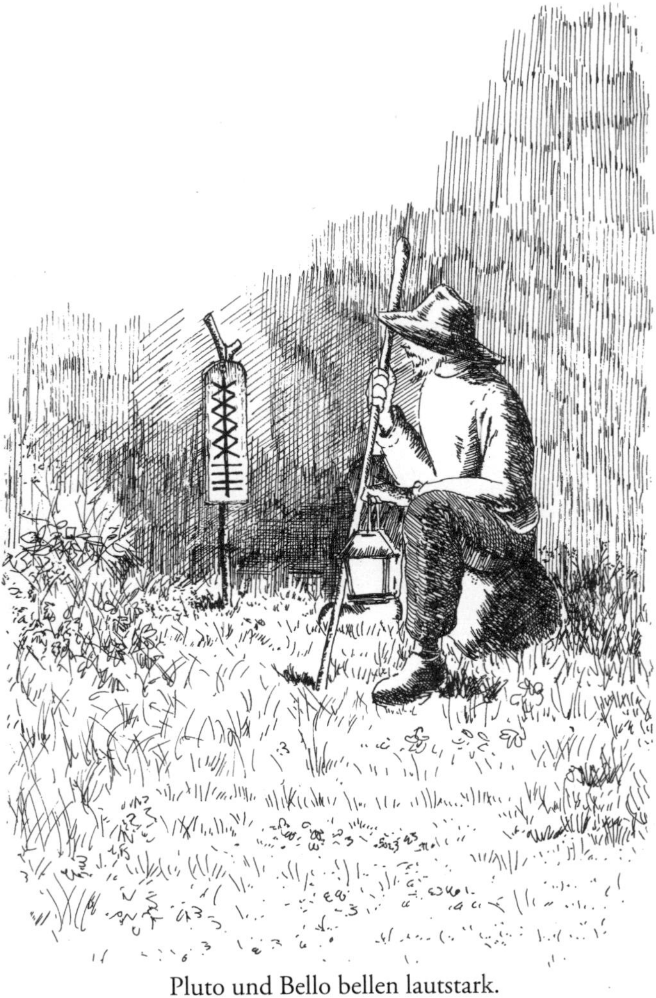

Pluto und Bello bellen lautstark.

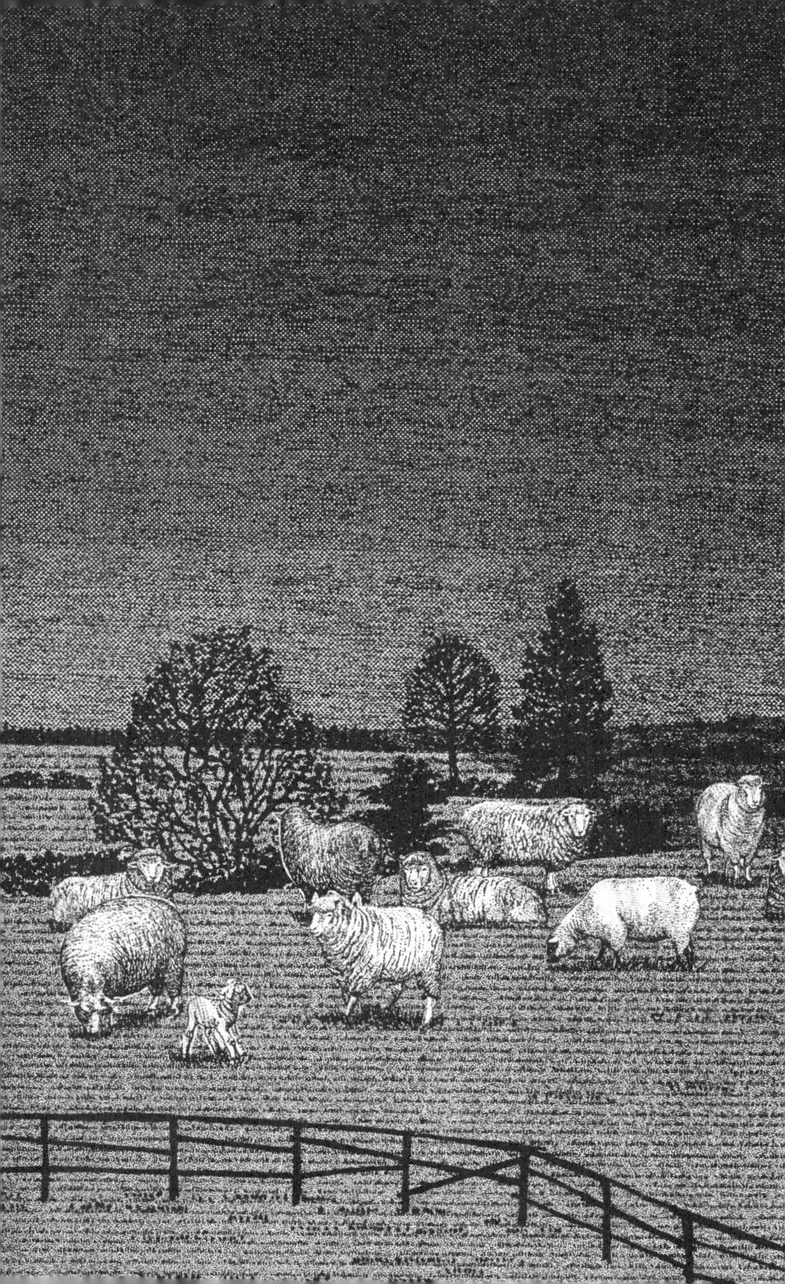

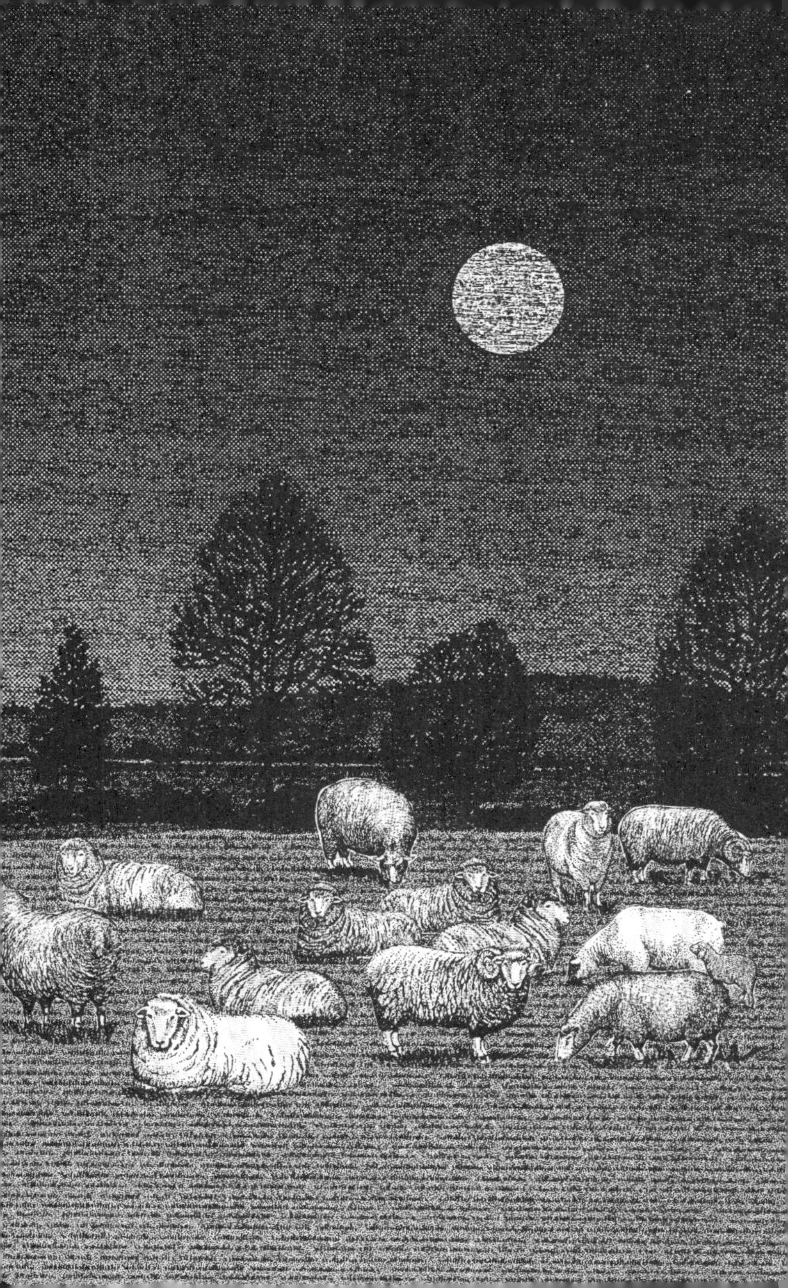

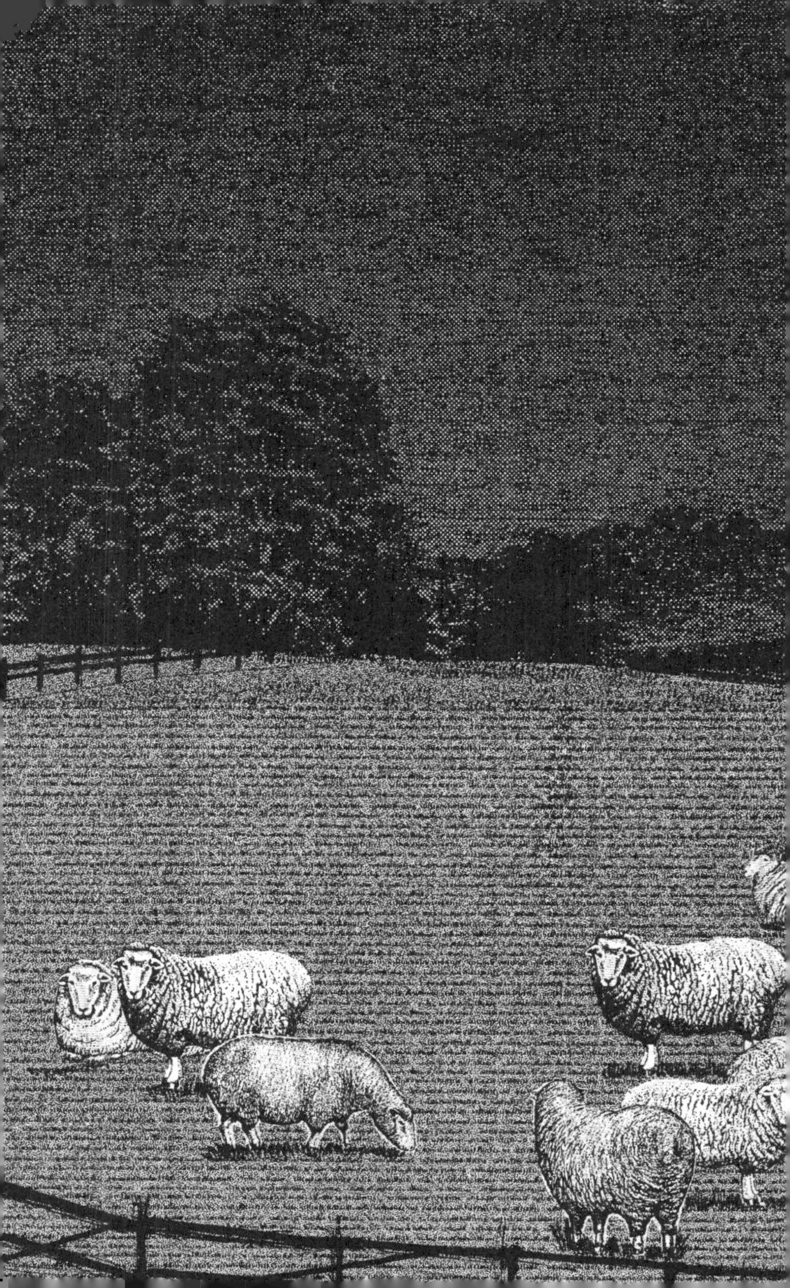

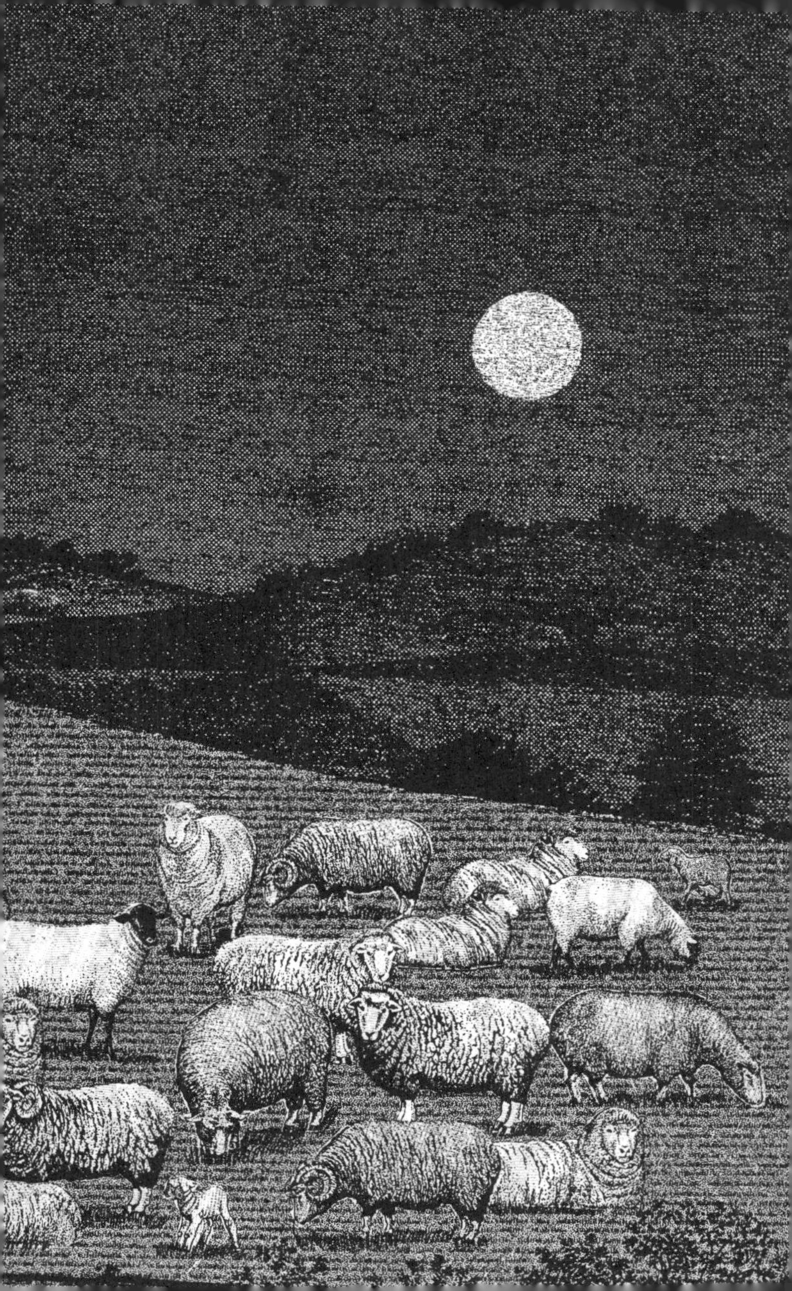

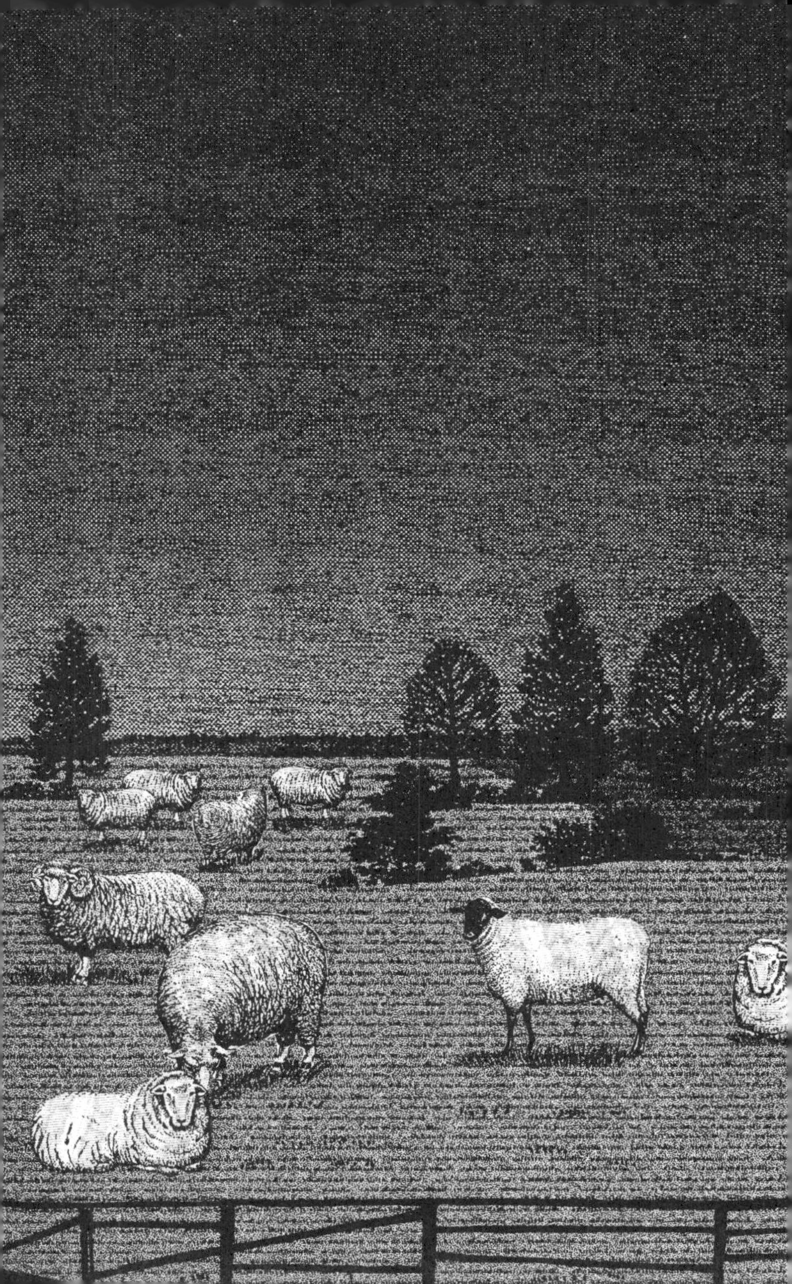

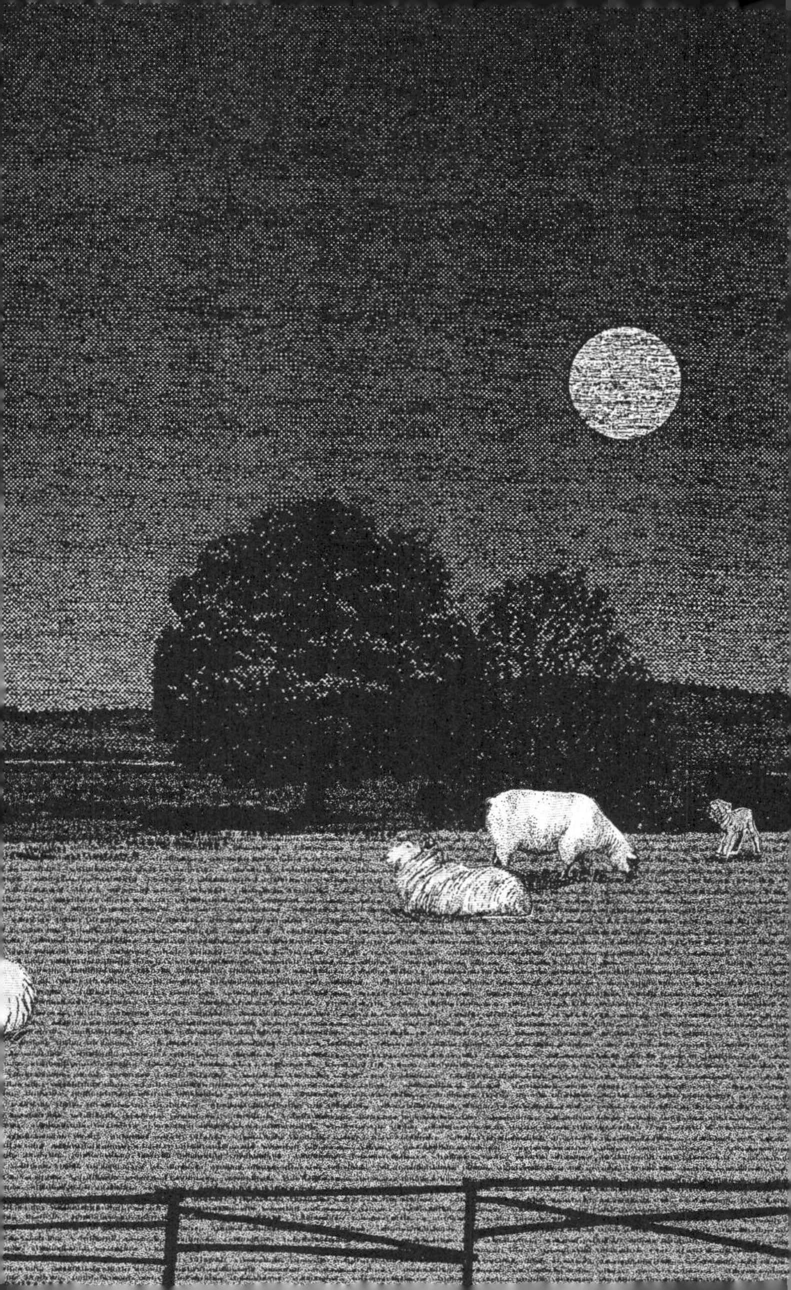

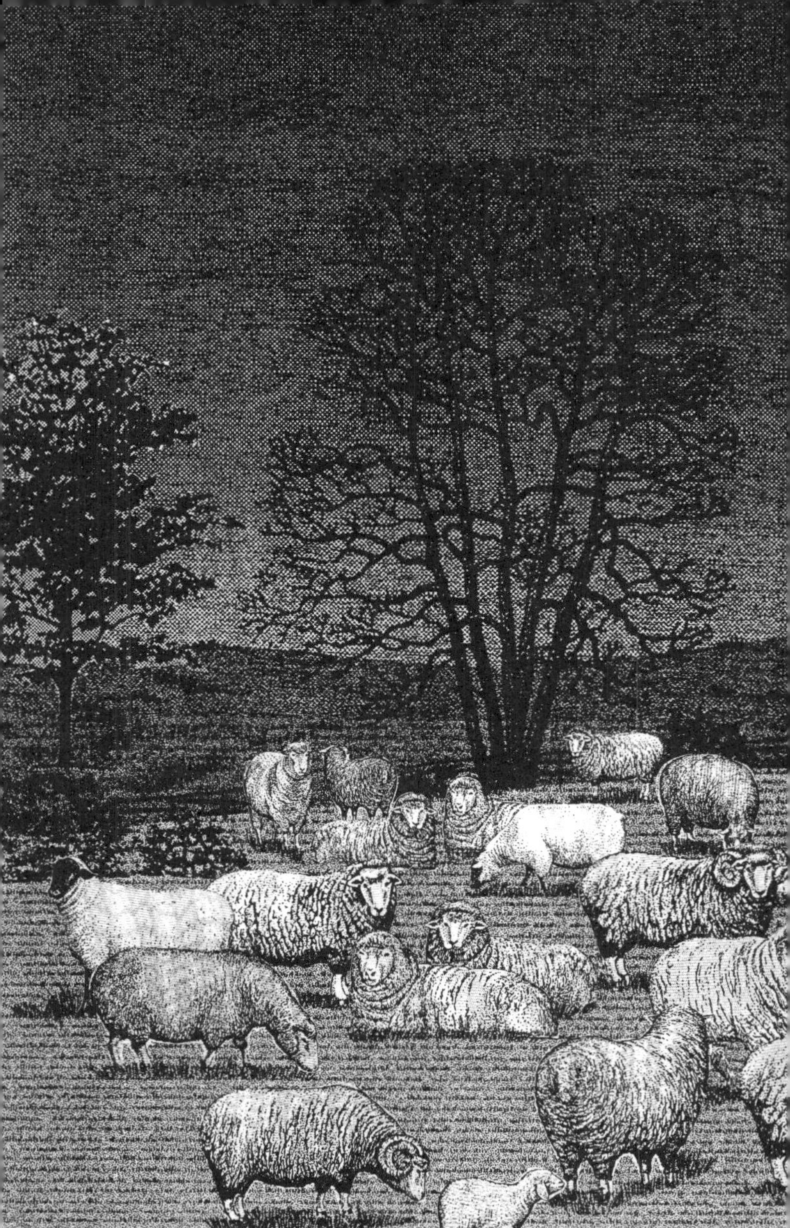

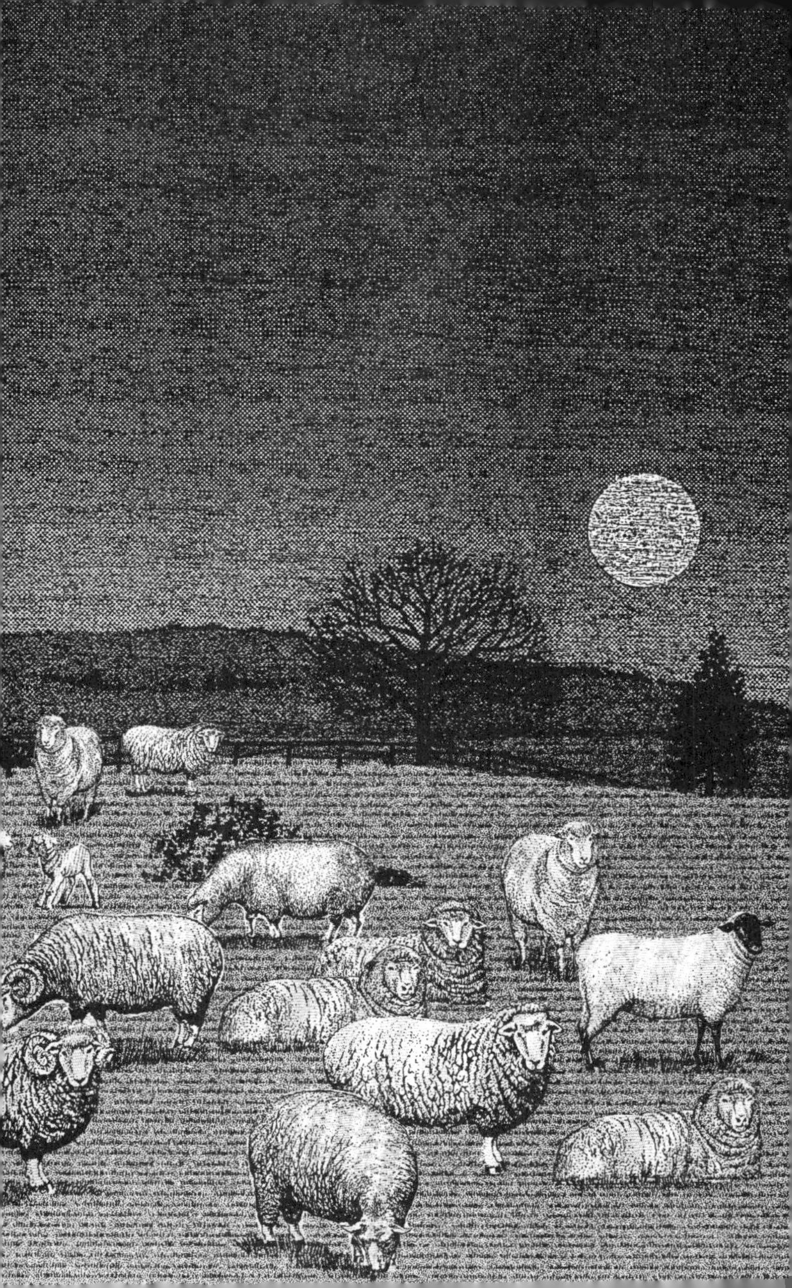

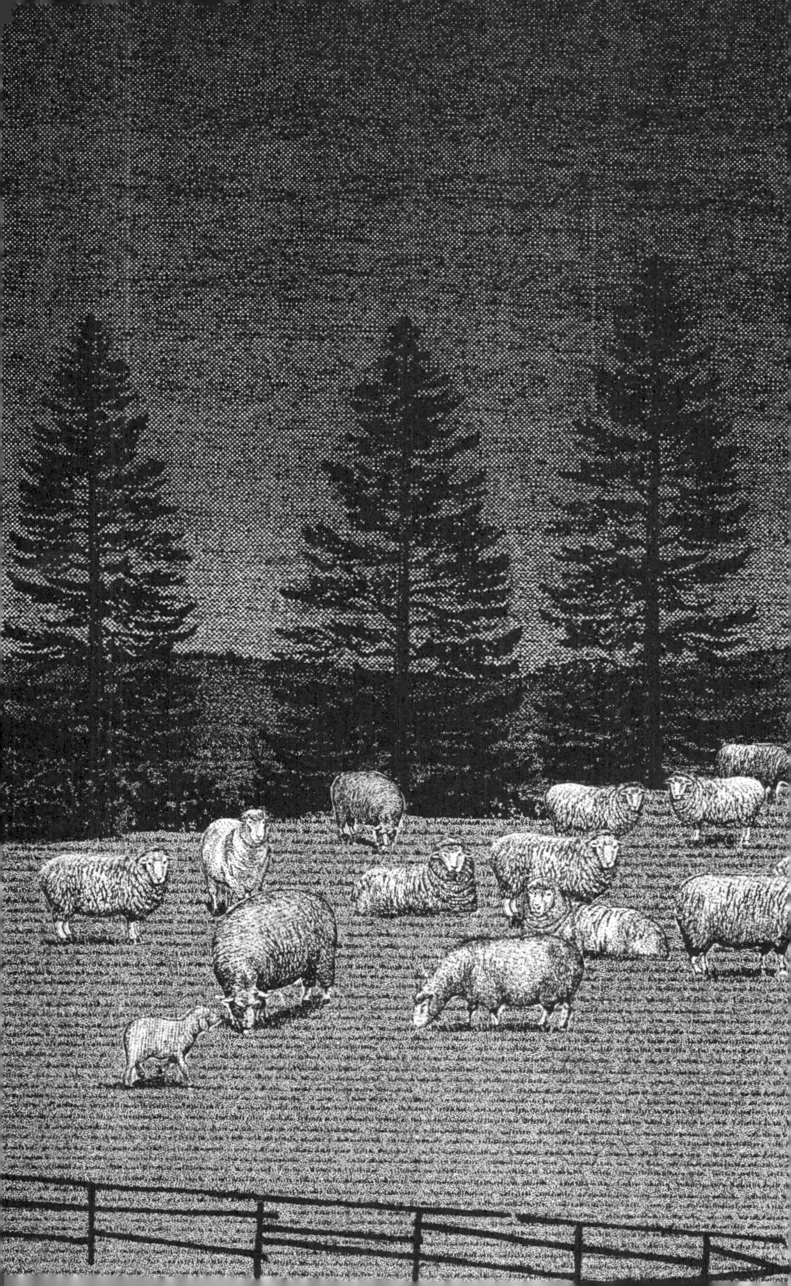

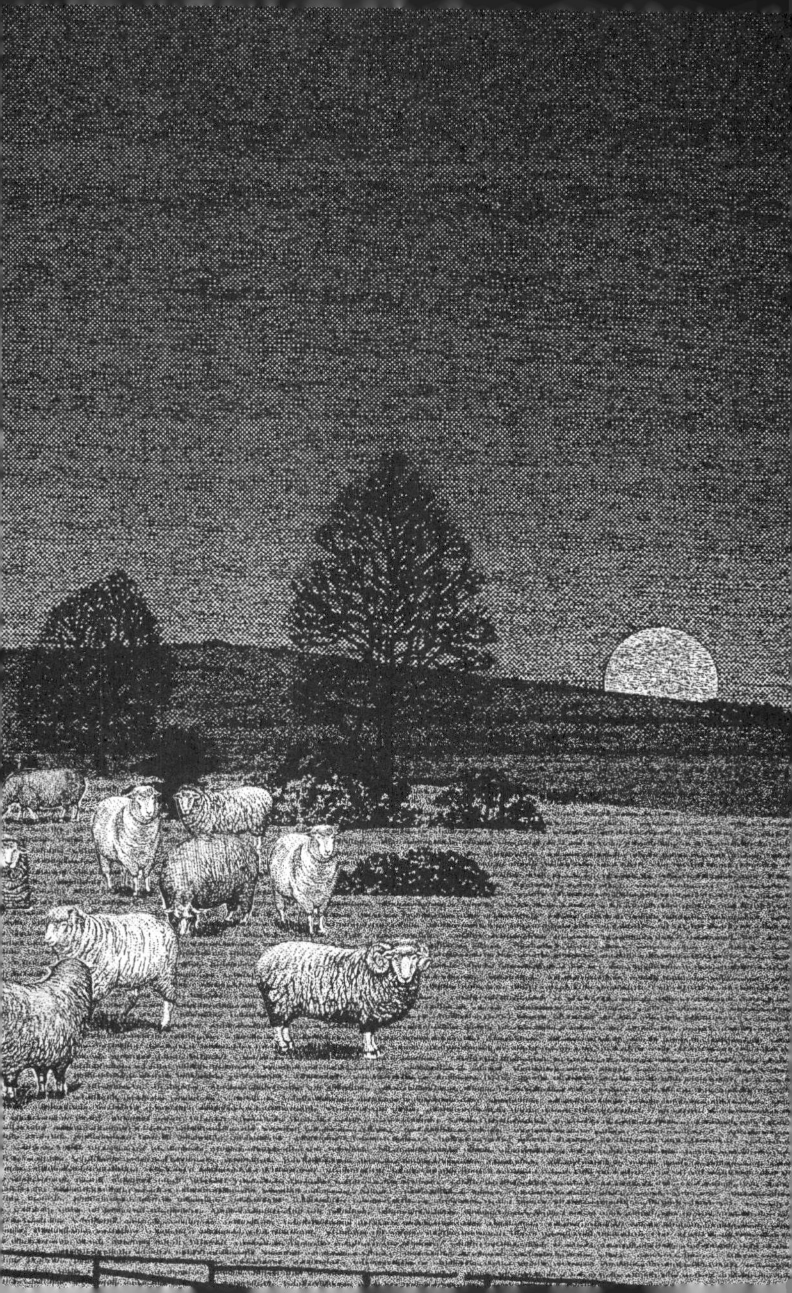

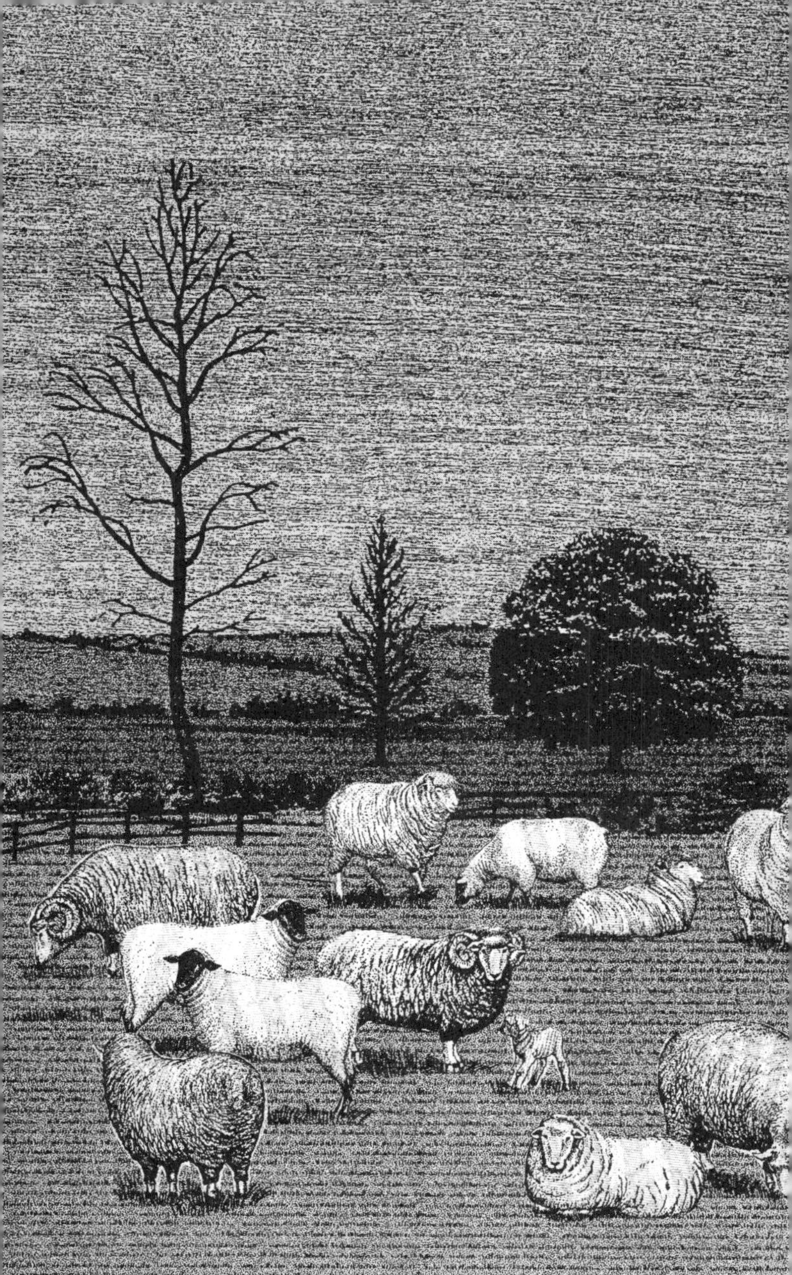

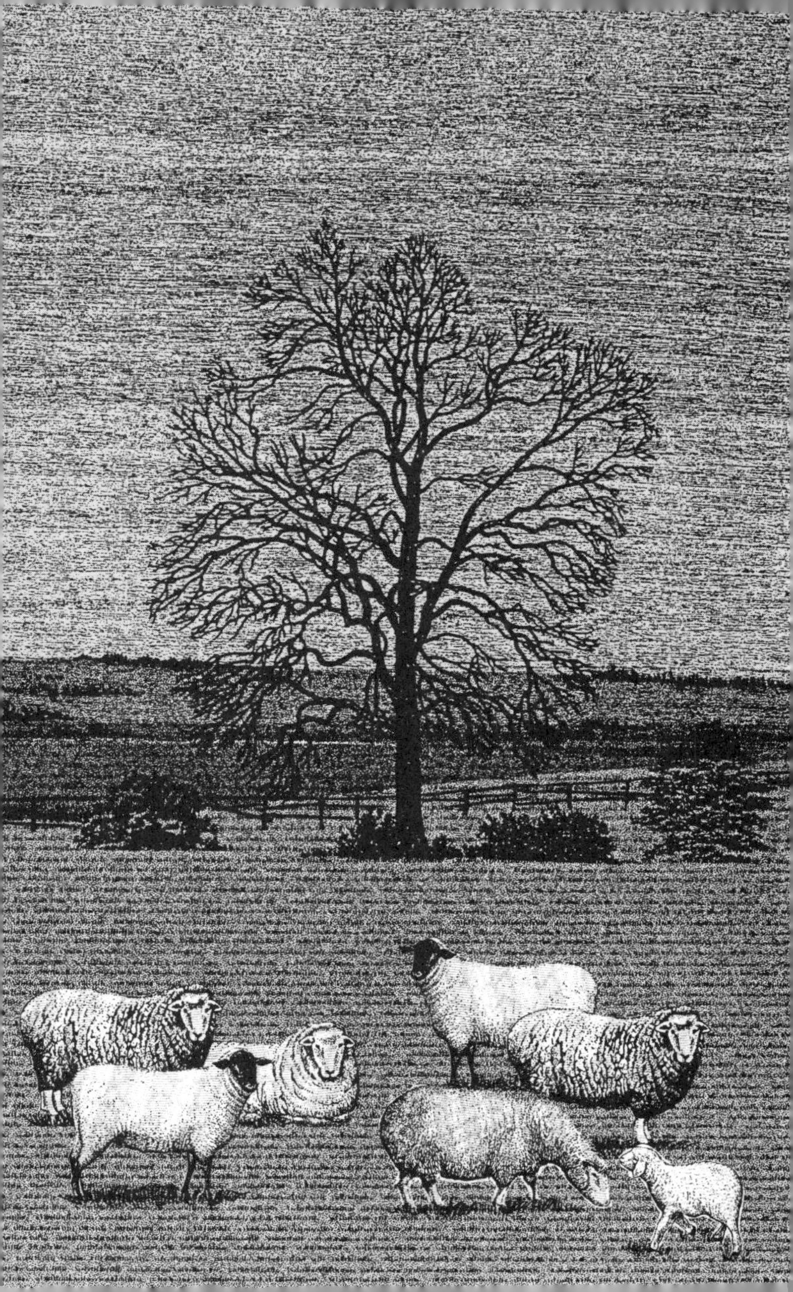

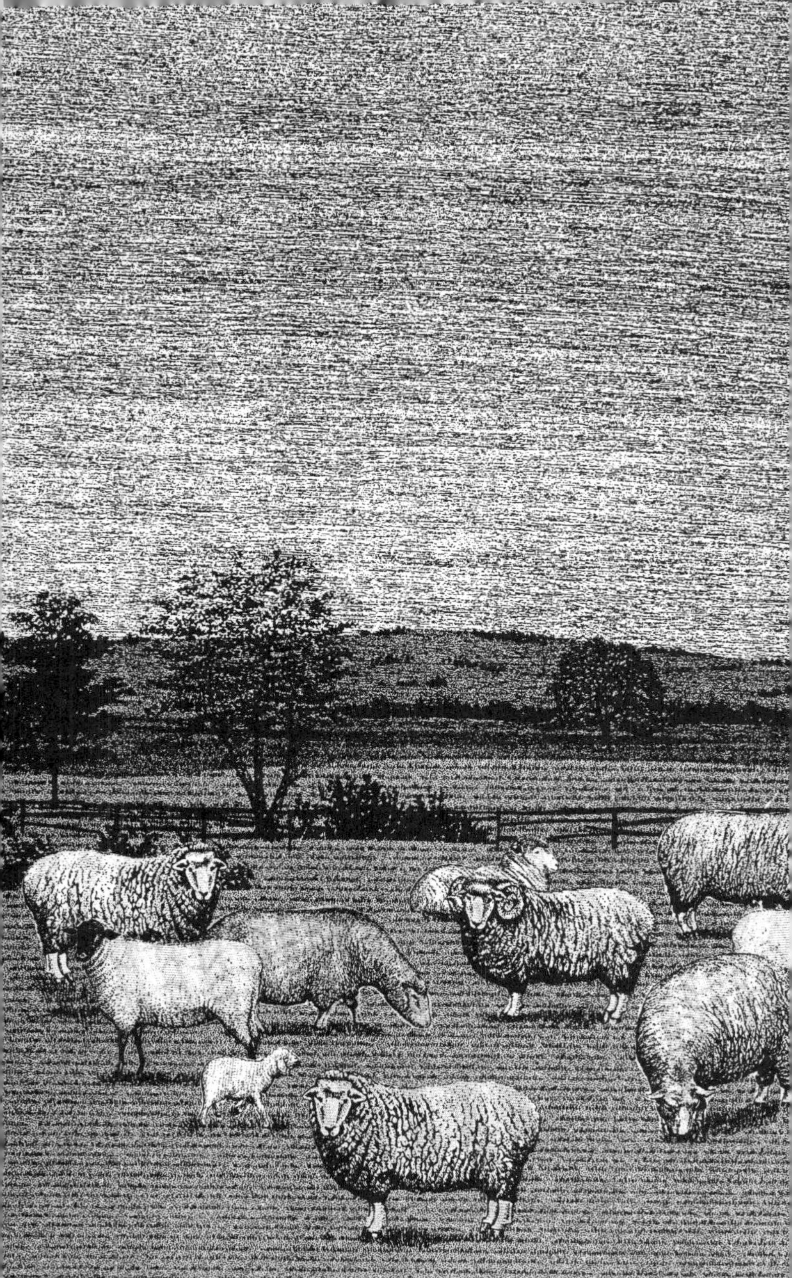

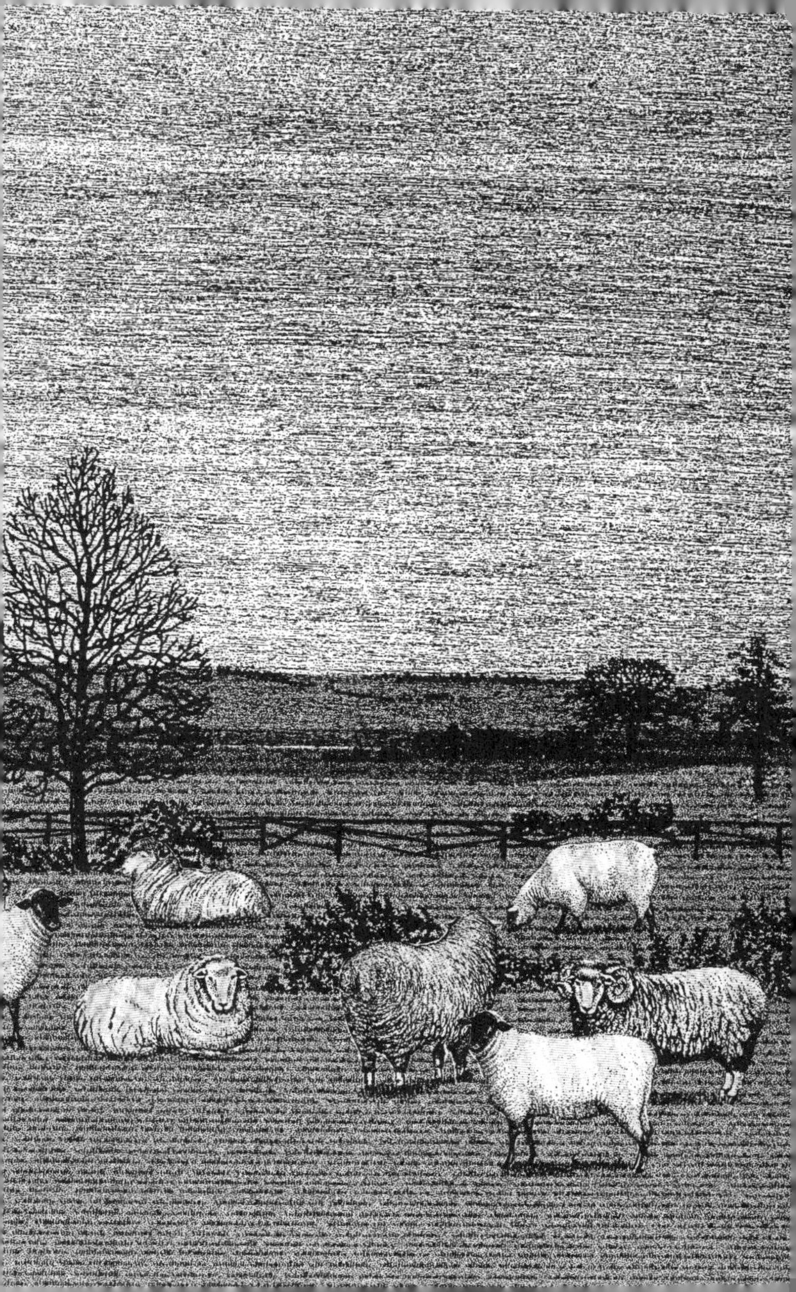

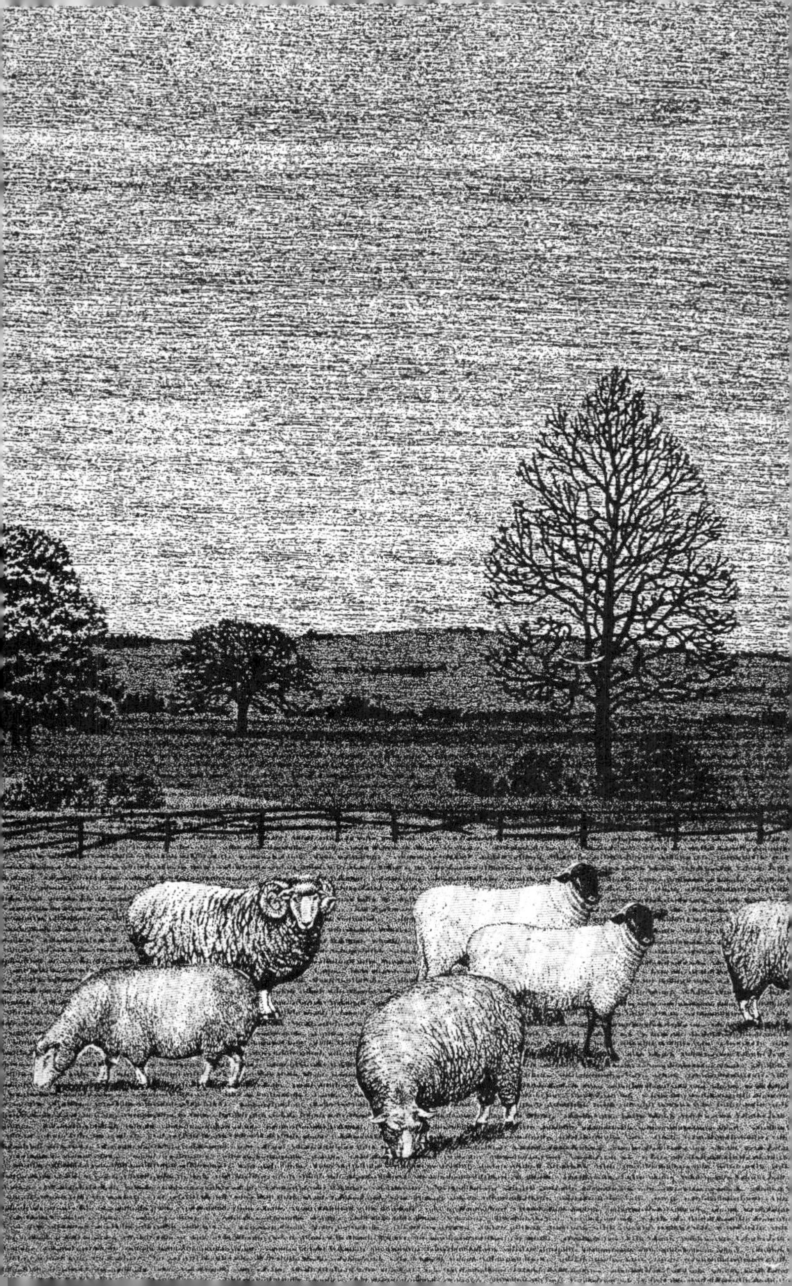

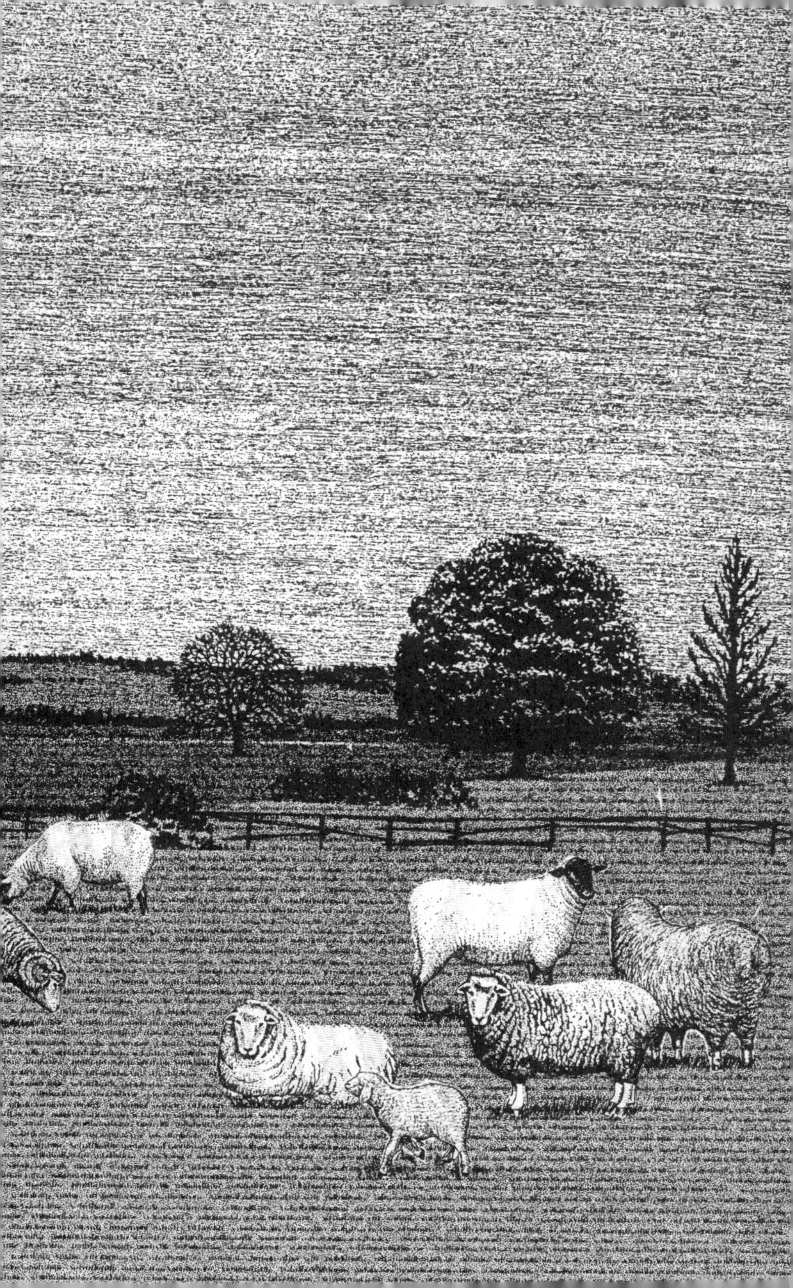

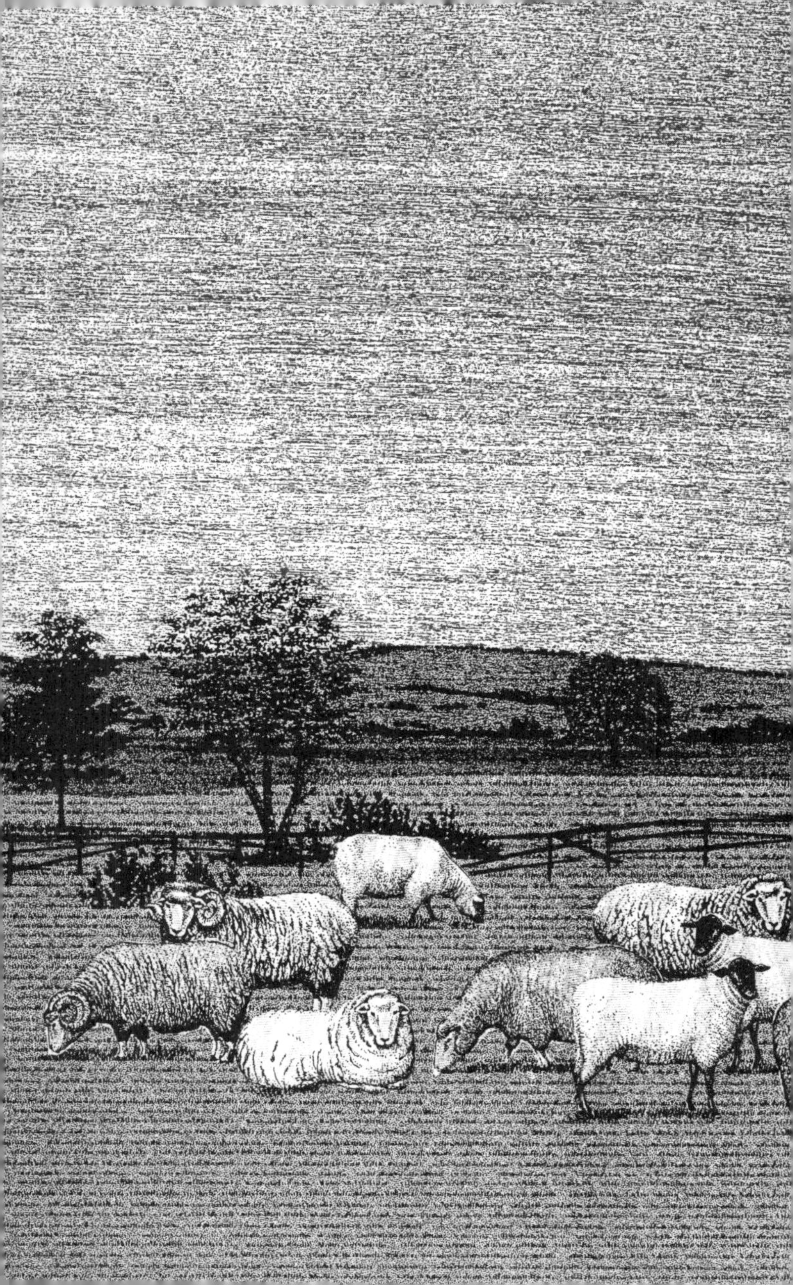

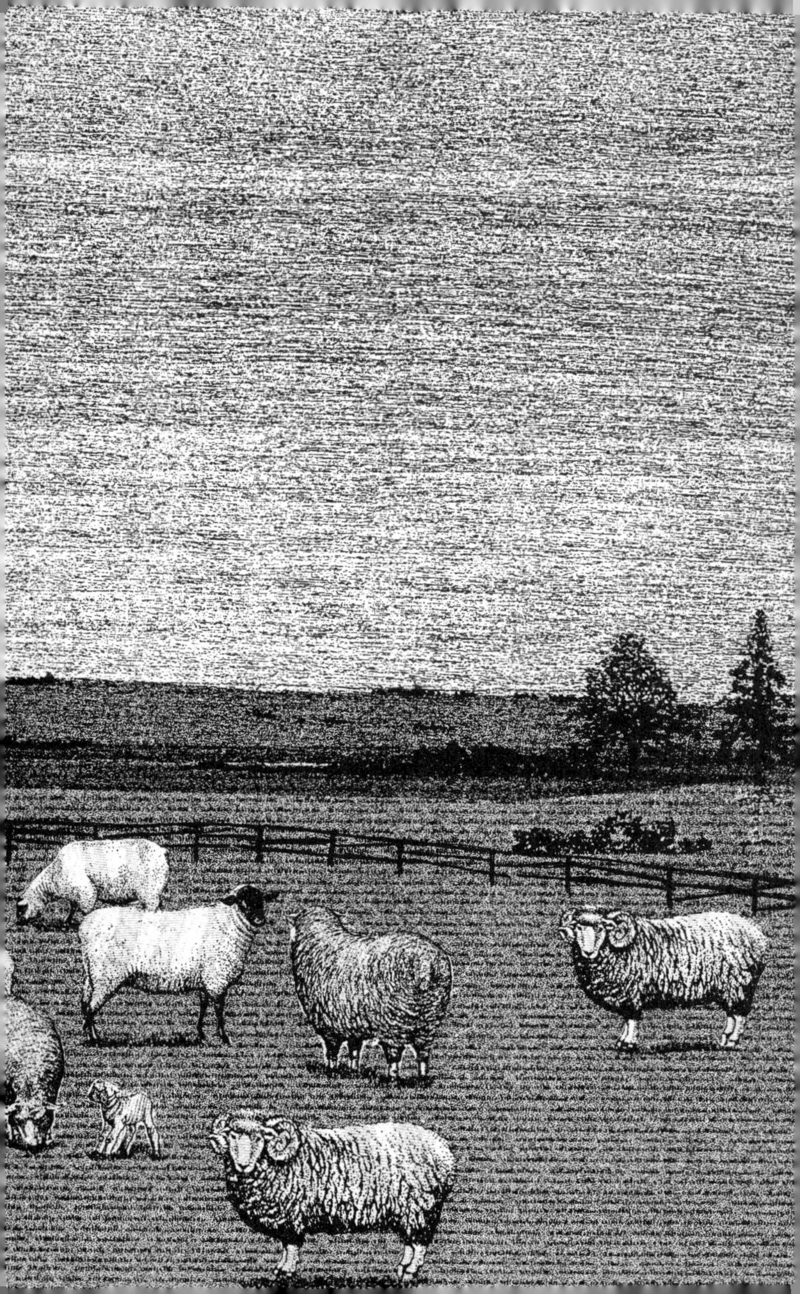

FRAGEN
— 3 —

Endlich graut der Morgen. Vom vielen Schafe-Zählen ermüdet, sind die Logwoods irgendwann eingeschlafen.

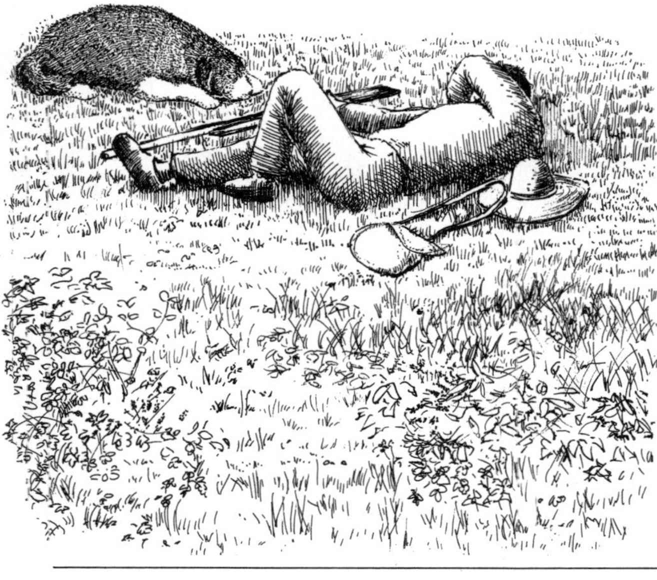

FRAGE 1: Wie viele Schafe hat der Wolf gerissen?

FRAGE 2: Wem ist beim Nachzählen ein Fehler unterlaufen?

FRAGE 3: Ein ausgewachsenes Schaf liefert genügend Wolle, um daraus zwei Pullover zu stricken; aus der Wolle eines Lamms kann ein Pullover gestrickt werden. Wie viele Pullover können gestrickt werden, wenn die Familie Logwood alle ihre Schafe schert?

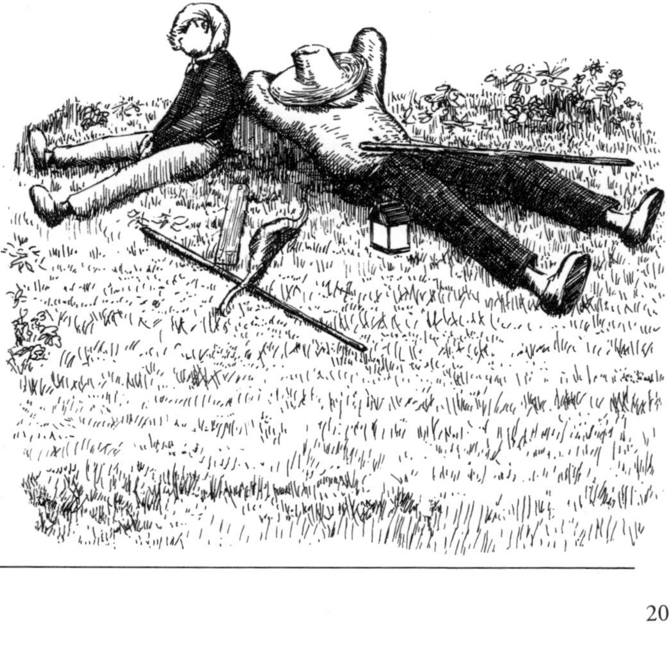

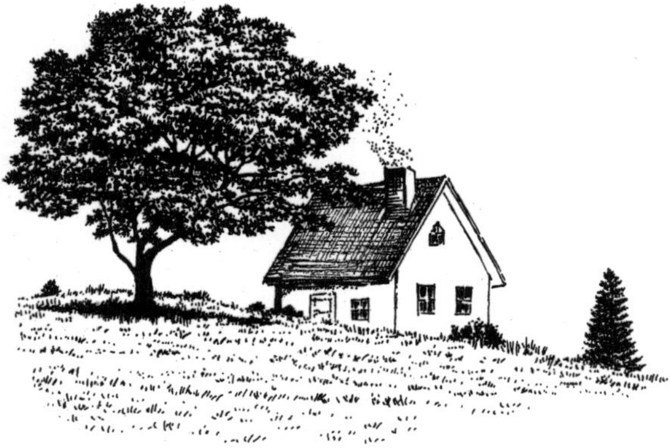

KAPITEL 1

WEIDE WEST

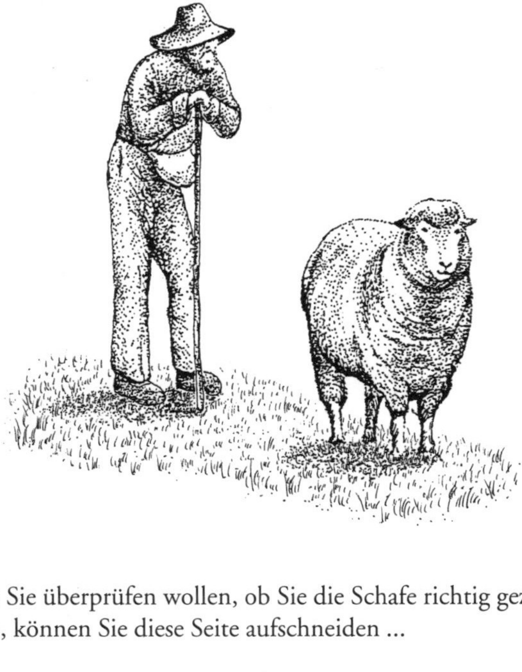

Wenn Sie überprüfen wollen, ob Sie die Schafe richtig gezählt haben, können Sie diese Seite aufschneiden ...

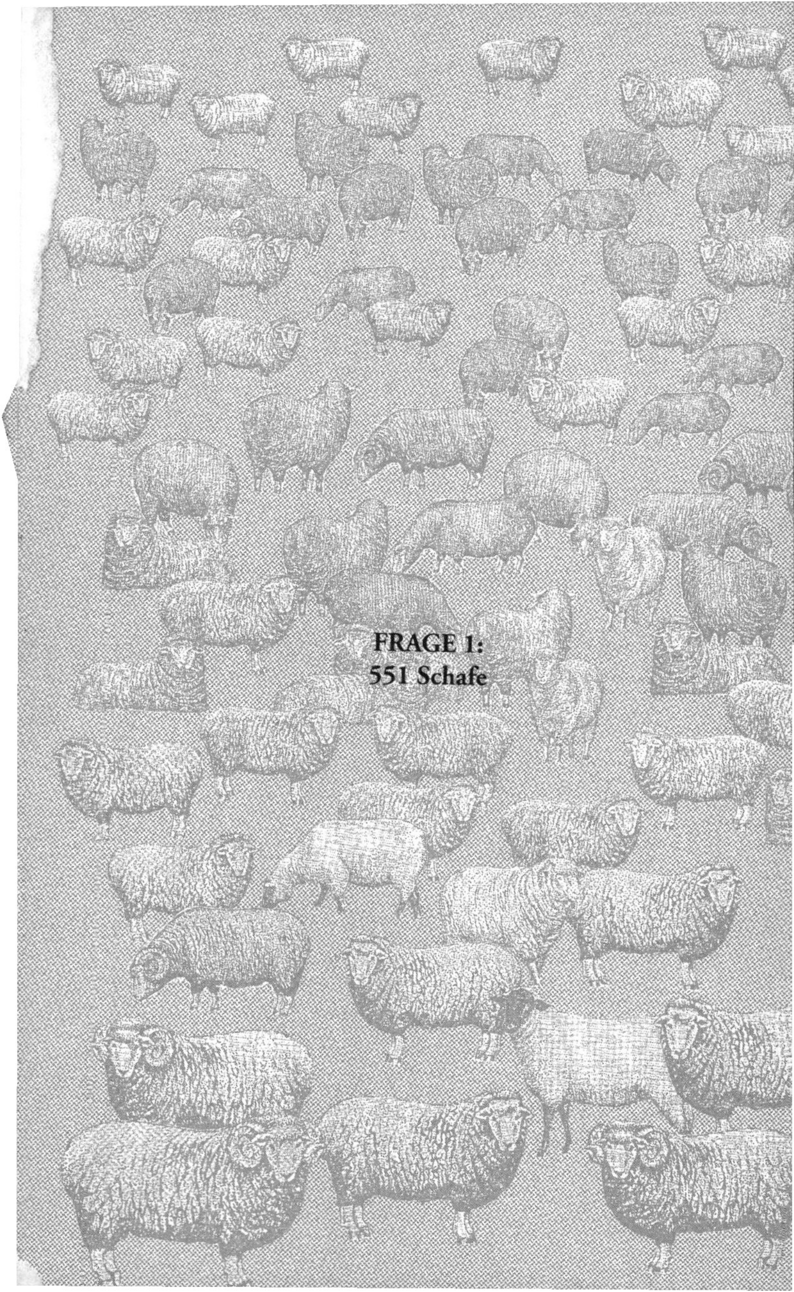

FRAGE 1:
551 Schafe

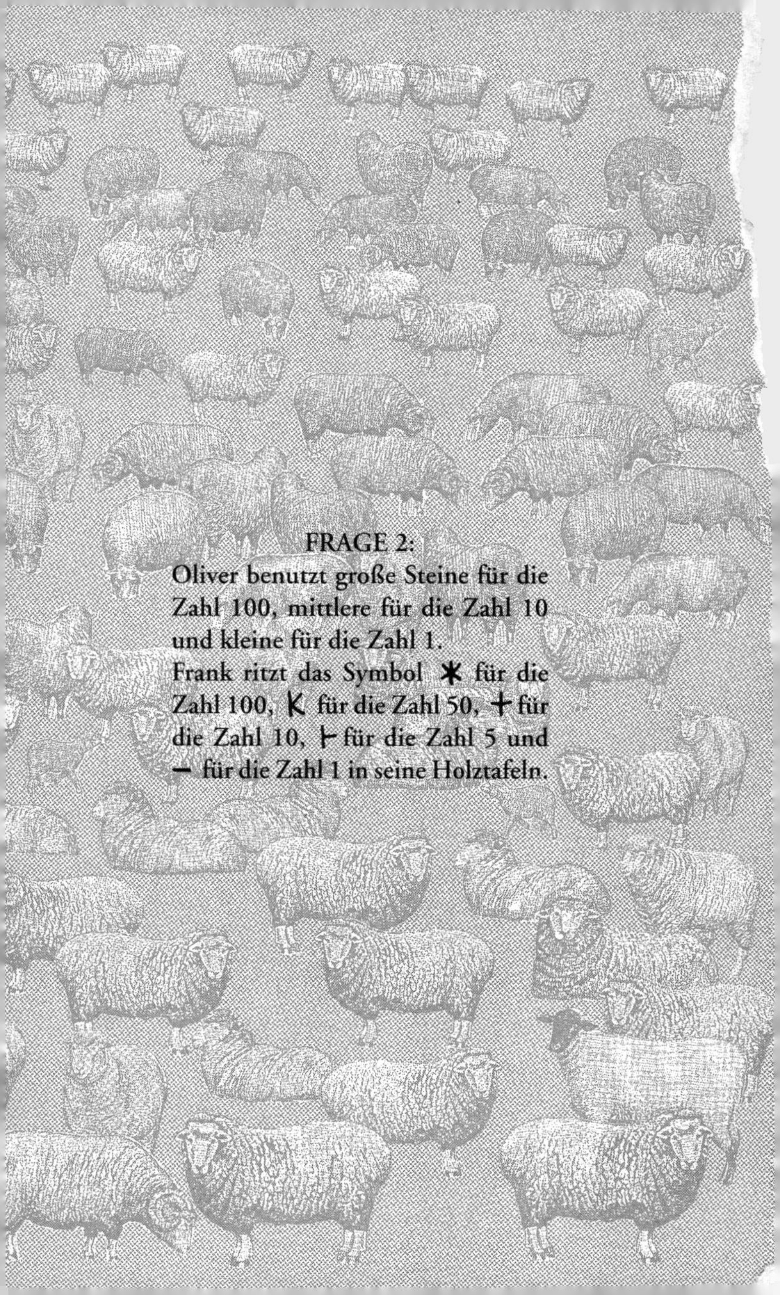

FRAGE 2:

Oliver benutzt große Steine für die Zahl 100, mittlere für die Zahl 10 und kleine für die Zahl 1.
Frank ritzt das Symbol ✱ für die Zahl 100, ᛕ für die Zahl 50, + für die Zahl 10, ⊢ für die Zahl 5 und – für die Zahl 1 in seine Holztafeln.

KAPITEL 2

WEIDE OST

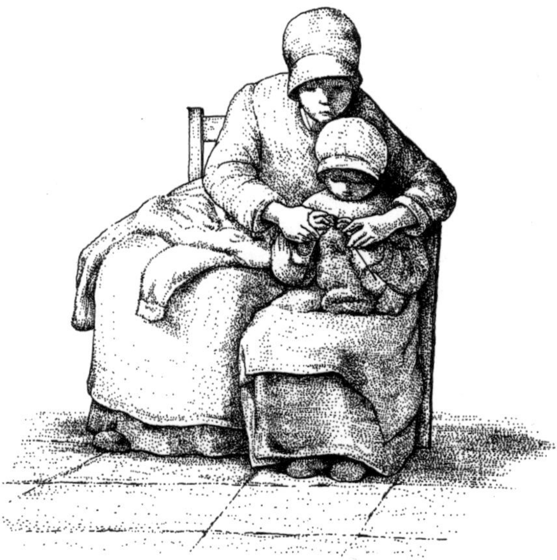

Wenn Sie überprüfen wollen, ob Sie die Schafe richtig gezählt haben, können Sie diese Seite aufschneiden ...

FRAGE 1:
717 Schafe

FRAGE 2:
Anton verwendet fürs Notieren seiner Zahlen einfache Symbole:

1 = I	2 = ∠	3 = ɔ
4 = T	5 = ꞩ	6 = ɛ
7 = 7	8 = o	9 = ɜ

Martha zählt, indem sie Knoten in drei verschiedene Schnüre macht: eine Schnur für 100, eine für 10 und eine für 1.

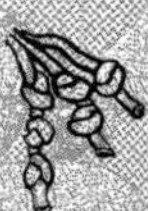 **= 123 oder 321 oder 213 oder 231 oder 132 oder 312**

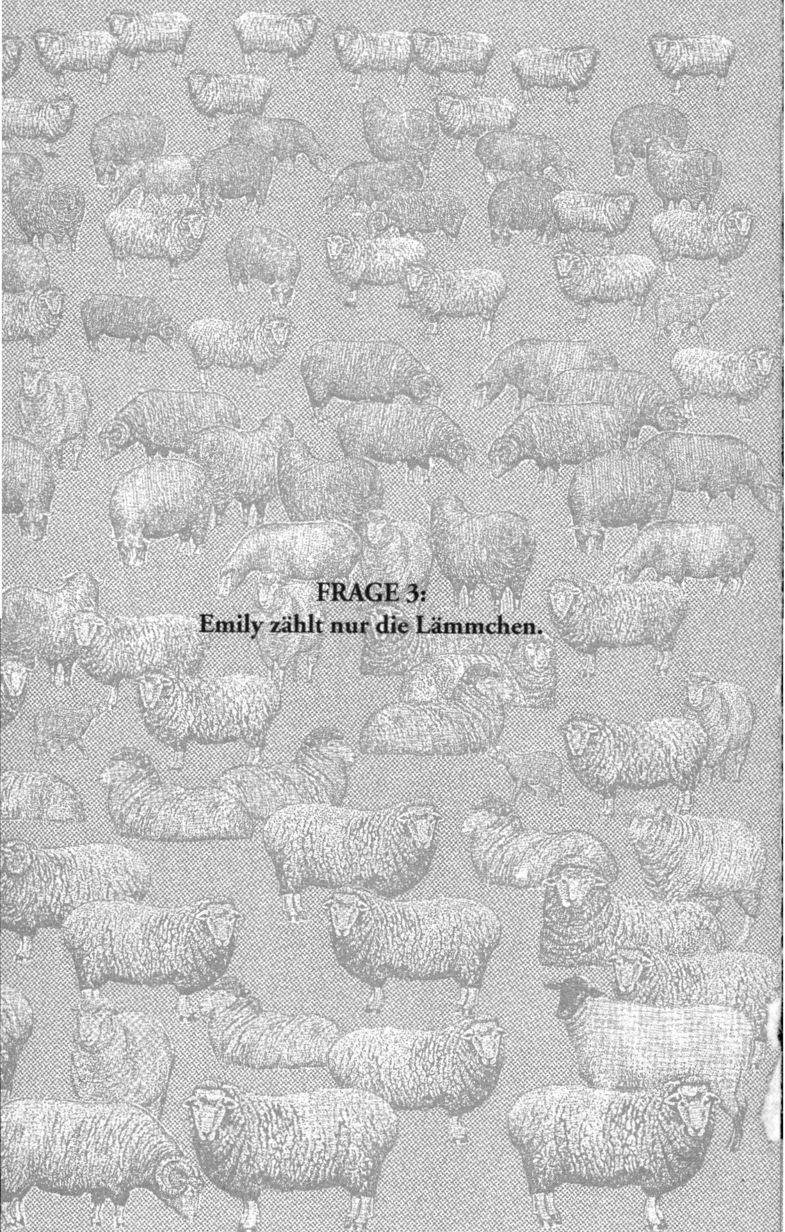

FRAGE 3:
Emily zählt nur die Lämmchen.

FRAGEN
— 3 —

Die Privatausgabe von Brian Logwood enthält keine Antworten auf die Fragen zu Kapitel 3. Wir vermuten, dass der Autor vom Schlaf übermannt wurde, bevor er dazu gekommen ist. Tun Sie's ihm gleich und ... schlafen Sie gut!

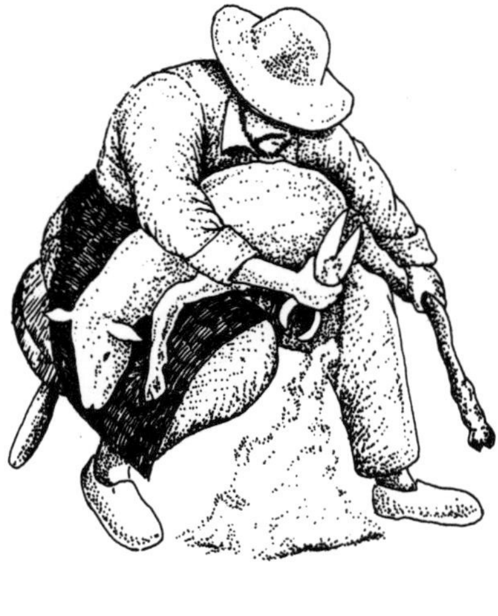

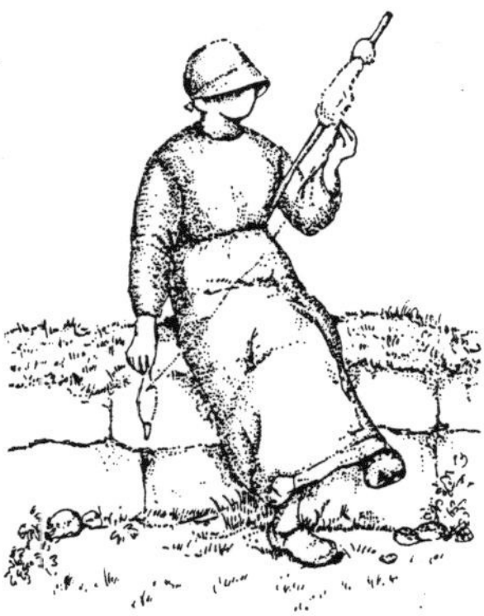

1 2 3 4 5 08 07 06 05 04

Die Originalausgabe erschien in Japan unter dem Titel
„HITSUJI O KAZOETE NEMURU HON (COUNT SHEEP)“
bei Futami Shobo Publishing Co., Ltd., Tokio

Postfach 3407 · D-26024 Oldenburg
Deutsche Bearbeitung: Peter Baumann
Gesamtherstellung: South China Printing LTD
Printed in China
ISBN 3-8303-6062-2

Fordern Sie gerne unser Verlagsverzeichnis an:
Lappan Verlag GmbH · Postfach 3407 · D-26024 Oldenburg
Oder besuchen Sie uns im Internet: **www.lappan.de**